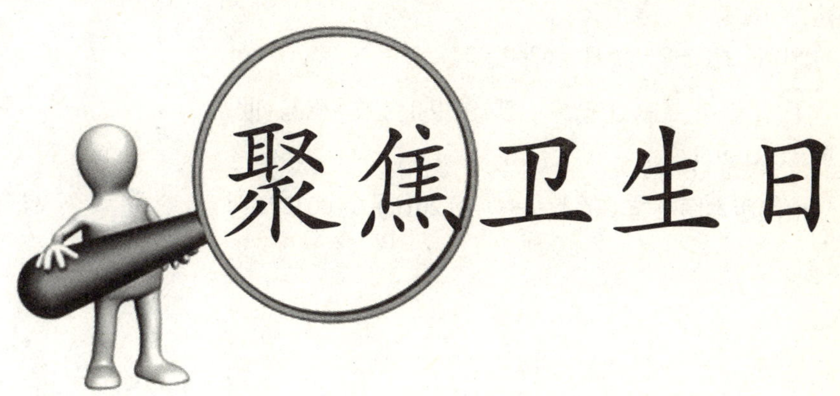

聚焦卫生日

主　编　徐寿春

东南大学出版社
SOUTHEAST UNIVERSITY PRESS
·南京·

图书在版编目(CIP)数据

聚焦卫生日/徐寿春主编. 一南京:东南大学出版社,2016.1

ISBN 978-7-5641-6260-3

Ⅰ.①聚… Ⅱ.①徐… Ⅲ.①卫生工作-概况-世界 Ⅳ.①R199.1

中国版本图书馆 CIP 数据核字（2016）第003271号

聚焦卫生日

出版发行 东南大学出版社
出 版 人 江建中
社　　址 南京市四牌楼2号(邮编210096)
印　　刷 南京玉河印刷厂
经　　销 全国各地新华书店
开　　本 900mm×1280mm 1/32
印　　张 12.875
字　　数 32万字
版　　次 2016年1月第1版 2016年1月第1次印刷
书　　号 ISBN 978-7-5641-6260-3
定　　价 39.00元

《聚焦卫生日》
编委会

Focusing on Health Days

聚焦卫生日

前 言

卫生与健康是生命的一曲欢乐颂。无论你怀着什么样的人生信仰，健康都应该作为生命体必须崇尚的第一信仰与第一需要，卫生是你抵达这一信仰和需要的阶梯，而卫生日科普知识的学习，则让你有希望扶摇直上健康长寿的制高点。

《走进卫生日》问世 4 年多，销量数千，反响热烈。再版更名《聚焦卫生日》，不仅是读者的需要，更重要的是与时俱进，从"大卫生"的观点出发，新视觉、全方位、多层次、深广度地更新卫生日知识，重新设计了版面，增补和合并了部分新的卫生日，并由专家审定，使内容更加充实完善，科学精准，令人耳目一新，时读时新，为健康的生命学出别样精彩！

重拾卫生日，关注卫生日，让你从卫生日的话题中，找回健康，赋生命以情怀，撑起健康保护伞。《聚焦卫生日》再版的收集整理与编著过程中，将国际、国内涉及卫生的 165 个节日，合编 137 篇，提供人们参与学习和保护健康的机会，并注重突出工具与科普、教学与参辅、史料与典藏的价值，着力填补目前国内医学书籍之空白，分人物、器官、医药、公卫、保健、妇幼、疾病、抗癌、宣传、生态、关联等 11 个大类进行编著，并附节日一览表，以便让读者阅读和查证。可以说，《聚焦卫生日》一书，是卫生战线的特有平台，业内人士必知；公民健康的宣教指南，卫生管理者必备；透视疾病防治知识的窗口，医学院校生必学；卫生学的科普工具，健康受益者必读。这次再版的新读物，你一定更加爱不释手！

《聚焦卫生日》一书再版面世，得益于近年《健康报》、国家医学期刊及其网络等权威的数据和史实，得益于江苏省疾控中心审读指导，得益于业内同仁的大力支持和帮助，得益于出版界的建言和修正，得益于自我对资料的再收集、再加工、再整理和对卫生事业不遗余力的探索追求。全书在收集整理不同类型卫生日的同时，还从人的生存之需和直接维护人的生命健康高度，收集了与卫生密不可分的人口、人居、地球、湿地、森林、粮食、水、土地、环境、气象以及计量、标准、科普、安全、法制等节日，让《聚焦卫生日》一书的内容更加厚重，更具有基石性、史料性、可读性、实用性。但因资料受限、知识面窄和文字功底浅薄，内容难免有错漏之处，敬请读者与同仁批评指正和赐教提高。

谨以《聚焦卫生日》面世之机，向在本书再版过程中给予关心支持和科学指导、策划、修订、校对、出版、印刷的领导、同志、朋友，表示深切、诚挚的谢意！

编著者

二〇一五年三月

目 录

一、人 物 类

二、器 官 类

三、医 药 类

四、公 卫 类

五、保　健　类

六、妇 幼 类

七、疾 病 类

八、抗　癌　类

九、宣　传　类

十、生　态　类

十一、关　联　类

人物类

中国医师节

3月17日，中国国医节。

1929年国民政府卫生机构的主管俞云岫在一次工作会议上提出取消旧医药（那时中医中药被称为旧医药），全盘否定中医中药，抛出臭名昭著的“废止中医案”。这在当时的医学界引起非常大的震动，大批中医药人士纷纷抗议游说，上海名中医张赞臣主办的《医界春秋》，为此以“中医药界奋斗号”一刊发起了对取消旧医药的抗命。同年3月17日，全国17个省市、242个团体、281名代表云集上海，召开大会，高呼“反对废除中医”、“中国医药万岁”等口号，并赴南京请愿，通过各种方式表达民心民声，国民党政府不得不撤除取消旧医药的决定。为了纪念这次抗争的胜利，医学界人士将3月17日确定为“中国国医节”，皆在希望中医中药能在中国乃至全世界发扬光大、造福人类。上海是“中国国医节”的发源地。

6月26日，中国医师节。

6月26日是毛泽东1966年发表“把医疗卫生工作的重点放到农村去”的纪念日。1998年6月26日第九届全国人民代表大会常务委员会第三次会议审议通过了《中华人民共和国执业医师法》，故定“6月26日”这个日子为医师节。2011年6月26日中国医师协会正式公布《中国医师宣言》，中国医师协会会长殷大奎宣布：从2011年起，每年6月26日为“中国医师节”。“医师节”的设立是为了激励广大医师自尊、自爱，热爱本职、忠于岗位，崇尚医德、钻研医术，引导全社会理解和支持这个群体，营造尊医、重医的社会氛围，构建和谐的医患关系。

上述所言“医师”含执业医师和执业助理医师，是指依法取得执业医师资格或者执业助理医师资格，经注册在医疗、预防、保健机构中执业的专业医务人员，包括内、外、妇、儿、中医、口腔、五官、影像，以及疾病控制等岗位的专业人员，“国医”亦称中医，包括在执业医师范畴。截止到 2012 年，我国有 600 多万名医务工作者和 475 万名执业（助理）医师。据全国医师协会提供的信息，中国医师以占世界卫生总数 1% 的比例，为占世界 22% 的人口提供了基本医疗和卫生服务。为社会辛苦奉献的医师们设立这个节日，是社会对广大医务工作者的激励、赞誉，是一件值得广大医务工作者高兴、快乐的事。

国际助产士日

5月5日,国际助产士日。

1919年,国际助产士联盟组织成立。目前拥有来自90个国家和地区的100多个成员协会。1992年,国际助产士联盟(ICM)正式发起倡议,将每年的5月5日定为“国际助产士日”,旨在通过庆祝助产士的节日,提醒公众助产服务是健康和安全妊娠及分娩的关键,使更多人认识到助产士工作的重要性。

据估算,世界每天约有1 000名妇女和近1万名新生儿死于孕期、分娩和产后阶段很大程度上可以预防的并发症,有近300万名婴儿胎死腹中。如果有助产士在场提供服务,即可挽救其中许多生命。人口基金强调,如果妇女在分娩时能够得到专业卫生工作者、特别是助产士的照料,并且当紧急情况出现时能够及时得到产科诊断和治疗,孕产妇死亡率将可减少75%。

据统计,全球平均只有61%的产妇在孕期和生产期得到过专业妇幼保健人员的护理,发展中国家有超过1/3的产妇在分娩时得不到专业照料;在一些最贫穷国家,仅有约13%的孕产妇能够获得助产接生服务。2004年世界卫生组织、国际妇产科联合会和国际助产士联合会呼吁要在2015年将新生儿死亡率减少2/3,平均90%的产妇能够得到专业妇幼保健人员的护理。要达到所确立的标准,发展中国家至少需增加33.4万名专业妇幼保健人员,发达国家将有更大的需求。

● 助产士的职责与工作内容。

助产士在妇产科主任、护士长和医师的领导和指导下履行以下职责:

1. 负责正常产妇的接产工作、协助医师进行难产的接产工作,做好接产准备,注意产程进展和变化,遇产妇并发症或婴儿窒息时,应采取紧急措施,并报告医师。

2. 密切观察产妇分娩前后的情况，严格执行无菌、消毒、隔离等技术操作常规，注意保护会阴及妇婴安全，严防差错事故发生。

3. 认真执行各项规章制度和技术操作规程，正确执行医嘱，准确及时地完成各项治疗护理工作，严防差错发生。

4. 填写新生儿登记及婴儿病案、产程观察记录和分娩登记、产后随访卡，并根据需要进行产后随访。

5. 检查、补充分娩室应用的药品、敷料、器材、手（指）套等。

6. 经常保持分娩室的清洁、整齐，定期进行消毒。遇有传染病者，做好隔离消毒，防止交叉感染。

7. 做好计划生育、围产期保健和妇婴卫生的宣教工作，并进行技术指导。

8. 指导进修、实习人员的接产工作。

9. 根据需要，负责外出的接产和产后随访。

助产士在妇产科主任、护士长和医师的领导和指导下主要做好以下工作：

1. 在分娩室工作：

（1）负责室内物品器械的清洁保管，保持室内安静整洁和注意温度、通风的调节。

（2）负责分娩室内应用物品的准备，并及时补充。

（3）必要时充当难产助手，或担任一部分难产急救工作。

（4）在待产室对已有阵痛的产妇做产前处置，指导及帮助进行无痛分娩的手法，并注意产程进展和变化情况。

（5）接正常产、处置新生儿和负责送产妇与新生儿入病房、婴儿室。

（6）担任值班工作。

2. 在门诊及病房可担任孕期检查、无痛分娩、孕期卫生、婴儿保健知识和避孕的宣传指导以及一般的护理与处置工作。注意观察产妇回病房后子宫收缩情况，以及有无流血现象和预防交叉感染。

3. 负责新生儿的护理工作。

4. 协助完成对助产学校学生的临床教学及实习任务。

国际护士节

5月12日，国际护士节，是全世界护士的共同的节日。

这个光荣的节日是跟一个伟大的名字联系在一起的，她就是弗罗伦斯·南丁格尔（Florence Nightingale）。

1912年，国际护士会倡议世界各国医院和护士学校以南丁格尔的生日5月12日为护士节，以此纪念人类护理事业的创始人弗罗伦斯·南丁格尔，旨在激励广大护士继承和发扬她的光荣传统，以“爱心、耐心、细心、责任心”对待每一位病人，做好护理工作。

1920年国际红十字会在南丁格尔100周年诞辰之际，首次设立和颁发“南丁格尔奖”，此奖作为奖励护士最高荣誉，每两年举行一次授奖仪式。为树立南丁格尔形象，“国际护士节”以授帽仪式，为护理人员佩戴洁白燕尾帽，象征着护士是圣洁的天使，“燃烧自己，照亮别人”。

● 南丁格尔生平与誓约。

南丁格尔于1820年5月12日出生在意大利佛罗伦萨的一个移民家庭，后随家迁居英国，从小勤奋好学，受过高等教育，精通英、法、意、德诸国语言，在巴黎大学毕业后，从1850年起先后在德国凯撒斯韦特参加护士培训和爱尔兰护理团等处学习，她结合护理实践撰写《护理札记》等论文100多篇。1851年，她开始投身于护理工作。在1852年到1856年间，沙皇俄国与土耳其之间发生在克里米亚的战争十分残酷，双方伤亡惨重，大量的伤病员无人照顾。年轻的南丁格尔受政府的邀请，自愿带领38名护士抵达前线担任战地救护工作，在四所战地医院服务，在前线药品匮乏、水源不足、卫生条件极差的情况下，她竭力排除各种困难，精心护理，挽救了很多士兵的生命，伤病员的死亡率由50%降为2.2%。南丁格尔对伤员极为关心，每当夜深人静时，她手提油灯巡视病房，士兵们都亲切地称她为“提灯女士”和“克里米亚天使”。1856年她作为最后撤离人员返回英国，任陆军医院妇女护理总监，被尊为民族英雄。

1860年，南丁格尔用英国政府奖励的4 400英镑，在圣托马斯医院创建了世界上第一所正规护士学校。随后又创办了助产士及济贫护士培训班，被誉为现代护理教育的奠基人。

南丁格尔以最高贵的奉献精神把一生都献给了护理事业。英国人把她看做是英国的骄傲，为她在伦敦街头树立了铜像，并把她的大半身像印在10英镑纸币的背面。美国大诗人朗弗罗（Longfellow）为她作诗，赞美她的精神是高贵的，封她为女界的英雄。

1907年英国政府授予南丁格尔最高国民荣誉勋章。南丁格尔1910年在睡梦中逝世后，国际护士理事会为了纪念近代护理的创始人而设立“国际护士节”。

南丁格尔誓约：余谨于上帝及公众前宣誓，愿吾一生纯洁忠诚服务，勿为有损无益之事，勿取服或故用有害之药，当尽予力以增高吾职业之程度，凡服务时所知所闻之个人私事及一切家务均当谨守秘密，予将以忠诚勉助医生行事，并专心致志以注意授予护理者之幸福。

世界献血者日

6月14日,世界献血者日,又称世界献血日。

6月14日是发现ABO血型系统的诺贝尔奖获得者卡尔·兰德斯坦纳的生日。2001年,在南非约翰内斯堡举办的第八届自愿无偿献血者招募国际大会上,世界卫生组织、红十字会与红新月会国际联合会、国际献血组织联合会、国际输血协会,联合倡导每年6月14日为“世界献血者日”,并建议从2004年起正式推行。2005年5月24日,在第五十八届世界卫生大会上,192个世界卫生组织成员国通过决议,认可“世界献血者日”为国际性纪念日,旨在鼓励更多的人无偿献血,宣传和促进全球血液安全规划的实施。

每一秒钟,世界上都有人需要血液,成千上万的生命因为陌生人的无偿献血而得以挽救。然而,每天还是有很多的病人因为不能得到安全的血液而死去。血液短缺影响非常严重,对于因疟疾和营养不良引起贫血症的儿童、严重外伤的伤员和难产的妇女尤其如此。据估计,遍布全世界约8 000个血液中心收集血液。每年献血达9 300万次以上,其中高收入国家平均献血率比中低收入国家要高13倍以上。如果一个国家有1%到3%的人口献血,就将足够满足本国需要。另据我国卫生部统计数字显示,自愿无偿献血占临床用血的比例已从1998年的5%上升到98%以上。以2010年为例,全国自愿无偿献血人次为1 180万,献血量达到3 935吨,献血人次比上一年增长77万,献血量增长近8%,无偿献血率达到99%。但随着医疗服务需求不断增加,结构性、季节性、区域性缺血问题近年来仍时有发生。

● 为什么提倡无偿献血?

无偿献血是一种人道主义行为,所有需要输血的病人使用的安全的血液依赖于献血者的无私奉献。如果每个医院都能保证稳定的血液供应,死亡的数字会大大降低。达到这个目的的唯一办法,就是要提倡无偿献血,增加献血者的数量,使血液可以随时提供给那些需要进行输血治疗的病人。

世界献血者的重点人群是青年。通过无偿献血,让新一代的献血者以他们为榜样,无论何时何地,在需要挽救生命时提供可使用的安全血液。定期献血的低危人群,应该感到自豪,因为他们是为人类提供独一无二服务的人。要鼓励健康的家庭献血和互助献血者成为自愿无偿献血者。

在一些国家,献血者仍然会得到一定的经济补偿。然而,大量的数据显示,自愿进行无偿献血的人员是安全血液供应的基础,因为他们是最不可能传播艾滋病和其他传染病的。

● 献血对人体健康有害吗?

一个人一次献血 200 ～ 400 mL,只相当于减少体内血液总量的 1/20 ～ 1/10,而人体除正常血液循环外,不仅有 20% ～ 25% 贮存在体内“贮血库”内,而且血液吐故纳新活动十分活跃,每天约有 1/120 的红细胞(即 20 亿个红细胞)衰老、死亡,白细胞的平均寿命约 7 ～ 14 天,血小板的寿命就更短,约 7 ～ 9 天。再说,人体骨髓有强大的代偿功能,在一定条件的激发下,骨髓造血功能可增加到正常的 6 ～ 8 倍,一个健康人每天生成红细胞约 2 000 亿个、血小板 1 200 亿个,即每个健康成人每年新生的血细胞相当于人体血细胞的总量,因此献血 200 ～ 400 mL 后很快会得到补充。

献血还可预防、缓解高黏血症,降低心脑血管病发病率等,促进改善心理健康,起到延年益寿的效果。无偿献血是一件利国利民利己的大好事。

● 链接:无偿献血应注意什么?

十类人不适合献血。根据《献血者健康检查标准》的规定,结合临床实践,有下列情况之一者暂时不要献血。

1. 4 小时内没有用餐者。

2. 献血前过度疲劳和困倦者;认为献血会损伤身体,极度紧张和惧怕者。

3. 接受麻疹、腮腺炎、黄热病、脊髓灰质炎活疫苗的最后一次免疫接种不足两周者。接受风疹、狂犬病疫苗不足 4 周者,或一年内被狂犬咬伤,狂犬病疫苗最后一次免疫接种不足 1 年者。接受动物血清最后一次注射不足 4 周者。

4. 半个月内拔过牙或做过其他小手术者。

5. 女士月经前后 3 天,妊娠期、流产后未满 6 个月,分娩及哺乳期未满 1 年者。

6. 感冒、急性肠胃炎病愈未满 1 周者。急性泌尿道感染病愈未满 1 个月者。肺炎病愈未满 3 个月者。

7. 皮肤局限性炎症愈合后未满 1 周者,广泛性炎症愈合后未满 2 周者。

8. 近 5 年内输注全血及血液成分者。

9. 做较大手术后未满半年者。阑尾切除、疝修补术、扁桃体手术未满 3 个月者。

10. 痢疾病愈未满半年者、伤寒病愈未满 1 年者、布氏杆菌病愈未满 2 年者、疟疾病愈未满 3 年者。

献血后忌暴饮暴食。实践证明,符合《无偿献血者健康标准》的献血者献血后,短时间内最好别喝浓茶。这是因为茶叶中含有较多鞣酸,影响人体对蛋白质和铁的吸收,进而影响血细胞再生。献血后 1～3 天应保持充足睡眠。此外,不要做重体力劳动和剧烈运动。献血后,可适当吃些瘦肉、鸡蛋、豆制品、新鲜水果和蔬菜等,但切忌暴饮暴食,也不要饮酒。还应该增加饮水量,以补充流失的体液。需要注意的是,补充营养不要过量。

国际左撇子日

8月13日，国际左撇子日。

在1975年8月13日，美国堪萨斯州托皮卡市的一群左撇子成立了左撇子的国际组织，希望能争取左撇子相关权益。组织决定自1976年起，将每年的8月13日定为“国际左撇子日”。英国伦敦“左撇子俱乐部”响应左撇子日，于1992年的8月13日举行左撇子日庆典，设立左撇子日网站，宣传普及左撇子知识。现在，有几十个国家的左撇子组织庆祝这一节日。欧洲是左撇子组织最活跃的地方，庆祝活动更为隆重。

左撇子是指日常偏爱用左手来完成劳作的人，亦被称为“左利手”。目前，全世界大约有13%的人习惯用左手，约有6亿的左撇子群体，我国左撇子数量也超过了1亿人，占全世界左撇子的20%以上。“左利手”形成的原因至今未有明确的解释。一般认为，可能与遗传基因有关，也可能是受到家庭的影响，双胞胎中的其中一人成为左撇子的可能性较大。在一个大多数人都惯用右手的世界里，左撇子人群依然受到排斥和歧视，在生活习惯、文化信仰等方面，总是显得与这个右手世界格格不入。但事实上，在很多领域里活跃的杰出人才却是在用左手征服世界。因此，左撇子们宣言，建立“国际左撇子日”的目的在于团结世界各地的左撇子为争取自身的利益而斗争，唤起全社会对左撇子问题的关注，提醒人们在一个以“右撇子”为主的社会中改进产品的设计，并更多考虑左撇子的方便与安全，消除数千年来在各种文化中都存在而今天也还在不断制造着的对左撇子的偏见。

● 左撇子儿童面临更多压力。

美国最近的一项研究发现，出现自卑、不合群、孤独感、轻度抑郁等心理失衡症状的左撇子儿童，要比同龄人高出约26%。

左撇子从小就有着适应更大环境的压力，只是一直没有被人关注。

专家指出，作为一个少数群体，很多公共设施、规则和工具是按照"右撇子"们的习惯设计的，这让他们从小就显得笨拙、与众不同，或多或少会受到同龄人的歧视。

为了让孩子适应"右撇子"世界，许多家长会强迫他们改用右手，这也给孩子带来压力和创伤，让他们出现抑郁、口吃等问题。

社会实践证明，左撇子儿童发生意外事故，如跌跤、被尖锐硬物割伤、运动中受伤的可能性，要比一般儿童大一倍多。这是因为左撇子的脑结构决定了身体协调和平衡能力稍逊于"右撇子"。如左撇子儿童一听到声响，不管来自左方还是右方，往往把头一律偏向左侧。正因为如此，他们走路、骑车、溜冰时较易摔倒……既然如此，左撇子儿童要改正吗？

● 天生左撇子不一定要右改。

现代脑科学认为，左大脑是主管文字和数字等逻辑思维的"理性半球"，右大脑是主管想象和音乐等形象思维的"艺术半球"。由于神经系统交叉指挥的现象，左大脑优势的人一般多用右手，右大脑优势的人一般是左撇子。

其实，孩子哪侧大脑占优势，常使用哪只手，很大程度上是由遗传因素决定的。近年有研究发现，父母有一方惯用左手，其子女出现左撇子的概率为 17%，如双亲都惯用左手，这个概率就高达 50% 以上。左撇子是天生的，与遗传因素有很大关系，习惯使用左手或右手，应顺其自然，不要刻意强行纠正。也就是说，左撇子主要是天生的，改不了，也用不着改。

孩子是否为左撇子，一般在两岁左右就能看到初步的倾向，到三四岁时就能基本定型。这时候也是孩子身心发育的关键期，如果父母强迫孩子"改手"，相当于"赶鸭子上架"，会让孩子经常处于挫折与无助感中，容易造成说话结巴、神经紧张、情绪不安、注意力不集中等不良后果。

据美国哈佛医学院所作的一项试验，强迫孩子改为右手的成功率仅为 5%，而给其余 95% 的孩子带来的心理阴影却可能持续一生。因此，家长对左撇子孩子以顺其自然为上策。

● 引导左撇子孩子左右开弓。

专家指出，首先，让孩子正确认识左撇子的差异性，以免他们产生不恰当的自我评价。第二，对孩子使用左手不责备、不纠正、任其正常发展，同时耐心地引导他们多用右手，并及时肯定和表扬，让他们最终能左右开弓。第三，要特别注意加强对左撇子安全教育和适应能力的培养。第四，家长可在不造成左撇子孩子有心理压力的情况下，多制造他们锻炼右手的机会，如特意将积木交到孩子的右手里，让孩子用右手堆积木；规定孩子拍球时只能用右手，拍上一定数额时就有奖赏。由于汉字的笔画顺序就从左至右，其实用左手的孩子本身往往也感到别扭，不妨多鼓励他们用右手握笔写字。至于吃饭使用筷勺这些无关紧要的方面，就任由孩子喜欢，用左右手都行。有专家建议，无论孩子用左手还是右手，均可有意识地训练孩子同时使用左右手，使孩子的智力得以更好地开发提高。第五，要针对“天生左撇子改不了”的习惯，从小引导孩子“左右开弓”，以不断适应社会，融入社会。

● 社会要多给予左撇子特殊关注。

北京安定医院心理科专家指出，作为一个少数群体，很多公共设施、规则和工具是按照“右撇子”们的习惯设计的，这让左撇子显得行动笨拙，与众不同。为了使左撇子适应“右撇子”世界，社会应提供足够的理解，多提供一些同样便利“左撇子”的设施和器具。首都师范大学心理学教授丁锦红呼吁，希望有更多的物品左右不分，如比尔·盖茨因为自己是左撇子，所以设计的鼠标是左右手都可以用的。

事实上，左撇子并不是一种疾病，充其量只不过他们的生理构造与大多数人有着不同。类似于“左撇子”的还有色盲、色弱、平足、嗅觉迟钝等人群。他们不是病人，更不是残疾人，只不过出于各种原因，他们的生理构造与常人相比有着与生俱来的不同，我们把他们统称为“非残疾的特殊生理人群”。如果社会包容，去除歧视，给“左撇子”同样的权益，左撇子也会有同样的出彩人生。

国际聋人节

9月最后一个星期日，国际聋人节，又称国际聋人日。

1951年，国际性非政府组织世界聋人联合会成立。1957年，该会根据其“造福于世界聋人，捍卫聋人的权利，帮助聋人康复”的宗旨和欧洲各国聋人组织的倡议，决定1958年9月28日为第一个“国际聋人节”，并确定以后每年9月最后一个星期日为“国际聋人节”，旨在于对社会进行宣传，引起社会对聋人工作的重视，提高聋人的社会地位。中国聋人组织成立于1955年，最初叫“中国聋人福利会”，后来与中国盲人福利会合并，统称为“中国盲人聋哑人协会”，是世界聋人联合会的正式成员，1958年8月12日，中华人民共和国内务部、教育部、卫生部、文化部、国家体委、共青团中央、全国妇联、全国总工会和中国聋人福利会等9个单位联合发出通知，要求各地庆祝这一节日。

目前，全世界听力损失的人口超过5亿，到2015年，估计这个数字会上升到7亿。所有65岁以上的老人中，超过1/3的人有听力障碍，3%的儿童患有听力损失。根据全国第二次残疾人抽样调查数据库资料，全国听力残疾（含多重残疾）人共2 780万，其中单纯听力残疾人2 004万，多重残疾人中有听力残疾人776万。听力残疾现残率为2.11%，其中城市现残率为1.79%，农村现残率为2.27%。听力残疾（含多重残疾）中，60岁及以上老年人占73.58%，15～59岁占24.89%，7～14岁占1.04%。

● 重视新生儿听力筛查，进行小儿早期听力检测。

听力筛查对象：所有活产新生儿，尤其是高危新生儿。听力筛查时间：初筛为新生儿出生后3～5天。复筛为婴儿出生42天内。初筛未通过、可疑或初筛已经通过但属于重症监护病房患儿等听力损失高危儿，需要进行听力复筛。筛查应在婴儿喂饱后1小时左右自然安静状态测试。对筛查为正常的婴儿，家长还是应注意保护好宝宝听力，防止感染、药物、噪音和外伤等因素对孩子听力的损害。

● 采取多种措施预防耳聋发生。

1. 年轻人不能过多、过长时间上网或听 MP3、使用耳机，如果确实需要持续使用耳机，应每隔半个小时适当休息一下，以防网上“失聪”。

2. 应尽量避免给新生儿、儿童使用氨基糖甙类药物。

3. 有聋儿生育风险的夫妇，应接受遗传指导和产前咨询。

4. 应预防耳外伤和感染。

5. 应预防感冒。有一部分病人发生分泌性中耳炎，与感冒有关系，因此预防感冒可减少一个发病因素。

6. 应注意避免引起耳聋的可能诱因，比如：连续熬夜或觉得身心疲惫、精神紧张时，就应注意调整和休息。当出现耳鸣、眩晕、恶心、呕吐等症状，还应到医院耳鼻喉科及时就诊。

7. 慢性中耳炎应尽早治疗，避免耳聋继续发展。

8. 以防睡眠不足“夺走”听力。国外研究发现，每日睡眠不足 7 小时的人与睡眠时间在 7 至 8 小时的人相比，前者患突发性耳聋的概率是后者的三四倍。

9. 要留心身边的老人耳聋。因为老人易患上老年性耳聋，据有关资料统计，我国老年人听力障碍者占老年人口的 50% 左右。

10. 防止“听神经瘤”。听神经瘤起病平和、缓慢，初期症状往往只有耳鸣，十分容易误诊或漏诊。早期表现主要为单侧、持续性、顽固性耳鸣，且治疗效果不明显，久而久之听力下降。这是肿瘤压迫神经引起的刺激症状，与普通耳鸣很难鉴别。如有单侧神经性听力下降、单侧耳鸣或眩晕等症状时，一定要想到听神经瘤的可能，并及时进行相应检查。

● 耳聋患者应选择多种方法治疗。

1. 佩戴合适的助听器。耳聋患者佩戴助听器，能改善听力。但有些人却担心，长期佩戴助听器，通过提高声音强度，长期刺激原本就存在功能衰退的内耳和听神经系统，可能会加重耳聋。其实，可以肯定地说，耳聋患者若能做到适时合理地选戴助听器，并不会加重耳聋。

2. 人工听觉植入。这主要指人工耳蜗植入手术。人工耳蜗是近年来引进和发展的先进技术，是使极重度耳聋和全聋儿童实现康复的唯一科学有效手段。目前，全世界已有超过6万名聋儿实施了人工耳蜗植入手术，并经过系统康复训练，走出无声世界。老年人听力下降，严重影响日常生活和交流的，也可以做人工耳蜗植入手术。

3. 耳显微、耳神经外科手术。长期慢性中耳炎引起的传导性听力下降，可以通过听力重建手术得以治愈。在现代听觉监测技术的辅助下，在切除听神经瘤的手术中，仍能有效保存听觉功能。

国际【中国】老年人日【节】

10月1日，国际老年人日，又称国际老人节。

1990年第45届联合国大会一致通过的106号决议，决定从1991年起，将每年的10月1日定为“国际老年人日”（又称“国际老年人节”）。第47届联合国大会通过决议，确定1998年为国际老年人年，国际老年人年从1998年10月1日“国际老人日”开始，并设计出国际老年人年标识图案。旨在告示世人，要关注老人的健康长寿。这一节日成为国际公认的官方老人节。

农历九月初九是重阳节，是中国的传统敬老节日。早在1988年，我国政府根据民间风俗习惯，把每年农历九月初九正式确定为“全国老年节”。重阳节一般是在阳历10月，2010年中国老龄委又倡导每年10月为“全国敬老月”，并为老人节设立标识，开展活动，确定宣传主题。2013年7月1日起正式施行的新修订的《老年人权益保障法》，规定每年农历九月初九重阳节为老年节。重阳节这个在中华民族历史上传承了千百年的民间节日，被明确写入法律，成为法定节日。2013年重阳节为中国第一个法定老年节。由此可见，我国60岁以上的老人，每年重阳节前后过节又过月，这在其他国家实属罕见，充分体现党和政府对老人的关心和重视！这也是政府对尊老敬老文化的传承与发展。

据联合国有关规定，一个国家65岁以上的老年人在总人口中所占比例超过7%，或60岁以上的人口超过10%，便称为“老年型”国家。当前，在全世界190多个国家和地区中，有60多个已进入“老年型”社会。据估算，今后50年间，老年人数大概会翻两番，将会增加到近20亿人。今天，每10个人中就有一个花甲老人，到2025年，全世界的老年人将达到11.21亿。到2050年，60岁以上的老龄人口总数将近20亿，占总人口的20%，并将超过14岁以下儿童人口的总数。百岁老人将从2002年的约21万增长到320万。另据我国权威部门2013年底的最新统计数据显示，我国60岁及以上人口已达2.02亿，占总人口的14.9%，到2050年我国60岁以上的老年人将占全部人口的1/3。当前，全国有超过3 600万名失能和部分失能老人。根据世界银行的预测，到2030年，人口老龄化可能使中国慢病负担增加40%。

● 加强老年人健康监测。

为提高老人健康长寿水平和生活质量，一是国家开展应对人口老龄化战略研究，建立人口老龄化监测体系，老龄事业发展评估体系，制定老龄工作考核评估办法；结合国家经济社会发展中长期规划和国家其他发展战略，制定老龄事业发展的中长期规划和远景目标；根据国家经济建设、政治建设、文化建设和社会建设的总体要求，针对人口老龄化和老龄事业发展中存在的问题，系统提出有针对性的政策建议。二是以社区为单位，建立老人健康档案，实行老人慢病、体检、救治等规范化管理体系。三是制定老年人健康标准，以其脑健康"六好"标准为重要标志，让每一个老人活得更加年轻、有朝气。表达好，即与年龄相符的思维和表达能力；气色好，即气色润泽，无贫血，无黯淡面容；睡眠好，即每日6个小时左右，能解乏，白天没有昏昏沉沉的感觉；自理好，即着装整洁，能自主完成日常生活料理；行为好，即心态平和，语言不偏激，能遵守社会规范，能正确处理家庭矛盾；参与好，即能与社会相融，能参加家庭和社会活动。

● 建设老年健康友好型社会。

全国经济学家对如何构建老年健康友好型社会，提出了七大体系建设。第一，投资老年公共健康，建立服务均等化的公共卫生体系。政府应着重在控制重大传染性疾病、提供公共卫生服务、开展老年健康教育及健康促进等方面发挥重要作用。第二，建立"广覆盖、高效率、适度水平"的老年疾病医疗救治救助体系。在宏观卫生区域规划的基础上，依托现有地域布局设置老年医院，或是在医院里建设特色的老年专科门诊，实现老年人就诊优先制度，大力发展以社区医疗为依托的综合老年医疗服务网络体系。第三，提高科技创新能力，大力发展适宜推广的老年健康技术体系。第四，开拓老年医学科学研究与开发体系。第五，建立市场调节的老年健康服务产业体系。第六，建立注重公平的社会保障体系。通过社会救济、优抚安置、社会服务、社会保险与商业保险，借助国家、社会、集体、个人4种力量，达到多层次、分阶段与经济发展水平相适应、城市与农村相衔接的三维保障体系。第七，加强与经济发展匹配的社会支持体系建设。这样，老年健康友好型社会将在2020年基本解决老年健康不安全问题；2030年老年社会健康水平明显提高；2050年在富足、公平、健康基础上，最终建设成为“老有所乐、老有所学、老有所为、老有所用、老有所养、老有所医”的社会，努力达到人与人之间和谐相处。2013年，全国评出《老年人权益保障法》正式实施等十大老龄新闻，国家老龄办、卫计委、民政部等27部门联合发文颁奖并要求各地方政府和社会在做好公民社会保障和基本公共服务的基础上，在医、食、住、用、行等方面，积极为老年人提供各种形式的经济补贴、优先优惠和便利服务，医疗卫生机构要优先为辖区内65周岁以上常住老年人免费建立健康档案，每年至少提供1次免费体格检查和健康指导，定期对老年人进行健康状况评估，开展老年慢性病和老年期精神障碍的预防控制工作，为行动不便的老年人提供上门服务。特别强调和鼓励建立80周岁以上低收入老年人高龄津贴制度。对经济困难的老年人要逐步给予养老服务补贴，对生活长期不能自理、经济困难的老年人，要根据其失能程度等情况给予护理补贴。

国际盲人节

10月15日,国际盲人节。

1984年,世界盲人联盟国际性的非政府组织,在沙特阿拉伯首都利雅德召开的世界盲人联盟成立大会上,确定每年10月15日为"国际盲人节",又称"白手杖节",以活跃盲人的生活,体现国家和社会对盲人的关怀。中国盲人聋哑人协会是该组织的创始组织之一。1989年9月18日,中国残疾人联合会发出通知,要求各地在每年的"国际盲人节"时,由省(市)盲人协会出面,业务部门协助,结合当地情况,举行适当的庆祝活动。

失明是公共健康领域中的一个主要问题。世界卫生组织估计全世界有盲人4 000万到4 500万,低视力患者是盲人的3倍,约1.4亿人。我国有视力残疾患者近1 300万,其中盲人约550万,低视力患者约750万,每年还会出现新盲人大约45万,低视力患者135万,即约每分钟就会出现1位盲人,3位低视力患者。

● 眼病要早发现。

据统计,我国第一位致盲病因为白内障,占总致盲因素的41.06%;第二位致盲病因为角膜疾病,占15.38%;第三位是沙眼,占10.87%。由于视力问题,数百万儿童无法接受正常教育,成人无法进行生产劳动,造成严重的经济问题以及社会问题。然而,75%的失明是可以防治的,如果预防或治疗措施及时得当,致盲率是可以大大减小的。有的人视力下降自己却毫无察觉,直到体检才知道,其实是有一些现象被忽略了。以下表现提示有视力异常的可能,要及时去医院检查:

1. 看物体时,经常眯起眼睛,否则就看不清楚。

2. 看物体时容易产生紧皱眉头现象。

3. 看书和看电影、电视的距离变近了,尤其是看电视,总喜欢靠近电视机。

4. 看书的距离变远了，或需要光亮些。

5. 久视物体头痛、眼痛。

6. 性格和情绪发生变化，比如情绪急躁，缺乏耐心，与朋友之间关系变得不融洽，行动和思维能力减退等。

7. 如发现眼睛有看东西模糊不清、黑影漂浮、黑影遮挡、虹视、眼红不适等症状，应及时到医院就诊。

对白内障、沙眼、盘尾丝虫病、儿童盲、低视力与屈光不正等 90% 可避免致盲，要采取积极有效措施进行防治，让人人享有看得见的权利。

● 运用多种方法训练眼护视力。

转眼法：选一安静场所，或坐或站，全身放松，清除杂念，二目睁开，头颈不动，独转眼球。先将眼睛凝视正下方，缓慢转至左方，再转至凝视正上方，至右方，最后回到凝视正下方，这样，先顺时针转 9 圈，再让眼睛由凝视下方转至右方，至上方，至左方，再回到下方，这样，再逆时针方向转 9 圈。总共做 4 次，每次转动，眼球都应尽可能地达到极限。

凝神法：选空气清新处，或坐或立，全身放松，二目平视前方，徐徐将气吸足，眼睛随之睁大，稍停片刻，然后将气徐徐呼出，眼睛也随之慢慢微闭，连续做 9 次。

熨眼法：此法最好坐着做，全身放松，闭上双眼，然后快速相互摩擦两掌，使之生热，趁热用双手捂住双眼，热散后两手猛然拿开，两眼也同时用劲一睁，如此 3 ～ 5 次，能促进眼睛血液循环，增进新陈代谢。

洗眼法：先将脸盆消毒后倒入温水，调节好水温，把脸放入水里，在水中睁开眼睛，使眼球上下左右各移动 9 次，然后再顺时针、逆时针旋转 9 次。此法，能洗去眼中的有害物质和灰尘，还对轻度白内障有效，并能改善散光、远视、近视的屈光不正程度。

● 要矫正屈光。

虽然低视力人群中大多数人的低视力症状都无法预防或用药物治愈，但是可以通过使用低视力设备及享受相关服务、正确佩戴助视器，有效地提高视力，以改善他们的生活质量，并将他们从“失明”的生活中解救出来。

全球有数百万成年人及儿童因屈光不正而功能性失明。屈光不正严重影响人的视力，我们可以通过简单的方法诊断出屈光不正，并通过正确配戴眼镜对其进行矫正。研究表明，通过戴眼镜矫正，可使由于近视而模糊的视网膜成像变得清晰，不仅方便自己的日常学习、生活，同时可以控制近视眼的进一步发展。绝大多数青少年近视属于单纯性近视，成年后会逐渐稳定。戴眼镜矫正可获得正常视力，因此患了近视不必过分焦虑，造成心理负担。只要注意用眼卫生，并及时戴眼镜加以矫治，完全可以控制近视的发展。

● 低视力患者可用助视器。

低视力是指用手术、药物治疗或常规屈光矫正无法改善的视力下降。低视力患者不同于盲人，也不同于正常人。按照世界卫生组织制定的标准，即双眼中好眼的最佳矫正视力 $< 0.3 \sim 0.05$ 为低视力，视力 < 0.05 ～无光感为盲。无论盲或低视力均指双眼，视力残疾是盲加低视力的总称。低视力患者可以使用助视器，最终可以有效地提高视力，改善生活质量。

助视器与助听器相似，助听器能使听力差的人听到他原来听不到的声音，而助视器可以使低视力患者能看清楚他本来看不到或看不清的东西。常用的助视器有两大类，即光学助视器和非光学助视器。光学助视器是利用助视器的凸透镜或光学系统的放大作用，使物体成像变大，可以使低视力患者原来看不清楚的小物体变大。光学助视器有远用助视器和近用助视器两类。低视力患者常常需要利用远用助视器看清远处的目标，而阅读报纸杂志和书写等，则需要用近用助视器。非光学助视器不是通过光学作用，而是通过改善周围环境状况来增强视功能的设备与装置。如改善照明，阅读时用“阅读裂口器”可控制反光；加强对比度，控制光线传递，如大檐帽使外界光线不直接射入眼内而引起眩光使视力下降；大字印刷品等，借以改善盲的程度和状况，提高生活质量。

国际【中国】残疾人日

12月3日,国际残疾人日,亦称世界残疾人日。

1976年,联合国大会宣布1981年为"国际残疾人年",并确定了"全面参与和平等"的主题。1982年12月,第37届联大通过了《关于残疾人的世界行动纲领》,宣布1983年至1992年为"联合国残疾人十年"。1992年10月12～13日,第47届联大举行了自联合国成立以来首次关于残疾人问题的特别会议。大会通过决议,将每年12月3日确定为"国际残疾人日",旨在持续提高各国政府和社会对残疾人的认识,促使残疾人事业放在优先地位,采取更有力、更广泛的行动和措施,在"联合国残疾人十年"之后全面实施《关于残疾人的世界行动纲领》,实现"人人共享的社会"这一目标。

根据1991年5月15日正式实施的《中华人民共和国残疾人保障法》第48条规定:"每年五月第三个星期日为'全国助残日'",全国助残日活动即从当年开始。这种用法律的形式确定的全国助残日活动,有效地培育了全社会扶残助残风尚,提高了全民助残意识,也是精神文明创建活动的一个重要形式。

经中国肢协第五届委员会第三次全体会议讨论通过并报中国残联同意,从2010年起,将每年的8月11日确定为"全国肢残人活动日"。"811"寓意肢残人轮椅车的两个轮子和两根手杖。根据第二次全国残疾人抽样调查显示:中国大陆地区约有2 412万肢体残疾人,在中国8 300万残疾人中占有较大比例。设立肢残人活动日,旨在提高社会各界对肢残人群体的关注与重视,培育肢残人平等、参与、共享社会生活的有力氛围,促进基层肢残人进一步活跃,团结广大肢残人参与、推动残疾人事业发展。

据统计,目前全球共有6.5亿残疾人,约占世界总人口的10%,其中80%分布在发展中国家,有些国家高达80%的残疾人在达到就业年龄后无法找到工作,这一比例远远高于正常人。根据国家统计局公布的全国第二次残疾人抽样调查（2006年）结果表明，目前，我国有近8 500万残疾人，涉及2.8亿亲属，75%以上为农村人口。1 500万农村残疾人尚未脱贫，260多万城镇残疾人生活还十分困难；城乡残疾人家庭人均收入仅为社会平均水平的一半；残疾人社会保障水平较低，医疗、康复等社会公共服务难以满足残疾人基本需求。

● 联合国致力于提高残疾人地位。

该组织自建立伊始，即倡导全人类的人权、基本自由和平等。正如《联合国宪章》《世界人权宣言》《国际人权盟约》及其他相关人权规范所确认的，残疾人和正常人一样拥有在平等的基础上行使公民的政治、社会和文化权的权利。联合国教科文组织提供了专门的教育；世界卫生组织在健康和预防上提供了技术上的支持；联合国儿童基金会支持残疾儿童的项目，并在与非政府组织国际康复会的合作中提供技术援助；国际劳工组织推动残疾人进入劳动市场，并通过国际劳动标准和技术合作活动提高了经济的融合。《关于残疾人的世界行动纲领》决议，明确规定：所有会员国和有关组织要加强努力，为改善残疾人的状况采取持续而有效的措施；特别会议还审议了各国执行情况；为强调残疾人平等就业的权利，联合国在2007年“国际残疾人日”把活动主题确定为“为残疾人提供体面的工作”，以呼吁社会各界为残疾人提供就业机会，使他们能够真正融入社会，并在社会中充分发挥潜力及其自身价值。

● 我国广泛开展多种形式的助残行动。

各省、市、自治区残联根据每年全国助残日活动主题，结合本地区实际情况，因地制宜，在残疾人中开展内容丰富、形式多样、切实可行的各种助残活动。

一是依靠当地党委和政府，组织党政领导人在助残日期间参加走访慰问残疾人家庭的“送温暖”活动，发挥他们的榜样力量，带头扶残助残。

二是充分动员广大党员、干部、社会各界与更多的残疾人“帮扶结对”，走进残疾人家庭，为他们排忧解难，并提供家政、医疗康复、职业培训、家教辅导等切实有效的服务。

三是建立健全基层志愿者助残联络站和残疾人服务社（站），形成服务网络，发挥职能作用。

四是基层中与残疾人密切相关的部门和窗口服务行业，设立助残服务岗，逐步形成助残服务网络，提供各种无障碍服务，把“残疾人优先”落到实处。

五是把志愿者助残活动纳入社区服务总体工作，倡导邻里互助，实行分片包干，社区单位与残疾人签“助残协议书”，“一帮一、结对子”，落实责任，帮扶到户。

六是农村以帮助残疾人脱贫致富为重点，解决生活困难，传授生产科技知识，帮农、帮牧、帮副。

七是在残疾人中倡导互助，并采用多种形式鼓励残疾人利用自己的一技之长为社会提供志愿者服务，在助残日期间组织残疾人上街为群众义务服务，回报社会。

八是积极推行可操作性强的“文化助残”活动。其中主要有：“扶残助学”、“科技助残”、“爱心赠刊”、“爱心赠书”、“爱心送戏”、“红领巾助残”等。

● 全国残疾人事业发展迅速。

全国各地从上至下建立残疾人组织，颁布《残疾人保障法》，组织举办论坛，参与残疾人的庆祝活动，展示残疾人事迹，鼓励残疾人投身社会实践，政府、机关、学校、媒体、社会团体等部门积极为残疾人办实事、做好事。据统计，到 2009 年，我国已完成白内障复明手术 750 万例，为 360 万名低视力者配用助视器，对 28 万名聋儿进行听力语言训练，完成小儿麻痹后遗症矫治术 73 万例，对 20 万智残儿童进行康复训练。国家卫计委、民政部、中国残联等部门在全国 1 200 多个县市近 8 亿人口中推行社会化、综合性、开放式的精神病防治康复，349 万名重症精神病患者得到治疗和康复。全国开展康复服务的县（市、区）已达到 1 766 个，共建立康复训练服务机构 19 600 多个。近年来，全国建立健全 0 ～ 6 岁儿童残疾筛查、诊断和治疗康复的衔接机制，积极开展针对残疾人的义诊和健康咨询、康复咨询、社区和家庭康复指导，以及针对公众的残疾预防和康复知识宣传教育等活动，推动机关、事业单位和国有企业带头按比例安排残疾人生活补助和重度残疾人护理补贴制度等，有效地推进了助残事业发展，让广大残疾者过上同常人一样的生活。

● 链接：政府购买残疾人服务试点启动。

2014 年 9 月 9 日，中国残疾人联合会发布《政府购买残疾人服务试点工作实施方案》，在全国启动试点工作，计划到 2020 年基本建立比较完善的政府购买残疾人服务机制，形成残疾人公共服务资源高效配置的服务和供给体系，显著提高残疾人公共服务水平和质量。

世界弱能人士日

12月5日，世界弱能人士日。

1990年，联合国根据相关组织的建议，确定每年12月5日为“世界弱能人士日”，旨在让更多居民认识弱能人士，从了解、关注开始，进而接纳他们，并促进居民大众对弱能人士采取积极的开放态度。我国民政、卫生等政府部门和民间机构积极响应，一年一度地开展系列宣传活动。

弱能（智障），即是18岁以前智力功能和适应行为方面存在实质性限制的一种障碍。主要表现在语言、社交和实用的适应能力方面的永久性缺陷，既不是疾病，又不是精神病，不是药物可以治愈的。目前，仅我国的智障人士就约1 200万，涉及大约全国一亿多人口的家庭，把这个困难的弱势群众融入到全社会大家庭的“平等一员”，是一项重大的社会责任。近年来，党和政府通过办特殊教育学校、弱智教育中心、启动智障人事业、五年发展计划、开展智残康复训练等，不少智障人走上了自强自立道路。以残疾人运动员为例，现在中国特奥运动员数字已达50万人，占世界特奥运动员人数的四分之一。

弱能（智障）的成因，主要分先天与后天因素两大类。先天因素，诸如新陈代谢系统、遗传因子结合出现问题，有染色体不正常，如唐氏综合征等。后天原因包括怀孕期间错服药物、X光辐射感染造成的，在分娩期间早产、难产、婴儿缺氧等引致脑部发育不良或受损造成的，还有初生婴儿抽筋、脑炎、黄疸、营养不良、意外脑损伤等都可能引发弱能。

如何预防弱能的发生、提高弱能群体的生活质量？

1. 加强对围产期的保健。做好产前、产中和产后检查诊断，提高生育质量，减少弱能（智障）儿发生的风险。

2. 激发弱能（智障）潜能。目前，社会对弱能人士服务，分为0～6岁学前教育、6～16岁特殊教育、16岁以上的成人型引导三种。做父母的要因时选择，因事教育，比如引导其自我照顾，生活不依赖他人；培养兴趣，丰富个人才艺；指导行为，管教得当；融入社会，做点力所能及的工作等，以减轻家庭和社会的负担。

3. 帮助智障人士建立自信心。建立自信的关键，是让弱能人士感到有价值及被欣赏才是。因此，各方面的努力是必需的，领导、同仁及家人需以常人的角度，了解智障人士的需要，发掘他们长处，同时也让他们了解自己的限制。在社交方面，引导及鼓励他们在仪容上作出整洁的打扮，并参与不同的活动，改善社交技巧。在工作上，帮助他们定下合适的目标，并以奖励的计划鼓励积极工作。

国际【中国】志愿者日

12 月 5 日,国际志愿者日,又称国际志愿人员日、国际义工日。

1970 年 12 月,联合国志愿人员组织成立,总部原设在日内瓦,后迁往波恩。1985 年 12 月 17 日,第 40 届联合国大会通过决议,从 1986 年起,确定每年 12 月 5 日为"国际志愿者日",亦称"国际义工日"。旨在敦促各国政府通过庆祝活动唤起更多的人以志愿者的身份从事社会发展和经济建设事业。1997 年 11 月 20 日,第 52 届联大又决定把 2001 年确定为"国际志愿者年"。目前全世界志愿者数量已经达到 3 至 5 亿人,工作时间每年累计超过 150 亿小时, 100 多个国家在"国际志愿者日"这一天集中开展志愿服务活动。国外志愿服务活动源于宗教性慈善服务活动,产生于 19 世纪末 20 世纪初,以后逐步发展壮大,目前已拥有来自五大洲的成员组织 130 余个,约 200 名专职工作人员,数千名志愿者。

中国自 1981 年起,同联合国志愿者组织合作。据中国青年志愿者协会统计,目前中国志愿者约有 8 千万人,其中青年尤其是大学生占了多数。全国已建成 2.4 万个服务站,形成了由中国青年志愿者协会和 30 多个省级协会、众多市县级协会组成的志愿服务组织管理机构。近十多年来,中国各行各业的青年志愿者参加扶贫、教育、环保等社会公益活动已达 1 亿多人次,累计服务 45 亿多小时,全国有 250 多万老年人、残疾人和孤儿得到志愿者的经常性服务。

3 月 5 日,中国青年志愿者服务日。

2000 年学雷锋活动前夕,共青团中央、中国志愿者协会下发通知,确定把毛泽东题词"向雷锋同志学习"的 3 月 5 日活动日作为"中国青年志愿者服务日",组织青年集中开展内容丰富、形式多样的志愿服务活动,旨在进一步推动社会主义精神文明建设,促进社会主义市场经济体制的建立和完善,提高青年整体素质,为经济社会的协调发展和全面进步作出贡献。

● 什么是志愿者?

中国志愿者服务,自 1963 年 3 月 5 日毛泽东等老一辈党和国家领导人号召“向雷锋同志学习”以来,3 月 5 日成为社会各界特别是广大青年传统的学雷锋活动日。

志愿者即义工,泛指利用自己的时间、自己的技能、自己的资源、自己的善心为邻居、社区、社会提供非营利、无偿、非职业化援助的行为。中国志愿者服务的主题:“爱心新社会,真情暖人间”。中国志愿者服务的精髓:“奉献、友爱、互助、进步”。中国青年志愿者服务标识的整体构图为心的造型,同时也是英文“青年”的第一个字母“Y”;图案中央既是手,也是鸽子的造型。标识寓意为中国青年志愿者向社会上所有需要帮助的人们奉献一片爱心,伸出友爱之手,以跨世纪的精神风貌,面向世界,走向未来,表现青年志愿者“爱心献社会、真情暖人心”的主题。

● 如何成为一名青年志愿者?

志愿者利用业余时间,不为任何报酬参与社会服务,大力宣传、赞扬和倡导志愿者为社会义务服务的重要作用与奉献精神。要做一个志愿者,必须履行以下手续:

1. 由本人向所在地的青年志愿者组织提出申请,在所在地青年志愿者组织设立的志愿服务站申请、登记,并填写必要的表格,写明自己的姓名、年龄、特长、职业及可参加活动的内容、时间等基本情况后领取志愿者徽章和服务证。

2. 青年志愿者组织在确认申请人具备青年志愿者的条件后,要提出审核意见并通知本人。

3. 经过本人申请并审核合格的青年志愿者,必须服从志愿者组织或青年志愿者服务站的安排,并切实履行青年志愿者的义务。

● 中国志愿者服务元年和“志愿者医院服务”特色是什么?

志愿者,多么亲切而温暖的名字。2008 年被许多媒体称作中国志愿服务的元年。在这一年,扶贫济困、助人为乐、无私奉献、善待他人的中华民族传统美德与“奉献、友爱、互助、进步”的志愿精神得到了完美的结合。在“5·12”汶川地震发生后，志愿者奔赴一线安抚创伤，使灾区群众感受到灾难无情，人间有爱；在奥运盛事中，志愿者敬业、奉献，向世人展示了中国人的精神风貌和时代风采。延续着这些辉煌和感动，志愿行动在2009年又迈出扎实的一步。

2009年“国际志愿者日”这个“外来”节日的“志愿者医院服务”活动，12月4日在北京大学人民医院举行，卫生部、中宣部、中央文明办、教育部、民政部、全国总工会、共青团中央和全国妇联有关领导出席启动仪式，卫生部党组书记张茅出席并讲话。8部门的负责人在北大人民医院集结，他们穿起了和其他医务志愿者一样的绿马甲，有的走到病房为病人倒开水，有的在门诊大厅向患者派发健康教育宣传材料……这时候，他们有一个统一的名字——医务志愿者。8部门负责人以亲身体验的形式，将以往在中国少数医院零星开展的志愿服务向全国医疗机构整体推进。这标志着，在最需要温情、爱心的救死扶伤的场所，在最需要雪中送炭的病患面前，医务志愿者服务将成为常态，将成为制度，将作为一股强大而又温暖的力量，为持续改善传统的医疗服务模式、改善医患之间的交流沟通，注入更多的“润滑剂”。

● 医务工作者如何做好志愿者服务？

现代医疗活动是一个融生物医学、心理学与社会人文因素于一体的综合实践，要解决医疗服务领域中存在的社会问题，满足患者多层次的服务需求，医务志愿者也必然是志愿者队伍中的一个特殊专业类别。

首先，医务志愿者面临更多风险，在岗前对志愿者进行风险规避、医学防护、卫生和突发事件应对方面的培训不可或缺。

其次，医务志愿者需要更多的爱心和沟通技巧，这就需要在志愿者筛选、培训、评价、管理等环节中重点考虑。

再次，与以往多在大型社会活动和突发公共事件中看到的志愿者的身影不同，医务志愿者的服务活动需要长期坚持。

然后，卫生系统立足国内志愿服务实践，吸收借鉴世界各国开展志愿服务的经验,注重加强组织建设和制度建设,创新工作思路和工作方式,会同有关部门积极探索适合我国国情的“志愿者医院服务”模式,不断推进“志愿者医院服务”向前发展。

最后,各级各类医院要进行合理的制度设计,建立起一种良好的长效机制。

器官类

全国爱耳日

3月3日，全国爱耳日。

1998年3月，在政协第九届全国委员会第一次会议上，社会福利组的万选蓉等15名委员针对我国耳聋发病率高、数量多、危害大、预防薄弱这一现实，提出了《关于建议确立爱耳日宣传活动》的第2330号提案。这一提案引起了有关部门的高度重视，经中国残疾人联合会、卫生部、教育部、民政部、国家计划生育委员会、国家广播电影电视总局、国家质量技术监督局、国家药品监督管理局、全国妇联、中国老龄协会等10个部门共同商定，确定从2000年起，每年3月3日为“全国爱耳日”，皆在减少耳聋发生，提高人口素质。

听力与语言是人类相互交流和认识世界的重要手段，然而，耳病和听力障碍的阴霾却袭扰着人类。据世界卫生组织估算，全世界有轻度听力损失者近6亿，中度以上的听力损失者2.5亿。我国有听力障碍残疾人2 100万左右，居各类残疾之首，其中七岁以下聋幼儿达80万，每年还将新产生聋儿3万余名。老年性耳聋有950万，随着人口寿命增长和老龄化，老年性耳聋的人数不断增加。听力障碍严重影响着这些人的社会交往和个人生活质量。

● 让美好听觉陪伴终身的防治要诀。

1. 坚持从儿童抓起。准妈妈婚配、生产用药都要考虑胎儿是否致聋，新生儿出生1月内必须进行听力筛查，学龄儿童要防感染，上学的孩子要防受伤，即便发现或发生耳聋也要注意保护残留听力。

2. 成人要注意延缓耳朵衰老。要经常按摩耳朵,避免接触噪音,不要随便掏耳朵,积极治疗影响耳病的高血压、高血脂、脑动脉硬化及糖尿病。

3. 预防老年耳聋。据卫生计生委老年医学研究所组织对北京市60岁以上老年人常见病流行病学调查显示,47.6%的老人自觉有听力障碍,通过检查78.7%有听力下降,68.3%为老年性耳聋。所以,预防老年耳聋应该从青年开始。注意保持身心健康,保护耳朵不受伤害;积极防治上呼吸道感染、鼻窦炎、各种中耳疾患;积极治疗梅尼埃病、耳硬化症和听神经病;避免接触强噪声,长期接触职业性噪声者,工作时应佩戴耳塞;避免应用耳毒性药物;预防和治疗高血压、动脉硬化、高脂血症及糖尿病等慢性全身性疾病;及时发现和纠正锌缺乏症;合理饮食,适当减少脂类食物;戒烟、降血脂,注意劳逸结合,保持心情舒畅,适当锻炼。

● 听力丧失后建议正确使用助听器。

听力下降要早发现、早预防、早诊治,一旦听力丧失或丧失严重,建议使用助听器。助听器是一种将声音信号放大,帮助听力障碍患者听到声音的设备。目前在感音神经性听力损失(突发性耳聋等少数情况除外)尚无理想治愈手段的情况下,主要的干预方法是佩戴助听器和植入人工耳蜗,而助听器又适合多数患者。从确诊听力损失到听力康复,佩戴助听器是整个链条中至关重要的环节。助听器双耳都要戴,助听器要配,不要买。助听器按照形状可分为盒式、耳背式、耳内式、耳道式等几类。对于儿童,建议配耳背式助听器,并要学会使用和适应。

全国爱肝日

3 月 18 日，全国爱肝日。

2004 年，卫生部先后在中国肝炎防治基金会、联合中华医学会肝病学会、中国预防医学会和中国中医肝病学会等倡议下，确定每年 3 月 18 日为“全国爱肝日”，旨在推进爱肝护肝，保护肝脏健康。

肝脏是人的重要脏器，一旦得甲肝、乙肝、丙肝、戊肝或肝癌，将严重影响健康甚至危及生命。以乙肝来说，据统计，全国乙肝患者达 3 000 万之多；全国乙肝病毒携带人数达 9 300 万，是全球艾滋病感染者的 3 倍，近 10 人就有一个乙肝病毒携带者，像有些地方如台湾、广东等这个比例更大。另据统计，病毒性肝炎发病数占传染病首位，死亡数占第三位。

● 全国爱肝日标志理念。

“全国爱肝日”标志以圆形“日”字为主型，以红黄蓝三色为基本色，红色代表太阳，黄色寓意陆地，蓝色为大海。日字中间的 NPLD 为英文 Nation Protect Liver Day 的缩写。该标志综合寓意是“天天爱肝，人人健康”。

● 爱肝护肝人人有责。

肝病严重威胁人类健康，我国 80% 以上的肝癌是由肝炎转变而来，其中绝大多数是乙肝。对乙肝，很多地方由于预防知识缺乏，感染者还在不断增加，虚假的乙肝医疗广告宣传横行，使缺乏经验的患者一次次上当受骗，“乙肝歧视”也时有发生。肝病问题已不单单是医学问题，而逐渐演变成社会问题和政治、法律问题。乙肝虽然不像艾滋病那么致命，但却对一个人的生存状况包括学习、就业、婚姻具有重大的影响，对个人的健康是一种潜在的致命威胁，一旦发病治疗费用也比较昂贵，甚至累及终生。因此，爱肝护肝，预防肝炎，人人有责。

1. 公众聚餐警惕肝炎病毒。要阻断肝病传播途径，日常生活中要注意就餐卫生，公众聚餐使用公筷，也不要为别人夹菜。

2. 日常饮食远离黄曲霉素。黄曲霉素是伤肝的主要毒素，豆腐乳含有大量黄曲霉素，霉变大米、苦花生米和瓜子含有的黄曲霉素可使肝癌发生率提高好几个百分点。另外，日常用的保鲜膜、劣质快餐盒遇热会产生大量黄曲霉素，反复用过的油炸出的油条等食品要尽量少吃。

3. 空腹喝酒损伤大。酒精主要通过肝脏分解，而酒精伤肝，若长期大量地喝酒，肝所受的伤害是巨大的。日常生活不要酗酒，更不要空腹喝酒，空腹喝酒更易吸收乙醛。

4. 小心药物伤肝。“是药三分毒”，能引起肝脏损害的药物至少在200种以上，其中不乏阿司匹林、螺旋霉素、口服避孕药等日常药物。一个心脏病病人，为养护心脏每天要吃27种药，结果心脏治好了，肝脏却吃坏了。不能因其他疾病的治疗大量用药而伤害肝脏，日常生活中，吃药要谨慎。

5. 健康体检。每年超声检查肝脏和做肝功能、两对半等检验各1～2次，无病早防，有病早治，确保健康肝脏。

世界肾脏日

3月第2个星期四,世界肾脏日。

21世纪以来,慢性肾脏病已成为危害世界人民健康的公敌之一。国际肾脏病学会和国际肾脏基金联合会提议,决定从2006年起将每年3月第2个星期四定为“世界肾脏日”,旨在引起人们关注和认识肾脏作用,更加重视和保护肾脏。

国际肾脏病学会预测,全球每10人中就有1人患慢性肾脏病。目前世界上超过5亿人患有不同的肾脏疾病,每年超过百万人死于与慢性肾脏病相关的心脑血管病。据介绍,目前,全世界已有100多万人靠透析生存,且正以每年平均8%速度增长。预计到2015年,全球每年约有3 600万人死于慢性肾脏病引起的心血管疾病。

● 要保护肾首先要了解肾脏。

肾脏是人体内最重要的排泄器官,也是内分泌和产生促红细胞生成素、活性维生素D和肾素等活性物质的主要器官。肾脏是比较娇弱的,影响肾脏的危险因素有许多,诸如感染、药物、高血压、糖尿病、高血脂、肥胖、痛风以及心脑血管疾病等,都会影响到肾脏,导致急性或慢性损害。肾脏病往往起病隐匿,很多病人在“不知不觉”中得了病,体检时才发现已到了肾脏病的晚期——尿毒症。尿毒症会给病人及其家属带来巨大痛苦,也会给社会带来沉重的负担。

目前,慢性肾病已成为全球性公共健康问题。慢性肾脏病包括肾小球肾炎、肾小管间质性疾病、肾血管性疾病、代谢性疾病和结缔组织疾病性肾损害、感染性肾损害以及先天性和遗传性肾脏疾病等多种肾脏疾病。慢性肾脏病是隐形杀手,患者合并冠心病、中风等疾病的危险是没有肾脏病人群的20倍。肾脏病的常见症状:水肿,尿色异常,尿量过多或过少,尿中泡沫多、常久不消失,夜尿多,高血压,腰痛。因此,每个人都应认识肾脏,重视肾脏病。

● 肾脏健康重在预防。

吃，要清淡适量。

减盐，盐日食量不超过 5 ～ 6 g；少油，成人每天摄入的油脂应在 30 g 以下；高蛋白食物莫多吃，一般成人每日每千克体重摄入蛋白质控制在 1.0 ～ 1.2 g 就能满足营养需要。

喝，要注意选择。

喝什么水好？对于多数人而言，普通的白开水应作为首选，淡茶也适合多数人喝，最好是当天的开水当天喝。每天喝多少水？在温和的气温下，健康的成人每天应喝 1 200 mL 水。酒该怎么饮？要自觉限量饮酒，中国营养学会推荐成年人饮酒的日限量值为——男性：酒精量≤ 25 g，相当于啤酒 750 mL，或葡萄酒 250 mL，或 38 度的白酒 75g，或高度白酒 50 g；女性：酒精量≤ 15 g，相当于啤酒 450 mL，或葡萄酒 150 mL，或 38 度的白酒 50 g。

排，要及时勿拖。

憋尿是个坏习惯，及时排尿利于肾，当有排尿感觉时即要及时排尿，减少尿液在膀胱潴留时间，能有效减少泌尿系统疾病发生。

睡，要避免熬夜。

适时、适当睡眠是人体生物钟与养生规律之必需，要尽量避免夜生活，以提高人体抵抗力，增强保护肾脏的作用。

动，需因人而异。

多数人每天要进行中等强度有氧运动 30 分钟，无论是锻炼还是工作，或操持家务等都不能过度劳累。

药，莫随意服用。

不少中草药、西药都对肾脏有毒性，导致急性间质性肾炎、急性肾小管坏死、肾小管管腔内阻塞、慢性肾小管间质损害等。也有少部分药物，如非甾体类抗炎药物、抗病毒药物，也能导致肾小球损害，出现较多尿蛋白。要提高对药物不良反应的警惕，用药一定要在医生指导下进行，千万不能随意服用。

降，有效控制血压。

有效地控制血压是延缓和防止肾脏损害的重要措施，应将血压控制在≤130/80 mmHg以下。

查，要定期检查。

孩子要防患未然，定期进行自检，测量身高、体重；满周岁、入园入学前到医院或保健院做健康体检和肾体检。健康的中老年人，每年应检查1～2次尿常规。患有糖尿病、高血压、肥胖的中老年人，应每3～6个月检查1次尿常规。还应进行24小时尿蛋白定量、血浆白蛋白、总蛋白及肾功能（包括血浆肌酐、尿素、尿酸等）检查和尿红细胞形态数量检查。对有血尿者，应查明血尿来源，还应进行影像学检查，膀胱镜、输尿管镜检查和肾功能检查。已患慢性肾脏病的中老年人应每1～3个月到医院随诊1次。出现肾脏损害的肥胖患者，积极进行药物治疗，使24小时尿蛋白定量保持在0.3 g以下。

● 出现下列征兆要警惕肾病。

水肿：肾脏病水肿的特点是晨起眼睑或颜面水肿，午后多消退，劳累后加重，休息后减轻。严重水肿可出现在身体低垂部位，如双脚踝内侧、双下肢、腰骶部等。水肿位置可随着体位的变化而移动，如平卧时以眼眶周围的软组织最明显，站立或久坐之后可以在内踝处出现凹陷性水肿。

高血压：肾脏病引起的高血压与其他高血压一样，也会出现头痛、头昏、眼花、耳鸣等症状。但有些病人由于长期血压较高，对高血压症状已经耐受，故可以没有任何不适，所以经常测量血压十分必要。

尿量增多或减少：正常人尿量平均为每天1 500毫升，每天4～8次。无论尿量增多还是减少，都可能是肾脏病的表现，特别是夜间多尿往往是肾脏病的信号。尿液颜色异常，当尿液呈浓茶色、洗肉水色、酱油色或浑浊如淘米水时应立即就诊。小便泡沫多，长久不消失，表明尿液中的蛋白质较多。

腰痛：肾区酸痛不适、隐隐作痛或持续性钝痛。

世界爱鼻日

4 月第 2 个星期六，世界爱鼻日，又称世界性的鼻科疾病宣传日。

2003 年，世界相关医学组织在中国北京同仁医院、复旦大学国际附属眼耳鼻喉科医院等耳鼻喉机构的共同倡导、发起下，决定从 2005 年起，将每年的 4 月第 2 个星期六确定为“世界爱鼻日”，旨在引起公众对呼吸健康和鼻部疾病的关注。

调查显示：在西方国家，成人过敏性鼻炎的发病率一般为 10% ～ 20%，在我国过敏性鼻炎的发病率约为 5% ～ 10%，主要发病人群是儿童和青年，在我国北方发病率高达 36%。引起过敏性鼻炎的过敏原包括尘螨、屋尘、动物皮屑、各种树木和草类的花粉，各种化学物质、某些食物、药品、化妆品，城市大气污染物如汽车尾气等。

● 鼻器官及其通常所患疾病。

鼻科学是医学的一个组成部分。鼻由外鼻、鼻腔和鼻窦三部分构成。爱鼻则是对鼻器官的保护。鼻腔、鼻窦等其被覆上皮的结构赋予了鼻腔特殊的功能，如通气、过滤、清洁、加湿、共鸣、反射、嗅觉，鼻黏膜上皮还具有重要的生物学功能，黏膜表面的溶菌酶、干扰素、sIgA 等活性物质对于维护鼻腔正常的清洁功能起重要作用。鼻腔、鼻窦的病变与某些全身疾病互为影响，爱鼻护鼻，保护好外鼻、鼻腔、鼻窦、鼻功能尤为重要。

医学专家告诉我们，人们的鼻子通常患鼻炎较多。鼻炎临床症状主要表现为鼻内发痒、打喷嚏、流清鼻涕、鼻堵塞，疾病发作时，常伴有眼内痒、流泪，甚至咽部有痒感等。过敏性鼻炎的症状与感冒相似，因此，有不少患者在发病初期常把过敏性鼻炎当成感冒，自行服用抗感冒药物或就诊于其他科室而不能得到及时正确的诊治。更多家长则认为鼻炎无法根治，因而忽视对孩子的治疗。专家提醒，家长对孩子的过敏性鼻炎更应尽早干预，以降低发展成哮喘的几率。

● 用鼻子呼吸有利健康。

不少人有用嘴呼吸的习惯,特别是做激烈运动时,认为用嘴吸气吸得快。其实,鼻子是用来呼吸的,嘴和鼻子是“敲锣卖糖——各干一行”,还是用鼻子吸气有利于健康。

鼻子是呼吸系统的门户,是空气进入人体的第一道关口,为了更好地适应其功能,它有许多专门的构造。鼻腔前部有许多鼻毛,它像三北防护林带一样,警惕地监视着经过鼻腔的气流,如有灰尘颗粒等“异己分子”,一律“拒之门外”。

鼻腔里的黏膜能分泌一些黏液——即人们所说的“鼻涕”,别看其名不雅,它还有不少重要的作用呢!首先,它组成了第二道防线,专门对付那些逃避过鼻毛的“漏网分子”——较小的灰尘颗粒,把它们粘住,不让它们进入肺里。其次,鼻涕里还有一些溶解细菌的物质——溶菌酶,把被鼻涕粘住的细菌消灭在鼻腔里。再则,鼻涕里的水分不断蒸发,可以增强吸入空气的湿度,湿化干燥的空气,在秋冬季节其作用更加重要。

鼻腔黏膜下面有丰富的毛细血管网,温暖的血流流经这里时,可以散发出许多热量,使吸入的冷空气变得温暖。为了增加散热面积,在鼻腔的外侧壁上,左右各安装了三组“暖气片”——右前向后隆起的上、中、下鼻甲。在鼻腔周围还有一些与鼻腔相通的“热空气贮存室”——鼻旁窦。这样,尽管冬天室外空气很冷,但由鼻孔吸入仅仅达到咽喉部时就和体温相差无几了。

由于鼻腔的这些特殊构造,使不清洁的、寒冷的、干燥的空气经过鼻腔后变为清洁的、温暖的、湿润的空气,减少了对肺部的刺激。而嘴是消化系统的门户,是食物进入人体的第一道关口,它的构造只适应于食物的消化吸收,并不能净化空气。

● 过敏性鼻炎的危害与防治。

过敏性鼻炎不仅严重影响正常的生活和工作,降低生活质量,而且如果延误治疗或治疗不当,还可能诱发多种并发症,最常见的是支气管哮喘,有的还并发鼻窦炎、中耳炎、过敏性咽喉炎等,所以,对过敏性鼻炎不可忽视，一定要早防早治。每年 3 ～ 6 月是空气中花粉浓度较高的季节，也是过敏性鼻炎的高发季节，过敏性体质的人这个季节应尽量减少外出，如一定要外出，也要注意尽量减少与花粉、干草、落叶等的接触，最好戴上口罩和眼镜；要经常打扫室内卫生，平时保持室内空气流通；对皮毛过敏者最好不要饲养宠物，如果家中有宠物也不要让它上床；地面最好不要铺地毯。对于季节性过敏性鼻炎患者，在春秋季节植物扬花时，还需要提前使用药物预防，如鼻用皮质类固醇就可治疗和预防过敏性鼻炎。过敏性鼻炎治疗的手段目前主要有两种，即药物治疗和手术治疗。临床上常用的治疗药物有抗组织胺药物如扑尔敏、新敏乐等，减充血剂如麻黄素、呋麻合剂等。药物治疗一般不要超过 7 天，长期使用会引起药物性鼻炎。激素类药物如伯克钠、雷诺考特等，可减轻对过敏原的反应并抑制炎性反应，副作用较轻。严重的过敏性鼻炎可采用手术治疗，如激光、微波和等离子消融等。等离子消融术是 21 世纪用于临床的最新技术，对过敏性鼻炎，尤其是重度过敏性鼻炎有明显的效果。

● 爱鼻更重要的是要及时关注鼻部症状。

爱鼻不仅仅防治鼻炎，更重要的是要及时关注鼻部症状，出现鼻阻塞、鼻音、鼻漏、嗅觉障碍、鼻源性头痛、鼻出血等症状要进行针对性的查治，重视各种外鼻炎症性疾病、鼻腔炎性疾病、鼻窦炎性疾病及鼻源性并发症等，做好护鼻卫士，让每一个公民都成为鼻健康的人。

全国爱眼日

6月6日，全国爱眼日。

1996年，国家卫生部、国家教育部、团中央、中国残联等12个部委联合发出通知，将天津、北京、上海、广州等国内眼科医院和医学专家倡导设立的爱眼日活动列为国家节日之一，并将爱眼日时间重新确定每年6月6日为“全国爱眼日”，旨在宣传珍爱眼睛，让每一个人共同分享五彩世界。

据悉，我国约有3亿人患近视，比世界平均水平高10%。2008年统计数据显示，我国小学生有31.67%近视，初中生有58.07%近视，高中生有76.02%近视，大学生有82.68%近视，青少年是近视的高发人群。外界信息的90%是通过眼视力获取的，保护眼睛，让人人享有看见的权利，不仅是每一个人自己的责任，也是政府和社会的责任。重视眼睛视力保护，让美好的世界永远展现在每一个人的眼前。

● 珍爱眼睛，从青少年抓起。

眼睛是人体最宝贵的感觉器官，最脆弱娇嫩，一双健康的眼睛依赖人们的爱眼意识。预防青少年近视则更是重中之重，必须从生活点滴做起：

1. 读书时眼与书的距离保持30～35 cm，看电视距离保持在2 m以上；
2. 走路或乘车时不可看书；
3. 不要躺着看书；
4. 不在光线暗淡或光线过强、光线直射下看书写字；
5. 看电视或读书时间超过45分钟要休息10分钟左右，不让眼睛疲劳；
6. 坚持做眼保健操。

● 珍爱眼睛,治疗白内障是关键。

据调查表明,目前我国人群的致盲眼病,首位是白内障。引起白内障的原因很多,但要掌握下列知识,并尽早对白内障进行手术治疗。

1. 一只眼得了白内障,会不会传给另一只眼?白内障是晶状体老化引起的,其发展是渐进的,而且双眼是对称的,因此一只眼患白内障,另一只眼也会发生,只是程度不同而已。

2. 白内障能预防吗?到目前为止,还没有办法预防白内障的发生,但我们了解到一些因素能够加快白内障的发展。如紫外线照射、吸烟、饮酒、类固醇等药物的使用及糖尿病等疾病。因此在日常生活中应尽量避免这些因素的影响,以延缓白内障的进展。

3. 得了白内障如果不治疗会怎么样?白内障发展到一定程度会严重影响视力,乃至失明。

4. 白内障术后多长时间能恢复?白内障手术越早做越好,术后一般 3 个月左右才能完全稳定,这段时间要按时点药,定期复查;保证眼部休息,不要过度疲劳;保持眼部清洁;避免意外撞击及剧烈运动等。

珍视眼睛,及时治疗各种眼疾,防止眼外伤和紫外线照射,近视者配镜矫视。

● 珍爱眼睛,平时要学练护目“六法”。

养目:平时注意平衡膳食,做到粗细搭配、荤素搭配,保证微量元素和维生素的补充,多吃新鲜蔬菜和水果以及海产品等,少吃糖果及甜食。

极目:早晨在空气清新的地方,自然站立,两眼先平视远处的一个目标,再慢慢将视线收回,到距眼睛 35 cm 的距离时,再将视线由近而远转移到原来的目标上。如此反复数次,再进行深呼吸运动,对调节眼功能有一定好处。

熨目:每天早晨或睡前,取坐姿或立姿,闭目,两手掌快速摩擦发烫,而后迅速按抚于双眼上,这时会感到有一股暖流。如此反复数次,可通经活络,改善眼部血液循环。

浴目:以热水、热毛巾或蒸汽熏浴双眼,每天 1 ~ 2 次,每次 5 分钟左右。也可结合洗脸、喝热水进行，也可单独将菊花、竹叶之类的中药水煎取汁，稍热时熏眼部，待水变温后再以药水洗眼，有消热明目之功。

运目：站立于窗前，顺时针方向或逆时针方向依次注视窗户的上、下、左、右四个窗角，可舒筋活络，运转眼球，改善视力，每日早晚各做5～10分钟。

补目：中医认为，肝开窍于目，肝得血而能视，动物眼睛可以睛补睛，以脏补脏，因此多吃动物肝脏及眼睛，可有效地保护眼睛，如猪肝鸡蛋汤、洋葱炒猪肝、枸杞炖动物眼、瘦肉炖猪眼、香菇鱼头等。

全国爱牙日

9月20日,全国爱牙日。

1989年,由国家卫生部、教委等部委联合签署,确定每年9月20日为"全国爱牙日",旨在在群众中进行牙病防治知识的普及教育,增强口腔健康观念和自我口腔保健的意识。2009年全国爱牙日前夕,一名留美牙科博士致信卫生部部长陈竺,建议将全国爱牙日改名为"全国口腔健康日",这更是一场口腔健康观念的深刻变革,揭示国民口腔健康水平尚需提高。

目前,我国国民的口腔健康状况危如累卵,特别是牙周病已经成为成年人口腔健康的主要威胁。牙周病严重者会引起心脏病、肾病、关节炎等多种全身疾病,甚至会对孕妇和胎儿产生影响,除此之外牙周病患者经常感受到明显的心理压力,出现躯体化强迫症状、人际关系敏感、抑郁、焦虑、敌对等心理症状,严重影响患者的正常工作和生活。数据显示,我国已有近10亿人患有口腔疾病,发病率占74%,而在成年人中,牙周不健康者则高达97%,每10位老人中就有一位全口没有一颗牙。实践证明,口腔是全身健康之窗,口腔疾病"牵一发动全身",爱护牙齿,口腔保健,解决牙病,根本出路在于预防。

● 爱牙需掌握要领。

1. 天天刷牙,早晚刷牙,正确刷牙。
2. 刷牙要用保健牙刷和含氟牙膏。
3. 爱牙要从小做起,从每一个人自觉做起。
4. 牙齿要定期检查,发现牙病要及早治疗。
5. 保护口腔卫生,预防龋齿和牙周病。
6. 不吸烟。
7. 少吃含糖食物。
8. 谨防牙齿意外损伤。

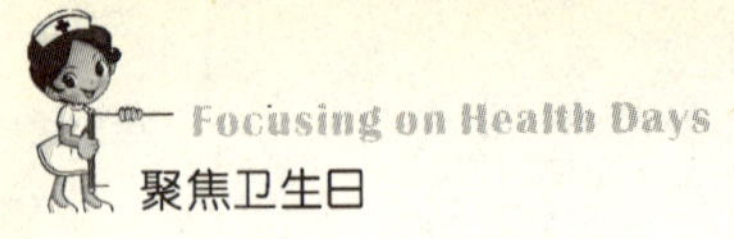

9. 人人都需要洗牙，每半年到医院洁牙一次，以彻底洁牙防牙周病。

● 爱牙需从婴儿开始。

婴幼儿时期（0～3岁）是乳牙陆续萌出、恒牙处于钙化的时期。如果不注意口腔保健，婴幼儿极易发生龋齿，还可罹患牙龈炎、口腔黏膜病、口腔畸形等，从而对其一生的口腔健康产生不良影响。因此，婴幼儿的口腔健康应该受到特别关注，坚持从6个方面为宝宝做好口腔护理。

1. 勤喂温开水；
2. 严格坚持奶头和奶的卫生；
3. 不要挑“马牙”；
4. 早晚刷牙，饭后漱口；
5. 帮宝宝从姿势、选刷、用力上学会刷牙，但不用牙膏；
6. 定期为宝宝检查口腔，6个月后让宝宝看牙医，半年一次牙科体检，发现牙病及早治疗。

● 幼儿龋齿一定要治。

据报道，近10年来，我国5岁年龄组儿童乳牙龋病患病率下降了11%，5岁儿童平均每人减少了一颗龋齿。但目前全国5岁年龄组儿童乳牙龋病率仍高达66%，平均每个儿童仍有3.5颗龋齿，12岁儿童恒牙龋病率仍高达28.9%，农村（尤其是西部地区）儿童龋病患病率高于城市。

幼儿龋病的特点：所有乳牙的牙面均可患龋病。3岁左右的孩子，上中切齿龋患最多。5～6岁的孩子磨牙龋齿最多，下颌前牙龋患最少。龋齿多发、龋蚀范围广，自觉症状不明显，乳牙龋坏，危害更大。从局部来看，乳牙龋齿可以发展成牙髓炎、根尖周炎甚至引起颌面间隙感染等。从对全身的影响来看，龋齿可使咀嚼功能下降而影响儿童食欲，使儿童的全身生长发育受到影响。由龋病转成的慢性根尖周炎可作为慢性病灶，导致肾炎、风湿病、心脏瓣膜病、过敏性紫癜、蛛网膜炎等严重并发症。另外，幼儿期是儿童学习语言的关键时期，乳牙的龋坏或缺失会影响儿童正确发音，前牙大面积龋坏还会影响美观，导致儿童心理发育障碍。所以，早期预防、发现和治疗幼儿龋病很有必要。对幼儿龋齿治疗越早，痛苦就越小，效果也越好。

● 成人要讲究口腔卫生。

讲究口腔卫生，不仅代表一个人和一个社会的文明程度，更重要的是预防口腔疾病。保持口腔卫生的主要方法是认真刷牙，同时还要学会使用牙线和牙间刷。那么，在琳琅满目的口腔保健用品中，如何挑选和使用适合自己的用品呢？

1. 人们在选择牙膏时，应注意以下三点：（1）牙膏就是牙膏，是日用品，不是药品，所以不能把牙膏当药物看待。牙齿有病，首先要到正规的医疗机构去看牙医。在治疗的基础上配合使用相应的药物牙膏，可起到辅助预防作用。（2）使用牙膏刷牙时，一定要注意保持牙膏在口腔中有足够的作用时间。如果我们在刷牙时连 2 ～ 3 分钟都保持不了，没等牙膏中的药物发挥作用，就用水漱掉了，那么牙膏辅助预防牙病的作用就会大打折扣。（3）每次刷牙时牙膏的用量一般成人每次用黄豆大小就可以了。把牙膏挤满牙刷既造成浪费，也会因不慎误咽下去，对身体造成不好的影响。

2. 到商场选择一把牙刷，最起码要依据三个标准：（1）刷头要小一些，在口腔中才能够运转灵活，把各个部位都刷到。（2）毛丝要软一些，减少刷牙过程中对牙齿和牙龈组织的磨损。（3）毛丝尖应该是磨圆的，用手触摸不会感到扎手。

3. 一把牙刷也只能刷到牙齿的颊侧、舌侧和咀嚼食物的三个面，而与前后牙相邻的两个面，仅靠牙刷很难刷到，这部位恰恰是食物残渣和细菌的栖息场所，是引起牙龈发炎、出血的部位。所以，人们除了要认真刷牙外，还应学会使用牙线，以帮助清除牙缝中的食物残渣和细菌。

4. 如果你的牙齿出现嵌塞食物的问题，首先要去看牙医，其次要买一把牙间刷，吃完饭后用这样的刷子像刷牙一样，把牙齿的缝隙清理一遍，既保持牙齿的干净，又不会刺破牙龈。用后洗净甩干，放在塑料套内，可反复使用。

5. 人老掉牙不是必然规律，掌握科学的口腔保健方法，就可以终生拥有一副健康的牙齿。需要特别提醒的是，只要口腔内存留牙齿，就应按科学的方法坚持刷牙，没牙也要注意清洁口腔。老年人多发牙齿根面龋坏，应及时治疗。预防根面龋提倡使用含氟牙膏、保健牙刷和漱口液。老年人应每半年做一次口腔健康检查，每年洁牙一次。应及时拔除没有治疗价值的残根残冠和很松动、无功能的牙齿。

● 牙膏的作用不可小看。

要把牙膏主产品的诉求点转到针对牙周病等严重的口腔疾病上，生产更适合广大消费者的牙膏产品。据相关调查显示，高露洁、佳洁士、两面针、中华、田七、黑妹等市场主要牙膏品牌（2006 年这六家占据市场 83% 的份额）的功能诉求中排在前几位的是：全效、清新口气、预防蛀牙、洁齿、增白牙齿和去除口腔异味，其中没有一项是针对牙周病的。只有云南白药牙膏是针对“牙龈出血、牙龈肿痛、口腔溃疡”这 3 大类症状推出自己的牙膏品牌的，但这也是凤毛麟角，无法与高露洁、佳洁士等品牌相抗衡，主要牙膏品牌对消费者需求的误导也是导致我国牙周病患者不断增多的重要原因之一。因此，提倡生产和使用像云南白药类的牙膏十分必要。

世界心脏日

9月最后一个星期日，世界心脏日。

2000年9月24日，世界心脏联盟举行第一个世界心脏日活动，并确定以后每年9月最后一个星期日为“世界心脏日”，旨在唤起人们对心脏的重视，提高对心血管疾病及其危险因素的认识，激励人们把静态的生活方式改变为积极的行动。

一项涉及包括中国在内的52个国家262个中心的15 152名患者和14 820名对照者的调查表明，全世界各个地区、不同年龄和性别的人群，罹患急性心肌梗死的危险大多由血脂异常、吸烟、高血压、糖尿病、腹型肥胖、心理社会压力大、摄入果蔬少、饮酒、规律的体力活动少所致。这9种危险因素分别可解释男性和女性心肌梗死原因的90%和94%。同时还告诉人们，心血管疾病逐渐成为威胁人类健康的最大敌人。全世界每3个死亡的人中，就有1人死于心血管疾病。预计到2020年，心血管病死亡人数将占总死亡人数的50%，其中80%分布在中低等收入国家。未来20年，心肌梗死将上升为第一位死因。所以，保护心脏对每一个人来说都十分重要和十分必要。

● 远离心脏病危险因素。

专家指出，人们要促进健康，保护心脏，每天至少进行30分钟以上有规律的体育活动；选用低脂肪或无脂肪食品，多吃蔬菜、水果、五谷杂粮、鱼与瘦肉；少吃动物脂肪和胆固醇含量高的食品，少吃软饮料、某些甜点、蛋糕等高热量低营养食品，减少和限制盐分和酒精的摄入量。

不吸烟。每日吸烟在20支以上者，其患冠心病危险与胆固醇水平为400 mg/dl或收缩压在250 mmHg相当。每吸一支烟，收缩压在短期内会上升10～20 mmHg。如果持续吸烟，高血压状态会一直持续。必须戒烟、不吸烟和远离二手烟。

控血压。血压急剧升高可诱发急性心肌梗死，血压控制目标＜140/90 mmHg；若为糖尿病或慢性肾病，则要＜130/80 mmHg。血压≥140/90 mmHg的患者以及血压≥130/80 mmHg的慢性肾病或糖尿病患者，首选β-受体阻滞剂和/或血管紧张素转换酶抑制剂（A-CEI），必要时可加用其他药物如噻嗪类，以达到目标血压。

调血脂。脂质代谢异常，是动脉粥样硬化性心脑血管病重要的危险因素。对血脂异常的干预，是预防冠心病、脑卒中和其他血管疾病的重要措施。血脂控制目标：低密度脂蛋白（LDL-C）＜100 mg/dl，若甘油三酯≥200 mg/dl，则非高密度脂蛋白（HDL-C）＜130 mg/dl。为此，要进行饮食治疗，减少饱和脂肪酸占总热量的比例，减少反式脂肪酸和胆固醇的摄入；增加植物固醇和黏性纤维的摄入，可进一步降低LDL-C；以吃鱼或服鱼油胶囊的形式增加ω-3脂肪酸的摄入。

远离肥胖。肥胖者的心脏病、高血压、2型糖尿病、动脉硬化的发病率是正常体重者的2～3倍。体重控制目标：BMI：18.5～24.9 kg/m^2；腰围：男性＜40英寸，女性＜35英寸。如果女性腰围≥35英寸，男性≥40英寸，则首选生活方式调节，如有代谢综合征可考虑治疗；初始降低体重的目标应该是减少体重的10%左右，成功以后，再继续降低体重。

控制血糖。国际上已达成共识，糖尿病患者等同于冠心病患者。血糖控制目标：糖化血红蛋白（HbAlc）＜7%。改变生活方式和药物治疗，使HbAlc接近正常；降低其他危险因素，如控制体重、控制血压和控制胆固醇；加强糖尿病的治疗护理；适量运动，每天运动至少30分钟，每周至少运动5天。

● 保持健康的生活方式。

要拥有健康的心脏，就要养成并坚持健康的生活方式。实践证明，“迈开腿，管住嘴，不吸烟”，是预防心血管疾病最有效的方式。

首先是不吸烟。吸烟有百害而无一利，研究显示，每日吸1～5支烟，心肌梗死的发病危险可增加40%。吸烟可抵消由阿司匹林治疗和他汀类降脂治疗的益处。吸烟减少一半，心肌梗死的发病危险可减少一半。

其次是要管住嘴。病从口入,许多传染病是从口传入,非传染病也和吃有很大关系。饮食过度,热量摄取过多和饮食不合理是造成肥胖的主要根源之一,应控制总摄入量。

最后是坚持运动。减少上楼找电梯、出门打车习惯,最安全、最容易坚持的运动方式就是走路。游泳和骑自行车也是较好的有氧运动,但需要特殊的器材和场地。而走路任何时间和地点都能进行,走路是最简单的有氧运动。

● 保护心脏应从预防儿童、青少年的"小胖墩"抓起。

肥胖是心血管疾病最大的危险因素,全世界肥胖症患者以每 5 年增加一倍的速度增长,尤其是包括中国在内的发展中国家,肥胖人数快速增多。卫生部一项调查表明,我国肥胖患者有 6 000 万,超重者达 2 亿,肥胖也是发生糖尿病的重要因素。肥胖人群大多伴有高胆固醇和高血脂等危险因素。中国工程院院士、中华医学会心血管病学会分会主任委员、北京阜外心血管医院教授高润霖指出:肥胖不仅仅是成年人的疾病,儿童肥胖的发病率在世界范围内都已攀升至"警戒水平"。我国学校儿童的肥胖发生率也在迅速增长,最近的调查表明,6 ~ 18 岁儿童和青少年的肥胖发生率高达 14% 左右。世界心脏联盟首席执行官 Voute 女士也指出,不健康的饮食、吸烟、缺少体力活动,是心脏病和脑卒中的主要原因。我们必须建立国际性的策略及标准,同时结合政府的支持性政策,帮助人们减少与肥胖有关的危害,如父母引导孩子多活动,学校适当增加体育课程,特别要通过健康教育限制儿童食用不健康的食品,远离烟草的诱惑,使儿童脱离导致肥胖的环境。

医药类

华夏中药节

5月2日,华夏中药节。

1989年5月2日至8日,我国首届华夏中药大会在浙江省桐庐县举行,此地相传是黄帝时期的医药学者相君老人结庐炼丹的地方。大会期间,展销全国重点中药厂的优质名贵中成药,并邀请国内的名医挂牌为患者诊治疾病。同时,还举办多种形式的民间文艺演出活动为节日助兴,并把开节当日定为"华夏中药节",旨在推进和发展我国的中药事业。华夏中药节是卫生节日中我国民间的组织节日之一。

中药在我国历经几千年的发展,为各个历史时期治病救人发挥了不可估量的作用,但在实践中也显露出了三个方面的问题:一是中医药的优势与特色还没有充分体现,二是对中药新药研制的引导不足,三是对药材来源和资源可持续利用重视不够。因此,加强中药的管理、发掘、利用和创新,仍然任重道远。

● 中药的特点是什么?

中药的特点:一是植根于广博大地、山川湖海、社会的各个角落,资源丰富。二是中药必须经过炮制之后才能入药,依法炮制是中医的用药标准。中药炮制是中医药理论在临床用药上的具体表现,是世界上独特的制药技术,是保证饮片质量的关键。三是中药量效(毒)关系,突破中药传统用量局限,增加中药用量,可能将是提高中医药临床疗效的重大乃至根本性举措。四是中药复方更是中医用药的特色之一。五是部分中药可以重点描述中医诊候疗效，临床优势与特色较突出。在《中药注册补充管理规定》中突出了中药复方制剂特色，告别了中药注册西医标准的时代。

● 如何让中药走出国门？

目前，我国中药保留着传统制药技术，工艺标准尚未与国际接轨，生产的大多数中药在国外尚无“身份证”。要尽快让中药走出国门，首先要珍惜、用好已通过国际标准化实现的中医药 ISO 标准零突破的成果——《一次性纸用无菌针灸针》标准，并着力确立为项目，继续做好研发、制定与申报工作。

1. 在国际标准研究过程中，应该相互结合，互为补充，根据不同中药的特点加以选择，做到“古为今用”，“洋为中用”，努力将化学模式和植物模式积极吸收进来。

2. 积极推行已出台的 27 项中医药国际标准和 209 项行业标准，全面落实好中药研究、开发、生产经营、使用和管理的各个环节，并逐步完善提高，主导建立起与国际标准接轨的自主产品。

3. 逐步建立健全一套中药标准制定、标准实施、标准修订的良性循环运行机制系统，在现有标准的基础上，研制出一批拥有自主知识产权的技术标准，以促进中药走出国门。

4. 出台政策和措施整合国内资源，鼓励中药大企业和中医药研究机构强强联合，扩大我国推进中医药国际标准过程中的影响力。

5. 利用现代科学技术的方法，特别是仪器，逐步实现从定性到定量的研究，其过程要结合中医药理论，力争将中药多成分、多途径和多部位的系统特色体现在国际标准中，真正让中药这个伟大的医药宝库在国际上占有一席之地，发挥中药在国际上为人类健康作出贡献的作用！

世界红十字日

5月8日,世界红十字日。

1948年,经国际联合会执行委员会同意,将红十字创始人亨利·杜南的生日5月8日确定为每年的“世界红十字日”。在这一天,红十字国际委员会、红十字会与红新月会国际联合会及各国红十字会和红新月会都以各种形式纪念这一日子,以表示红十字运动的国际性以及红十字人道工作不分种族、宗教及政治见解的特性。从1962年起,每年还确定宣传主题,借以开展庆祝红十字日活动。

● 红十字会创始人——亨利·杜南。

亨利·杜南,瑞士人,生于1828年5月8日,从小受人道主义思想熏陶,十分关心老弱病残和社会底层穷苦人。1859年6月,当时的这位银行家偶见意大利战争的伤病员悲惨处境,十分震惊,立即到镇上动员和组织居民救护伤兵。1862年11月,杜南把这次亲身经历写成《索弗利诺的回忆》一书在日内瓦发表,呼吁战争时不分你我,双方派出救护团体,施以人道救治。1863年2月,由他发起在瑞士日内瓦成立了一个伤兵救护国际委员会,即红十字国际委员会,他成了国际红十字会组织的创始人。同年10月,欧洲16国的代表在日内瓦举行国际会议,决定在各国成立红十字组织。1901年杜南获得了首次颁发的诺贝尔和平奖,1910年10月30日他离开了人世。1948年协会召开的执行委员会会议正式建议,今后各国红十字会尽量选择5月8日亨利·杜南的生日作为“世界红十字日”。

● 国际红十字运动的组成。

国际红十字运动是由三部分组成的,即红十字国际委员会、红十字会与红新月会国际联合会、各国红十字会和红新月会,这三部分组成一个整体,构成了一个世界性的人道主义运动。其任务是防止并减轻发生在无论何处的人类疾苦；保护人的生命和健康；保障人类尊严，尤其是在发生武装冲突和其他紧急情况的时候，为预防疾病、增进健康和社会福利而工作；鼓励志愿服务，鼓励本运动的成员随时做好准备，提供帮助；鼓励对那些需要本运动保护和帮助的人持有普遍的同情感。

● 红十字会标志。

红十字作为救护团体（即红十字会）识别标志，始于 1863 年 10 月，采用“白底红十字的臂章为伤兵救护团体志愿人员的识别标志”。随后的日内瓦公约明文指出，红十字标志系调转瑞士国旗的颜色而成。之所以这样做是为了对瑞士表示敬意，因为瑞士的日内瓦是红十字会的发祥地。由此可见，红十字标志与宗教迷信没有任何联系。红十字标志通常是由五个大小相等的红色正方形拼合成。国际红十字的规章，对红十字标志本身的大小、比例并没有严格的规定，只说明两条红色长方条成垂直相交，中心至各端的长短相等就行了。我们常见的红十字标志，因人地而异，规格不尽统一，原因就在于此。当然，最好还是前述五个正方形投合的方式制作，比较合乎大家都赞同的标准。

按照 1949 年 8 月 12 日第一项日内瓦公约第 44 条的规定，红十字标志（红新月标志同样适用）具有保护和说明两种截然不同的性质。红十字标志的使用，首先是军事当局的权限，特别是武装部队医疗部门的权限。据此，红十字标志的使用，一般应由有关军事当局授权，不得使用于以营利为目的的商业活动。在战时，这种授权特别给予从事救护伤病员的军队医疗队，即它的人员在战地救护过程中可以佩戴红十字臂章；它的救护车、医院船、医疗飞机、医院等可以悬挂红十字旗帜；它的医疗器材可以贴上红十字标志等。交战双方应按公约给予保护，不得有违。但是，这些人员、器材、设施、机构等，一旦不再为战地伤病员服务，就不再受公约的保护；医院、救护车等如用于掩护或运送作战部队，那就构成违犯公约的行为了。

目前，使用红十字标志的国家和地区有 119 个。

● 红十字运动基本原则。

【人道】国际红十字与红新月运动的本意是要不加歧视地救护战

地伤员，在国际和国内两方面，努力防止并减轻人们的疾苦，不论这种痛苦发生在什么地方。本运动的宗旨是保护人的生命和健康；保障人类尊严；促进人与人之间的相互了解、友谊和合作；促进持久和平。

【公正】本运动不因国籍、种族、宗教信仰、阶级偏见和政治见解而有所歧视，仅根据需要，努力减轻人们的疾苦，优先救助困难最紧迫的人。

【中立】为了继续得到所有人的信任，本运动在冲突双方之间不采取立场，任何时候也不参与带有政治、种族、宗教或意识形态的争论。

【独立】本运动是独立的，虽然各国红十字会是本国政府的人道助手并受本国法律的制约，但必须经常保持独立，以便任何时候都能按本运动的原则行事。

【志愿】本运动是个志愿运动，绝不期望以任何方式得到好处。

【统一】任何一个国家只能有一个红十字会或红新月会。它必须向所有的人开放，必须在全国范围内开展人道主义工作。国际红十字与红新月运动是世界性的，在运动中，所有红十字会享有同等地位，负有同样责任和义务，相互支援。

● 中国红十字会。

● 中国红十字会的发展历程

中国红十字会成立于 1904 年，在各个不同的历史时期，它以人道主义为宗旨，为保护人的生命和健康而工作。新中国成立后，于 1950 年 8 月 2 日中国红十字会召开了第一次代表会议，协商改组事宜，并向政务院作了汇报。周恩来总理亲自审阅了报告，亲笔修改了会章，9 月 6 日批准了章程和领导机构。10 月，改组后的中国红十字会在国际红十字会第 21 届理事会上当选为协会执行理事。1952 年，周恩来总理代表政府发表声明，承认 1949 年关于改善战地伤病员境遇等 4 项《日内瓦公约》。同年 7 月，第 8 届国际红十字大会承认中国红十字会是中国唯一合法的全国性红十字会，中国红十字会因而成为新中国在国际组织中第一个恢复合法席位的团体。20 世纪 50 年代初，中国红十字会又成为国际红十字组织中的成员席位，并当选为执行理事。自 1985 年起，我国红十字会多次当选为国际联合会执行理事，并于 1989 年至

1993年当选为副主席，现仍为执行理事，并与各国姐妹红十字会、国际联合会和红十字国际委员会有着良好的合作关系。

● 中国红十字会工作方针

救死扶伤，扶危济困，敬老助残，助人为乐。

● 中国红十字会标志

中国红十字会使用日内瓦规定的白底红十字标志。

● 中国红十字会会徽

中国红十字会使用金黄色橄榄枝环绕的白底红十字作为会徽。

● 中国红十字会会旗

中国红十字会的会旗为白色旗帜，正中央印制中国红十字会会徽。

● 中国红十字会会员条件

中华人民共和国公民，不分民族、种族、职业、宗教信仰、教育程度，凡承认中国红十字会章程并缴纳会费的，可以申请加入红十字会，成为红十字会会员。在校学生加入红十字会的为红十字青少年会员。

● 中国红十字会会员入会手续

个人入会需提出申请，基层红十字会批准，报县级以上（含县）红十字会备案，发给会员证，可成为红十字会会员。

● 中国红十字会履行的主要职责

1. 宣传和执行《中华人民共和国红十字会法》；

2. 开展救灾的准备工作；建设和管理备灾救灾设施；在自然灾害和突发事件中，依法开展募捐活动，对伤病人员和其他受害者进行救助；

3. 普及卫生救护和防病知识，进行初级卫生救护培训，组织群众参加现场救护；参与输血献血工作，推动无偿献血；开展捐献造血干细胞及其他人道主义服务活动；

4. 开展红十字青少年活动；

5. 参加国际人道主义救援工作；

6. 宣传国际红十字和红新月运动的基本原则和日内瓦公约及其附加议定书；

7. 依照国际红十字和红新月运动的基本原则，完成人民政府委托事宜；

8. 依照日内瓦公约及其附加议定书的有关规定开展工作。

禁止药物滥用和非法贩运国际日

6月26日，禁止药物滥用和非法贩运国际日，常称国际禁毒日。

1987年6月12日至26日，在奥地利维也纳召开了由138个国家和地区3 000名代表参加的“麻醉品滥用和非法贩运问题”部长级会议。这次会议通过了《管制麻醉品滥用今后活动的综合性多学科纲要》，向各国政府和有关国际组织提出了在今后的禁毒活动中开展综合治理的建议和“爱生命，不吸毒”的口号，同时为纪念这次意义重大的国际禁毒会议，与会代表一致建议设立国际禁毒日，这项建议被联合国采纳。同年召开的第42届联合国大会通过决议，正式确定每年的6月26日为“禁止药物滥用和非法贩运国际日”，这就是我们通常称的“国际禁毒日”，旨在反麻醉药品滥用和非法贩运，打击毒品犯罪行为，实现无毒国际社会目标。

联合国在2012年禁止药物滥用和非法贩运国际日致辞中指出：滥用药物和非法贩运继续对世界各地的发展和稳定产生极大的负面影响。非法药物带来的数十亿美元收入助长了恐怖活动，加剧了人口贩运及军火和人口走私等其他犯罪，中美洲凶杀案的数量居世界之首，阿富汗是世界上鸦片泛滥程度最严重的国家，在缅甸部分地区，农民陷入粮食无保障的困境，被迫种植罂粟作为经济作物。“金三角”“金新月”等毒源地的毒品问题日趋严重，我国仍然面临着境外毒品“多头入境，全线渗透”的压力，国内吸毒人数还在增加，毒品消费市场仍在不断扩大，滥用抗生素也存在诸多需要治理的问题。

● 什么是毒品？

毒品的定义：《中华人民共和国刑法》第357条规定，“毒品是指鸦片、海洛因、甲基苯丙胺（冰毒）、吗啡、大麻、可卡因以及国家规定管制的其他能够使人形成瘾癖的麻醉药品和精神药品”。目前,我国常见的麻醉药品和精神药品主要有杜冷丁、盐酸二氢埃托啡、咖啡因、安钠咖、美沙酮等,这些药品被吸毒人员非法滥用,严重危害人的身心健康。

● 我国政府禁毒方针是什么?

全国第七次人大九次会议决定我国参加联合国维也纳公约缔约国组织,并为成员国。在贯彻缔约国禁毒过程中,1991 年在第一次全国禁毒工作会议上,国家禁毒委员会提出了“禁贩、禁种、禁吸”并举,堵源截流,严格执法,标本兼治的禁毒工作方针。1999 年,国家禁毒委员会召开全国禁毒工作会议,针对一些地方制造冰毒和走私、贩卖、运输、制造易制毒化学品犯罪突出的情况,及时调整禁毒工作方针,将“三禁”并举调整为“禁吸、禁贩、禁种、禁制”四禁并举的禁毒工作方针。

● 抗生素合理应用的情况和基本原则是什么?

美国疾控中心对全美 300 多家医院使用抗生素情况的分析报告称,超过一半的住院病人都接受过抗生素治疗;有些医生对同一种疾病开出的抗生素剂量是其他医生的 3 倍;针对尿道感染的抗生素治疗和对万古霉素的使用中有 1/3 属于误用,包括没有进行恰当检测或评估就给病人用药,或者用药时间过长等。报告显示,美国医生最喜欢使用抗生素治疗的 3 种感染情况分别是肺部感染(22%)、尿道感染(14%)以及由具有耐药性葡萄球菌引起的疑似感染(17%)。报告指出,尽管抗生素可以救命,但滥用抗生素除了会导致出现具有耐药性的超级细菌外,对抗生素使用不当还可能造成致命的艰难梭菌感染。这种病菌可引发严重腹泻,每年造成至少 25 万美国人入院治疗,其中 1.4 万人死亡。据估计,如果把可能导致艰难梭菌感染的抗生素使用情况减少 30%,那么严重腹泻病例可能会下降 26%。就上述情况看,抗生素等药物滥用,包括我国在内,目前还是比较普遍和严重的,使用必须遵循以下原则:

1. 及早确立感染性疾病的病原学诊断。

2. 熟悉选用药物的适应证、抗菌活性、药物学和不良反应。

3. 按照患者的生理、病理和免疫等状态合理用药。

4. 常用抗生素的合理使用。

5. 选用适当的给药方案、剂量和疗程。

6. 下列情况抗生素的应用要严加控制或尽量避免：预防用药、皮肤、黏膜的局部用药；病毒感染或发热原因不明者；联合采用抗菌药物。

7. 强调综合性治疗措施的重要性。

● 卫生部门是如何加强麻醉和精神药品管理的?

国家对麻醉药品和精神药品实行管制和定点经营制度。卫生行政部门要做好麻醉药品与精神药品监督执法管理工作。医疗机构购销、储存、使用麻醉药品和精神药品必须取得卫生行政主管部门制发的印鉴卡。医疗机构必须建立“五专”(专人、专处方、专账、专柜、专锁)管理制度,执业医师必须经卫生行政主管部门麻醉药品和精神药品知识培训、考核,合格后方可授予处方资格,不具备此资质无此处方权。麻醉药品和精神药品保存期限自药品有效期满之日不少于5年,麻醉药品处方至少保存3年,精神药品处方至少保存2年。患者必须按处方合法购买使用,不得零购或现金交易,保证麻醉、精神药品使用合法、安全、合理,严防流入非法渠道。

全国安全用药月

9月,全国安全用药月。

国家食药监局根据《全国食品药品安全科普行动计划》,决定在2011年—2015年的“十二五”期间,每年9月为“全国安全用药月”,集中围绕“安全用药,合理用药”开展各种宣传活动,营造良好的安全用药环境,把普及安全用药科普知识传播到千家万户,维护人民群众的身体健康和生命安全。全国各大城市及其医疗、卫生单位积极响应号召,每年9月开展多种形式的安全用药宣传活动。

国家食药监局发布的公众安全用药现状调查结果显示,感冒患者23.9%的居民选择在感冒后使用抗生素,8.9%的居民选择在腹泻后使用抗生素,24.5%的居民选择“按以往经验”去选择抗生素,而不是找医生开处方。药物治疗给人类解除病痛,带来幸福,但同样也会给许多人造成药害,引起后遗症,甚至死亡。据不完全统计,中国每年有250万人因用药或药物不良反应致病住院,其中高达20万人死于用药不当。事实上,多数问题不在于药物本身,而是选择或使用过程不当引起的。所以,在全民中普及安全用药知识尤为重要。

● 安全用药常识包括哪些?

一是明确什么是安全合理用药。安全合理用药就是应该做到:根据病情、病人体质和药物等全面情况适当选择药物,真正做到“对症下药”。同时,以适当的方法,适当的剂量,精准用药,并注意该药不良反应、相互作用等,达到安全、合理、有效、经济的目的。

二是如何安全合理选择药物。(1)应当确诊自己是什么病,然后对症下药,不能只凭自我感觉或某一个症状就随便用药。比如发烧、头痛,是许多疾病共有的症状,不能简单地服一些止痛退烧药完事。(2)了解药物的性质、特点、适应证、不良反应等,要选用疗效好、毒性低的药物。(3)价格贵的药不一定就是安全有效的药品,而可从是否有不良反应、低毒和疗效来考虑。(4)看清弄懂准字号、产地、有效期、用法说明、适应证等十分重要。

三是一些特殊人群选择和保证用药安全。(1)老年人。一般来说，老年人脏器功能退化，新陈代谢减慢，往往身患一种以上的疾病，容易发生药品不良反应，所以老年人用药要特别慎重，不要选用不良反应多的药，适当降低用药剂量，避免长期用药，还要尽量避免不良的药物相互作用。(2)儿童。慎用阿司匹林，忌服速感胶囊、维生素A，忌滥服补药，新生儿忌用退烧药，同时用药种类尽可能少。(3)孕妇。孕妇用药，不仅本人可能受到药品不良反应的危害，不少药物还可通过胎盘进入胎儿体内，损害胎儿的生长发育。如病情确需服用药物，一定要充分听取医务人员的意见，认真选择，严格遵守规定的用法用量。其中急支糖浆、复方愈创木酚磺酸钾口服溶液在临产前1～2周禁用、氢溴酸右美沙芬片在妊娠三个月内禁用。(4)肝功能不好的病人。许多药物能引起或加重患者肝功能的损害，常用的药物有巴比妥类镇静药、氯丙嗪、苯妥英钠、消炎药、异烟肼、利福平、吡嗪酰胺、甲基睾丸酮及某些抗肿瘤药等。肝功能不好的患者要避免服用能加重肝脏损害的药物，服用其他药物也要严格遵守药品使用说明书规定的用法用量。用药过程中还要定期做肝功能化验，一旦发现肝功能异常，马上停用，详细向医生咨询，改用别的药。(5)肾功能不全的病人。许多药物能加剧肾脏的损害，例如巴比妥类镇静药、水杨酸类解热镇痛药、链霉素、卡那霉素、庆大霉素、异烟肼等。具体哪个药能加重肾脏损害，要认真阅读药品说明书或向医务人员咨询，不得盲目乱用。

四是中西药同服应注意的安全问题。在生活中，不少人认为中西药同服能增加疗效，有中西药同服的习惯，但选择不当，轻率服用，不仅欲速则不达，甚至诱发新的病征。以下一些不科学的做法，应予注意。(1)中成药舒肝丸不宜与西药胃复安合用，因舒肝丸中含有芍药，有解痉、镇痛作用，而胃复安则能加强胃的收缩，二者合用作用相反，会相抵药效。(2)中成药止咳定喘膏、麻杏石甘片、防风通圣丸与西药复方降压片、优降宁不能同服。前三种含有麻黄素，会使动脉收缩升高血压，影响降压效果。(3)中成药蛇胆川贝液与西药吗啡、杜冷丁、可待因不能同服。因为前者含有苦杏仁甙，与西药的毒性作用一样，都抑制呼吸，两者同服易导致呼吸衰竭。(4)中成药益心丹、香莲丸、川贝枇杷含有生物碱，与西药阿托品、咖啡因同服会增加毒性，引起药物中毒。(5)中成药益心丹、麝身保心丸、六味地黄丸不宜与西药心律平、奎尼丁同服，因可导致心脏骤停。(6)丹参的主要成分是丹参酮、丹参酚、与胃舒平所含的氢氧化铝形成的铝结合物，不易被肠道吸收，降低疗效。(7)昆布片不宜与异烟肼合用，昆布片中含碘，在胃酸条件下与异烟肼发生氧化反应，形成异烟酸、卤化物和氮气，失去抗结核杆菌功能。(8)活络丹、香连片、贝母枇杷糖浆不宜与阿托品、咖啡因、氨茶碱合用。因前者含乌头、黄连、贝母等生物碱成分，与后者同服，很易增加毒性，出现药物中毒。(9)止咳片、通宣理肺丸、消咳宁片不宜与地高辛合用，因前者均含麻黄、麻黄碱，对心脏有兴奋作用，能加强地高辛对心脏的毒性，引起心律失常。(10)国公酒、壮骨酒、骨刺消痛液不宜与阿司匹林同服。因前者含乙醇，合用则增加消化道的刺激性，引起食欲不振、恶心呕吐、严重时可导致消化道出血。(11)黄连上清丸不宜与乳酶生合用，因黄连素可明显抑制乳酶生中乳酶菌的活力，使它失去消化能力。(12)保和丸、乌梅丸、五味子丸不宜与碳酸氢钠、氢氧化铝、胃舒平、氨茶碱同服。因前者含酸性成分，后者是碱性西药，同服两者中和，会降低疗效。(13)解暑片、牛黄解毒片不宜与胰酶、胃蛋白酶、多酶片同服。因前者含大黄、大黄粉，可通过吸收或结合的方式，抑制胃蛋白酶的消化作用。

● 用药安全一定要牢记和做到哪“五个清楚”？

就诊时病情要向医生说清楚。患者要说清楚自己的症状、正在服用的药品、曾对哪些食物、药品、物质(像花、草、精油、动物皮毛等)过敏；说明是否怀孕或正在哺乳；说明是否正打算怀孕等。同时要说清讲明既往病史，以便医生有针对性地选择用药。如高血压患者需低钠盐饮食，医生会避开含钠药品，糖尿病患者则避开含糖药品。

取药时要把用量服法问清楚。取药时要看清药袋上姓名、就诊卡号是不是自己的姓名；看清药品名称、用法、用量、服法打印是否清楚；对看不懂的药品服用方法、作用要问清楚；更换药品或服法有疑问要问清楚；忌讳同时吃哪些食物或药品也要问清楚；药品开瓶后怎么保存问明。

在家吃药时要把说明书看清楚。在家吃药时,要在光线充足的情况下,心情放轻松,坐在椅子上,仔细看清楚药袋所有的提示。一定要听医师和药师的话,将药品依规定的服法服用完毕,不可随便停药或更改用法。

使用家庭常备药保持标志清楚。常备药品(如维生素等)或外用药要看清标示"用途、用法"。内服及外用药应分开储放,尽可能保持原有包装及说明书。一般药品未吃完前不要丢弃。有标示药名、用法的药袋,每次使用时再细读一次,确保无误。通常以避光、干燥、阴凉为原则,应特别注意冷藏温度是 2 ~ 8℃,放置于冰箱冷藏室储放。

购买非处方药向药师寻究清楚。非处方药的优点:具有安全性好、疗效确切、毒副反应小、质量稳定、应用方便、价格合理等。标签与说明书颇为详细,且通俗易懂。如有疑问或不明白的,必须向药师问清楚,千万不可买"三无"产品或不对症、不按说明乱买乱服。

中法医学日

9月20日,中法医学日。

1980年,由法国医学科学院院士、法国外科学会主席勒杰尔教授提议,中华医学会、法国航空公司医学分部和法国施维雅国际公司共同确定,从当年起,每年9月20日为"中法医学日"。首届9月20日的中法医学日,由法方代表访华,以后每年一届,双方互派代表团在中国或法国举行医学活动,旨在促进中法医学的交流与合作。

中国与法国在医学领域建立中法医学日以来,紧紧围绕医学科学这一主题,开展了卓有成效的系列活动,推进了医学文化的发展。(一)开展学术交流。2005年第25届中法学术活动,在中国北京、西安、长沙举行,双方围绕军事与民用航空航天医学及其心内科等学术开展交流研讨,提高学术水平。(二)建立互派学习的姐妹学校。法国第五大学与上海第二医科大学结为友谊的姐妹学校,法国多次为中国提供留法和奖学金名额,接纳多批中国研究生和进修人员,支援必备的医疗仪器、图书及其技术资助。(三)举办专题论坛。2006年第26届中法医学日,以"21世纪医院面对的挑战"为主题,举行多场主题报告,搭建中法互相交流的友谊桥梁。(四)开办中法医学班。1997年,武汉大学与法国南锡大学签署医学协作协议,创办"七年制中法医学班"。1997年到2011年武汉为法国培养毕业生85人,2012年至2017年决定再招140人,把增扩培养毕业生作为中法医学日的友好象征坚持下去。(五)举办技术成果展。2013年中法医学日,法国领衔主办丰硕成果展,中国派代表出席,期间展出内容包括:建立中法友好学院、7次国际性医学会议、肿瘤治疗技术新进展、联合发表论文90篇、国家与区域合作研究项目13次项、共同培养博士20余名和互派实习生等229人。

中法医学研究成果丰硕,其中中法科学家联手发现控制凶险型疟疾的关键分子——PfRNase Ⅱ蛋白就是典型一例。恶性疟原虫引起的凶险型疟疾,如脑型疟疾等,每年导致全球约100万名患者死亡,几乎每1分钟就有1名儿童死于该病。中法两国科研人员以10名凶险型疟疾患者对照20名普通疟疾患者，利用现代生物学技术和基因组生物信息学分析技术，在恶性疟原虫外切体复合物类似蛋白中发现了一个“多余”的成员——PfRNase Ⅱ蛋白。研究证实，恶性疟原虫变异基因家族（var）是恶性疟疾的关键致病基因，其中A亚类变异var基因（A-var）是导致凶险型疟疾的“罪魁祸首”。在普通疟疾患者中，这类基因通常处于“沉睡”状态，一旦被激活，凶险型疟疾的发生率便显著升高。专家认为，该研究首次揭示了抑制凶险型疟疾发生的关键调控因子和途径，为防治凶险型疟疾提供了新的思路和重要靶点。相关研究论文2014年6月29日在线发表在国际学术刊物《自然》杂志上。

世界传统医药日

10月22日，世界传统医药日。

1991年10月，国家中医药管理局和世界卫生组织联合在北京召开国际传统医药大会，出席会议的42个国家和地区代表一致通过了以"人类健康需要传统医药"为主题的《北京宣言》，并把闭幕日10月22日确定为每年的"世界传统医药日"，旨在宣传推广世界传统医学。

● 什么是传统医药？

传统医药与现代医药相对应，通常指历史上遗传下来的医药经验和技术，或指现代医药以前的各个历史发展阶段的医药经验和诊疗技术。《北京宣言》指出：全世界都"承认传统医药所作出的贡献"，世界各国的传统医药是国际医药界不可多得的宝贵财富。随着化学药品毒副作用不断出现，药源性疾病日益增加，以及生化药品研制成本昂贵等问题的存在，人们开始呼唤回归大自然，希望用天然药物和绿色植物来治疗疾病和保健。从北美、西欧等国家草药市场的兴起到世界传统医药日的确定，都表明一个有利于传统医药发扬光大的社会氛围正逐步形成。目前，东南亚、日本、韩国等国得到广泛应用传统医药治疗疾病，美、欧等西方发达国家也逐渐开始重视中医中药。

● 传承好发扬好中医药文化精髓。

发掘地方中药资源。我国幅员辽阔，中药资源丰富，各省市多有地道药材，如宁夏的枸杞子、西藏的藏红花、浙江的杭白菊等。加强地方中药资源的开发与研究，不仅有利于医药卫生事业和当地经济的发展，还能增加农民特别是药农的收入。

努力发展民族医药。目前，全国有藏、蒙、维、傣、壮、朝、苗、瑶、回、彝、土家、布衣、侗、哈萨克、羌等民族设有民族医院，其人均诊疗费用占中医院的1/2、综合医院的1/3。在民族地区，大多数中医院、乡镇卫生院和部分综合医院设立了民族医学科，涵盖了18种民族医学。目前，全国民族医学执业医师和执业助理医师总数为5 418人。全国共有14所教育机构开展了藏、蒙、维、傣、朝、壮、苗等民族医药专业、中医专业和中医专业民族医药方向教育，在校生约1.7万人。对35个民族的医学资料、19个民族的83种医药文献进行了发掘整理。近10多年来，民族医药的科研成果近300项，全国民族药企有156家，品种906个。

启动中医药养生保健工程。近年，中国中医科学院养生保健工程在京启动，该工程计划通过整合资源、继承创新、发挥优势、创新机制等方式，用3年时间确立中医养生保健服务的内容和方法，制定规范的技术方案和服务流程，逐步形成以中医养生保健服务为主体，以中医养生保健理论研究、技术开发和人才培养为基础的中医养生保健体系。

实施“治未病”健康工程。发展“治未病”，首先应转变观念，医疗卫生决策者、医务工作者都应不仅着眼于治愈疾病，发展“治未病”应在实现关口前移的同时，实现重心下沉，使两者得到有机结合。全国实施的“治未病”健康工程，将积极探索和完善以“治未病”理念为指导，融健康文化、健康管理、健康保险为一体的健康保障服务模式；积极创新“治未病”服务内容和方法以及规范技术方案，完善评价体系；积极探索“治未病”政府引导、市场主导、多方参与的运行机制，以及“治未病”人才培养机制、科技创新机制、文化传播机制等；努力构建中医特色明显、技术适宜、形式多样、服务规范的预防保健服务体系，满足人民群众多层次、多样化的中医预防保健服务需求。

充分发挥中医药在医改中的作用。在2014年全面深化卫生改革中，对中医药参与医改、发挥作用给予了充分肯定和具体要求，在已经出台的医改配套文件中，对扶持和促进中医药发展、发挥中医药在医改中的作用，都有很多具体体现。各地要全面考虑中医中药的发展规律和特点，发挥好中医药“简、便、验、廉”的优势作用，切实缓解看病难、看病贵。

● 链接：中医药走出国门。

在世界传统医药的历史长河中，中国的扁鹊、华佗、李时珍、孙思邈等一代代名医开了传统中医药的先河。新中国成立后，传统中医药又取得了长足发展，如今，我国的针刺麻醉已吸引了世界上 30 多个国家的医学家、生物学家、麻醉学家前来参观学习。在我国与外国政府签订的双边、多边卫生协议中，包含中医药内容的有 90 多个，专门的中医药协议达 48 个。许多国家还通过立法承认中医的法律地位，有的国家甚至专门设立中医药管理机构，将中医服务纳入医疗保险范围。据不完全统计，全世界已有 130 多个国家和地区设有中医医疗机构，数量达 8 万多家。在我国学习中医的外国留学生数量一直位居自然科学的首位，全球约有 1/3 的人接受过针灸、按摩、中草药等中医传统疗法诊治疾病。有 170 多家大型国际制药公司、40 多个国际知名科研机构，正从事包括中医药在内的传统药物的研究开发工作。特别让世界对我国中医药刮目相看的是 20 世纪 70 年代青蒿治疟、针麻手术这两个鲜为人知的神奇小故事，记载了中国中医药发展的大课题。

一个是一根银针创造一个神话。1972 年 2 月，美国总统尼克松访华前夕，美国代表团的成员听说中国有一种名为针刺麻醉的技术，可以在病人清醒状态下实行肺切除手术，便提出要看手术的全过程。当得到我国政府批准后，1972 年 2 月 24 日，尼克松总统的先锋官黑格将军率领包括美国政府官员、新闻媒体、总统私人医生和随团医生等在内的 30 余人访华团，在北京医科大学第三附属医院观摩了针刺麻醉手术实施的全过程。患者是名普通的中国工人，因右肺上叶支气管扩张准备做右肺上叶切除术。美国专家询问着病人：是否用过止痛药，是否同意他们到手术室看看等。手术中，美国客人详细观看了全过程，从针刺麻醉操作者辛育龄教授在病人接近手腕外侧扎针捻动到实施开胸手术，从病人安详的表情到呼吸、血压、心律等数据，美国人全部做了摄像和记录。最后，全身麻醉需要两三个小时才能完成的手术，辛育龄用了 72 分钟就干净利落地完成了。术后，病人还从手术台上坐起来，笑容满面地回答了美国记者的提问。看到病人神志清醒，平静自如，没有痛苦的表情，美国代表团成员被“针麻”的神奇效果折服了。

再一个是小草里提炼出“中国原创”。医学科学家李英从公元 340 年东晋医学家葛洪所著的《肘后备急方》里关于“青蒿一握，以水二升渍，绞取汁，尽服之”的记载中，经过反复研究筛选、实验，1972 年终于从青蒿里提炼出抗疟疾的化合物——青蒿素，并于 1973 年在云南和海南等疟疾高发区进行了临床试验，取得了显著疗效，使中国科学家先于世界各国找到了人类抗疟的“救命草”，并从中提取出了新中国研制的第一个化学药品——青蒿素，被国际社会誉为抗疟药研究史上的里程碑。2009年，作为复方蒿甲醚主要发明人之一，高龄80岁的军事医学科学院研究员周义清教授，回忆起20多年前的研发历程仍感慨良多。他说，青蒿素问世时，国内还不具备知识产权保护的软硬件，科技工作者也没有学术保护意识，在没有任何专利保护的情况下，就将青蒿素的研究成果毫无保留地发表在国际科学刊物上，从而导致我国的发明变成了国外的专利。1992年4月，从青蒿素中成功分离出抗疟有效成分蒿甲醚与化学药品本芴醇组方制成的复方蒿甲醚，成为在国际上唯一注册销售的源于传统中药、具有中国知识产权和国际专利的创新药品，且获得新药证书。

世界【中国】防治麻风病日

1月最后一个星期日，世界防治麻风病日，又称国际麻风节。

1954年，法国慈善家佛勒豪律师在巴黎发起建立世界麻风日的倡议，经世界卫生组织认可，于当年确定每年1月最后一个星期日为“世界防治麻风病日”，旨在调动社会各界力量来帮助麻风病人克服生活和工作上的困难，获得更多的权利。

1月最后一个星期日，中国麻风节。

1987年11月27日中国麻风防治协会决定：自1988年起，“国际麻风节”也作为中国麻风节。1996年卫生部颁文称之中国麻风节亦为“世界防治麻风病日”，活动与之同步，并发布我国的宣传主题，旨在引导社会各界共同关心和参加消灭麻风的事业。

麻风病在全世界均有分布，最严重的有25个国家，登记病人有1 200多万；全世界每年新发病人约50万，我国目前仅有5 000多现症病人，但治愈留有残疾的病人有12万之多，这些病人主要分布在云、贵、川和广东等少数民族地区和边远山区。据悉，2012年，全球新发现麻风病例23万余例，主要分布在印度、巴西、印度尼西亚等国。近年来，我国每年报告新发现麻风病例均在1 000例以上，大部分省份都有新发现麻风病例。目前，全世界至今已有150多个国家和地区参与麻风病防治工作，并举行各种活动，从而使麻风病防治成为全球性纪念日。我国各地广泛开展了麻风病防治及关心麻风病人的活动，有效地普及麻风防治知识，消除麻风恐怖和歧视，对在全国消灭麻风病的伟大事业起了促进作用。

● 麻风病是一种什么病？目前防治情况如何？

麻风杆菌是由挪威学者韩森于 1874 年首先发现的，所以麻风病也称韩森氏病。麻风病的流行历史悠久，分布广泛，长期以来，给流行区的人民带来了深重的灾难。国家卫生计生委下发的 2014 版麻风病防治核心知识及相关问答中告知公众，麻风病是由麻风杆菌引起的一种慢性传染病，通过皮肤密切接触或呼吸道飞沫传播，其传染源主要是未经治疗的多菌型麻风病患者。95% 以上的人对麻风杆菌有正常抵抗力，即使感染了麻风杆菌，发病比例也很低。2004 年，中央财政将麻风病防治纳入公共卫生专项。民政等部门也为麻风病患者提供必要的医疗和生活救助。2011 年原卫生部等 11 个部门联合印发了《全国消除麻风病危害规划（2011 ～ 2020 年）》，提出到 2020 年，我国将力争使麻风病患者数量较 2010 年减少 50%，98% 以上的县（市）麻风病患病率控制在 1/10 万以下，新发现麻风病患者中 2 级畸残者控制在 20% 以内。完成这个目标虽任重道远，但历经多年努力，我国共免费查治麻风病患者约 50 万人，麻风病患病率已从 1958 年的 5.56/10 万，下降到 2012 年的 0.42/10 万，麻风病的流行基本得到控制，总体处于低流行水平。但社会对麻风病患者的歧视与偏见仍未消除，麻风病患者仍需得到关注。特别是"麻风村"都建在边远、深山僻静处，部分病人因此不愿就医，可能贻误病情，导致畸残；防治人员缺乏，综合医院诊治水平降低，绝大部分年轻医生没见过麻风病，误诊、漏诊时有发生，有的医院还存在推诿病人现象；部分患者没有医保、防治经费严重不足以及"麻风村"交通不便等因素，也严格制约着麻风病防治工作的开展。

● 麻风病的临床表现和重要特征是什么？

麻风病临床表现，可描述为原发性损害、麻风菌抗原诱导免疫反应性损害、神经损伤三部分。麻风杆菌入肌体后，发现大多是不知不觉的。在典型症状开始之前，有的往往有全身不适，肌肉和关节酸痛，四肢感觉异常等全身前驱症状。这些表现没有特异性，免疫力较强者，向结核样型麻风一端发展，免疫力低下或缺陷者，向瘤型一端发展。根据其症状特点，可分结核样型麻风、界线类偏结核样型麻风、中间界线类麻风、界线类偏瘤型麻风、瘤型麻风和未定类麻风。

麻风病的最重要的特征之一，是侵犯周围神经，导致周围神经的功能损害，往往表现为肢体畸形。畸形主要有两种类型，即原发性和继发性。原发性畸形是由于麻风杆菌感染直接导致组织反应而引起的，如手、足及角膜保护感觉丧失，脱眉和睫毛脱落，爪形指，垂腕等。继发性畸形是由于身体麻木部位的损伤而引起的，如手足皲裂、伤口和足底溃疡，手足指趾缺失、角膜溃疡和足骨破坏等。

● 如何防治麻风病?

认真宣传落实《全国清除麻风病危害规划（2011 年～ 2020 年）》，各地要建立健全政府领导、部门配合、全社会参与的麻风病防治工作联动机制，履行政府承诺，落实部门职责。制定和完善麻风病防控、救治救助、康复和生活补助政策。各地要组织开展麻风病防治宣传工作，提高公共对麻风病可防可治等知识的认知程度，消除对麻风病人的歧视和偏见。组织开展世界防治麻风病日及春节期间的走访、慰问活动，部门负责同志、医疗专家要深入当地麻风病村（院）和麻风病患者家中，实地解决麻风病患者和麻风病残疾者的医疗、康复、生活困难问题，弘扬尊重和关爱麻风病患者的社会风尚，为患者主动就医、回归社会创造良好条件。

麻风病人早期诊断和治疗，对预防畸残有重要意义。一要高度重视，如遇麻风症状的，应及时去麻风部门检查诊断，一旦确诊，必须正规治疗。对个别一时难以确诊的病例，可以定期复诊和随访或请专家会诊，给予排除或确诊。二是积极实施免费政策，主动采用世界卫生组织推荐的联合化疗策略，门诊治疗半年或 1 年即可完成疗程，效果良好。总之，早期及时治疗可避免残疾的发生。

● 链接：麻风杆菌是一回什么事?

麻风病人是麻风杆菌的天然宿主。麻风杆菌在光学显微镜下完整的杆菌为直棒状或稍有弯曲，长约 2 ～ 6 微米，宽约 0.2 ～ 0.6 微米，无鞭毛、芽孢或荚膜。非完整者可见短棒状、双球状、念珠状、颗粒状等形状。数量较多时有聚簇的特点，可形成球团状或束刷状。在电子显微镜下可观察麻风杆菌新的结构。麻风杆菌抗酸染色为红色，革兰氏染色为阳性。离体后的麻风杆菌，在夏季日光下照射2～3小时即丧失其繁殖力，在60℃处理1小时或紫外线照射2小时，可丧失其活力。一般应用煮沸、高压蒸汽、紫外线照射等处理即可杀死。未经治疗的麻风病人是唯一的已知传染源。麻风杆菌主要通过破溃的皮肤和黏膜（主要是鼻黏膜）排出体外。麻风的潜伏期可长达几年，一般3至5年，有的甚至更长。

世界防治结核病日

3月24日，世界防治结核病日。

在1982年纪念德国科学家科霍发现结核菌100周年时，世界卫生组织和国际防痨、肺病联合会共同倡议设立世界防治结核病日，1995年底，世界卫生组织正式确定每年3月24日为“世界防治结核病日”，1996年又开展了第一个世界防治结核病日的宣传教育活动，其目的是动员各国政府和全社会加强在全球范围内的结核病控制工作，使人类历史上最大杀手之一的结核病能得到及时的诊断和有效的治疗。

1996年2月8日，中国卫生部发文，积极响应世卫组织号召，把3月24日世界防治结核病日也设为“中国防治结核病日”，并以同一主题，同步宣传，进一步唤起全民参与防治结核病活动。

结核病仅仅是继艾滋病毒/艾滋病之后，在全世界由单一传染性病原体引起的最大杀手。世界卫生组织公布的数据表明，2013年，有900万人罹患结核病，150万人死于该疾病。95%以上的结核病死亡发生在低收入和中等收入国家，它还是导致15至44岁妇女死亡的五大原因之一。2013年，估计有55万名儿童罹患结核病，有8万名艾滋病毒阴性儿童死于结核病。结核病是艾滋病毒阳性者的首要死因，占所有艾滋病相关死亡总数的四分之一。2013年，全球预计有48万人患耐多药结核病。每年罹患结核病的估计人数正在下降，尽管降幅很小，但意味着这个世界正在按计划实现“到2015年扭转结核病蔓延”的千年发展目标。1990年至2013年间，结核病死亡率下降了45%。2000年至2013年间，通过结核病的诊断和治疗，估计已使3 700万人的生命得以挽救。

目前我国结核病患者人数仅次于印度，居全球第二位，每年约13万人死于结核病，每年新发肺结核患者约100万，八成在农村。结核病流行之广，遍及全球，自化疗药物的相继问世，使结核病基本得到治愈，但由于结核病有传染性、潜伏性、抗药性、顽固易发等特点，加之各种原因，结核病仍严重威胁着广大人群的健康。因此，肺结核仍是一个严峻的社会公共问题，防治任务十分艰巨，不能有丝毫放松。

● 结核病的防治形势与免费政策

联合国和世界各国对结核病防治十分重视，实行全球行动，确立防治宣传日和优先防治领域，提出全球性伙伴合作，宣布全球结核病进入紧急状态，号召各国政府和非政府组织行动起来，与结核病的危机进行斗争，并设立全球结核病药物基金，提供每年治疗 100 万病人的药物等。我国把结核病列入传染病防治法的乙类传染病，拨出专项经费，并接受国际相关援助，实行归口免费治疗，如出现咳嗽、咯痰 2 周以上，或伴有发热、咯血等肺结核可疑症状及结核病患者，都可以到结核病防治专业机构（疾病预防控制中心或定点医院）接受诊断、治疗。我国提供的免费政策包括：

1. 肺结核可疑症状者就诊时，可免费拍摄 X 线胸片 1 张，查 3 份痰涂片。

2. 活动性肺结核患者接受国家统一的抗结核治疗方案治疗，免费使用异烟肼、利福平、吡嗪酰胺、乙胺丁醇、链霉素等抗结核药物和相应的注射器、注射用水。

3. 活动性肺结核患者在治疗 2 个月末、5 月末、治疗结束月末时，可免费接受痰涂片检查。

4. 免费享受治疗期间的结核病防治专业机构提供的督导管理和健康教育。

● 结核病的症状、传播途径与高发人群

结核病主要的全身症状有疲乏、食欲减退、低烧、盗汗、妇女月经不调、植物神经功能紊乱等，少数急性发展的肺结核可出现高烧等急性发病症状。主要呼吸系统症状有咳嗽、咳痰、数量不等的咯血，胸痛常与病变累及胸膜有关，呼吸困难在病变广泛或伴有胸腔积液、自发性气胸等情况时出现。

结核病最主要的传播途径是经呼吸道传染。健康人吸入排菌肺结核病人在咳嗽、打喷嚏或大声说话时从鼻腔和口腔喷出的含菌飞沫

就可能引起感染。一个未经治疗的传染性肺结核病人一年中可能传染10～15人。

结核病的高发人群包括:(1)移民、进入城市的流动人口、来自结核病高发地区和国家的外籍求职者。(2)儿童及青少年中激素反应强阳性者。(3)结核病暴发流行的集体或人群。(4)结核病高危人群:涂阳病人密切接触者、糖尿病、免疫抑制剂治疗、矽肺、HIV/AIDS患者。

● 减少结核病发病的策略、举措与具体措施。

策略:我国目前采用的是世界公认和首推的现代结核病控制策略(DOTS策略),即直接观察下的短程督导化疗。服药方法是病人在医务人员直接观察下服药。对病人来说直接观察下的短程督导化疗,可以保证在不住院条件下得到规律治疗,提高治愈率,防止病菌产生耐药性,减少复发机会。对于家人和社会,可以减少传染,阻断结核病的传播。

举措:对可疑肺结核病人和肺结核可疑症状者免费痰涂片检查,对发现的传染性肺结核病人提供免费抗结核病药物。

具体措施:(1)早发现、早治疗,治愈传染源,减少结核杆菌传播的机会。(2)养成室内通风换气等良好卫生习惯,不随地吐痰,不对着他人打喷嚏或大声说话。(3)锻炼身体,保持身体健康,增强免疫力。(4)新生儿和婴幼儿应及时接种卡介苗。(5)对已感染结核杆菌并有较高发病可能的人,应在医生指导下进行药物预防等。(6)求解结核病耐药难题。我国卫生部调查显示,结核病患者中的8.32%已经出现耐多药,0.7%出现广谱耐药。这是因为治疗结核的一线用药仍然是在1960年之前研发的"四联法"药物,也就是异烟肼、利福平、吡嗪酰胺和乙胺丁醇合用。全球结核病药物研发联盟首席科学家马振坤介绍说,"四联法"治疗仍是目前最有效的肺结核治疗方法,如果完全按疗程服用,95%的患者可以痊愈。但"四联法"疗程需要6～8个月,患者一旦依从性不好,就会产生对一种药或多种药的耐药性,演变为药物无效的耐多药结核病。现在急需研发一种可以通过简化治疗、缩短疗程的新药,解决结核病患者的耐药问题。

● 控制结核病的目标、原则与要领。

控制目标：我国要实现2015年全球结核病控制目标，即以县（市、区）为单位100%的现代结核病控制策略（DOTS策略）覆盖率、70%的病人发现率和85%的治愈率。

治疗原则：抗结核化学药物治疗又称化学疗法，是控制结核病传播的有效方法。合理化疗原则是：早期、联合、适量、规律和全程用药。结核病的正规、彻底治疗必须有6～8个月的疗程，且需多种药物联合使用才能彻底治愈。控制传染源、切断传播途径及增强免疫力、降低易感性等，是控制结核病流行的基本原则。

防治要领：要记住三句话：（1）连续三周以上咳嗽、咳痰或痰中带有血丝，就应该怀疑得了肺结核病。（2）怀疑得了肺结核病，就要直接去结核病防治所就诊。（3）国家有免费诊治肺结核病政策。

世界卫生日

4月7日,世界卫生日。

1946年7月22日,联合国经济和社会理事会在纽约举行了一次国际卫生大会,60多个国家的代表共同签署了《世界卫生组织宪章》,并于1948年4月7日生效。为引起世界各国人民对卫生、健康的关注,提高全世界对卫生领域工作的认识,促进该领域工作的开展,提高人类健康水平,自1950年起,联合国将每年的4月7日确定为"世界卫生日"。"世界卫生日"期间,包括中国在内的世界卫生组织会员国都举行庆祝活动,推广和普及有关健康知识,提高公民健康知识水平。

中国是世界卫生组织的发起国之一,与世界卫生组织的合作源远流长。多年来,世界卫生组织向我国提供数亿美元援助,并派遣数千名专家,对我国卫生组织技术支持。我国积极支持世界卫生组织的工作,充分利用有限的资源,在传染病防治、传统医学、免疫规划、妇幼卫生和初级卫生保健等领域取得显著成就,为世界卫生组织提供了有益经验。

全国爱国卫生月

4月,全国爱国卫生月,原称全国爱国卫生运动月。

1952年,我国从反细菌战开始,全国性的城乡卫生工作,先后历经了卫生与"爱国"、"运动"的与时俱进的发展历程。20世纪80年代,全国爱卫会第八次扩大会议确定,自1989年起,每年4月为"全国爱国卫生运动月",旨在推进全民爱国卫生工作更广泛深入、持久地开展,树立城乡文明、卫生新形象。近年,又将"全国爱国卫生运动月"改称"全国爱国卫生月"。

提起爱国卫生运动,年纪大些的人都会十分动情地向你讲述过去全民动员搞卫生、除四害的情景。那时候,机关、厂矿、学校、街道经常号召人们开展各项卫生活动,并且有一系列的检查和评比措施。比如打苍蝇,人们要把打死的苍蝇装在小瓶子里上交,学生交给学校,工人交给工厂,退休及无职业者要交给居委会,以证明自己的"战绩"。打老鼠,要交老鼠尾巴等。

● 爱国卫生工作的原则与任务要求。

爱国卫生工作的原则是:政府组织、部门协作、属地管理、全民参与。

爱国卫生工作任务是:改善卫生环境,倡导健康行为和生活方式,消除危害健康因素,预防和控制疾病,提高全民健康水平,包括环境卫生治理(含农村改水改厕)和卫生创建、健康教育与促进、烟草烟雾危害控制、病媒生物预防控制等工作。

卫生工作的要求是:明确环境卫生治理和卫生创建工作职责,鼓励推进生态改厕,优先采用粪便和生活污水相对集中处理实用技术,卫生创建向更高层次迈进,推进健康城市、健康镇村、健康社区和健康单位建设,完善健康服务,培育健康人群,构建健康社会等。特别对病媒生物预防控制和健康教育及各级创卫工作要担当起责任,并对烟草从严控制，禁止公共场所吸烟。强化爱国卫生工作的监督考核，保证爱国卫生工作经常化、持久化。

● 爱国卫生工作的特点。

卫生与“爱国”、“运动”联系起来。建国初，全国党政军民学，上迄耄耋老人，下至中小学生，以极大的爱国热情投入气势磅礴的群众卫生运动中。比如反对美国细菌战，开展打老鼠见尾巴、打苍蝇见只数等群众性活动，这样规模的卫生运动是人类有史以来所未有的，使得由传染病引起的死亡率和发病率大为降低。为使这项活动取得重大成果，并持之以恒，当时，党和政府用“爱国”和“运动”一词，将卫生工作提到战略高度，要求全民认识之、宣传之、坚持之，使这项工作更具社会性、群众性。

“爱卫”工作与时俱进。“爱卫”的内容随着时代变迁不断丰富，从新中国成立初期的反细菌战，到 20 世纪 50 年代后期的除“四害”，发展到 20 世纪 60 年代的“两管五改”(管水、管粪，改水、改厕、改畜圈、改炉灶、改造环境)。党的十一届三中全会以后，爱国卫生运动迈入历史新时期，工作方式也从“一般号召”逐步走向规范化的“目标管理”。20 世纪 80 年代末，卫生城市和卫生村镇创建工作应运而生，并成为爱国卫生运动的一个新品牌，截至目前，全国爱卫会已经命名了上百个国家卫生城市；另外，还有多个国家卫生区和近千个国家卫生县(镇)。1989 年 11 月，《中国日报》报道河南省虞城县卫生防疫站宋乐信工程师发明了一种双瓮漏斗式厕所，在中国中部引发了一场“厕所革命”。第二年，“厕所革命”在全国各地蓬勃开展起来。近年以来，各地又在“创卫”基础上，稳步、积极地开展建设健康城市(区、镇)工作的探索，努力建立卫生村镇、健康城市。

监督考核体现“三个结合”。“爱卫”工作监督考核实行属地管理和分级管理，采取专业监督与社会监督相结合、定期检查与随机抽查相结合、明察与暗访相结合的方式，规定对未建立卫生管理制度、确定责任人，或者未配备卫生设施的，环境卫生未达标的单位进行处罚；对生活饮用水工程项目未按照国家和省有关规定进行卫生学评价，或者卫生学评价不合格进行施工建设和投入使用的单位进行处罚；对违反

(禁)控烟规定的单位和个人进行处罚;对未落实预防控制措施,病媒生物密度超过国家标准范围等违反病媒生物预防控制规定的单位进行处罚。

● 如何持久深入地开展爱国卫生运动?

一是要坚持以人为本,把维护人民群众健康放在第一位。坚持预防为主,以农村为重点,依靠科学技术,着力抓好健康教育、环境整治和疾病防控工作。坚持广泛发动群众、依靠群众、服务群众、造福群众,建立健全政策法规体系,完善党委政府领导、部门组织协调、全社会共同参与的工作机制,不断掀起爱国卫生运动的新高潮。

二是全面贯彻执行党的卫生工作方针、政策、法律和江苏省《爱国卫生工作条例》。从法律层面进一步改善城乡环境卫生,提高群众卫生意识和自我保健能力,让城乡以文明、卫生的新形象展现在世人面前。

三是广泛宣传普及卫生知识,倡导科学、文明、健康的生活方式。医疗卫生机构要有针对性地向广大群众宣传以夏秋季传染病为重点的防病知识。学校要把健康教育和学生卫生习惯的培养作为素质教育的内容常抓不懈。

四是加大环境卫生整治力度。在城市,重点清除城乡结合部、城中村、铁路公路沿线、车站、港口、农贸市场和居民生活区的垃圾,消除环境比较差的污水坑塘。在农村,切实抓好生活垃圾的处置,做到集中收集、定点掩埋;加快卫生厕所建设,加强人畜粪便的无害化处理。

五是进一步加强传染病防治。当前,要以预防控制肠道传染病和虫媒病为重点,开展杀虫灭鼠活动,要做到传染病早发现、早诊断、早报告、早治疗。

世界防治肥胖日

5月11日，世界防治肥胖日。

肥胖人群严重超标，专家呼吁设立5·11防治肥胖日。2010年，这一建议得到了国际卫生组织认可，并确定每年5月11日为“世界防治肥胖日”，旨在关注减肥保健康。5·11的谐音是“我要1”，最后的那个“1”代表苗条，通俗地讲就是“我要瘦”。面对中国体重超标人群，这无疑是喊出了我们的心声。

今天，肥胖成了全球流行病，也是世界十大慢病之一。2013年美国医学会6月的年会上，全美最权威的医学专家投票一致通过“肥胖是一种疾病”的决议，把肥胖列为疾病。据调查，目前我国人体超重人群达2亿，肥胖人群超过9 000万，肥胖增长速度超过美国、英国和澳大利亚，成为世界之最。因超重和肥胖引发的疾病逐年增加且呈年轻化趋势，国家每年因肥胖对医药费的投入，更是以数百亿人民币计。

● 什么是肥胖病，它的判断标准是什么？

肥胖病又名肥胖症。这一涉及人类健康和生活的公共卫生问题，仅次于吸烟的第二大社会疾病。肥胖作为一种疾病，其诊断标准是体质指数（BMI），也就是体重以公斤为单位，身高以米为单位，体重除以身高的平方得出的值。中国人体质指数正常值应在18.5～23.9之间，超过24为超重，超过28为肥胖，而白种人超过25为超重，超过30为肥胖。除了体质指数还有一个标准是腰围，如果腰围过粗，男性＞90厘米（2.7尺），女性＞85厘米（2.55尺），基本也属于肥胖。

● 肥胖的分类及危害是什么？

肥胖症主要分为体质性肥胖、过食性肥胖、继发性肥胖（疾病引起的肥胖）和病理性肥胖四种。肥胖会使人患心脑血管病、2型糖尿病、胆囊疾病、骨关节炎、大肠癌、乳腺癌等疾病的风险大大增加。将肥胖当做一种疾病，会让肥胖者和超重的人提高警惕，特别提醒的是肥胖病和糖尿病是姐妹病，直接威胁人的生命。面对如此严峻的肥胖问题，我们要做的不仅是治疗减肥，更重要的是预防，把肥胖"扼杀"于萌芽中。

● 肥胖症的预防和科学减肥方法有哪些？

重在吃动平衡。(一)均衡饮食。采取合理的饮食营养方法，尽量做到定时定量、少甜食厚味、多素食、少零食。千万不可多吃，贪吃了，即使运动也不能减肥，研究人员指出，一个人跑步30分钟可燃烧近300卡热量，只要吃下一块南瓜派，就大约多摄入300卡热量。由此可知，仅靠运动而不节制口腹之欲，运动所消耗的热量一下就不回来了。饮食油腻时，可以服用疏肝理气、健脾消食作用的葵花护肝片，以促进脂质代谢，避免脂肪堆积，保护肝脏，防治脂肪肝。(二)坚持体育锻炼。平时要多运动，以增加热量的消耗。运动与节制饮食相配合，是防治肥胖的最好方法，可以经常参加慢跑、爬山、打拳等户外活动，既能增强体质，使体形健美，又能预防肥胖的发生。(三)规律生活。养成良好的生活规律是很有必要的，每餐不要太饱，合理安排和调整好自己的睡眠时间。(四)心情舒畅。良好的情绪能使体内各系统的生理功能保持正常运行，对预防肥胖能起到一定作用，每天都要保持愉悦心情。

实施科学减肥。要视肥胖类型及其是否病理肥胖等情况，进行综合治疗＋行为干预。(1)一般的或轻度的单纯性肥胖，只要适当地节制饮食及坚持体育锻炼，必要时可根据个人的习惯、爱好加以选用其他方法，就可以收到较理想的减肥效果。(2)中度以上肥胖，不仅要严格控制饮食，加强体育运动，特别是年纪大、体质差、运动量少的肥胖者，可辅以一定的减肥药，也能收到一定的效果。(3)中老年肥胖者，特别是有些女性，身体某些部位，如腹部、臀部和大腿上部突出肥胖，不仅影响体形美而且功能也受到影响，行动也不方便，除选用饮食和体育疗法外，还要考虑采用局部外用药治疗。(4)继发性肥胖要请专科医疗诊治，重在治疗原发性疾病。

总之，防治肥胖要按专家指出的那样，选择正确的减肥方法，切不可"求瘦心切"，盲目尝试吸脂手术、针灸减肥、内毒素局部瘦身针、瘦身贴、瘦身药等减肥方式，以免对身体造成损害。通常来说，要健康而成功地治疗肥胖，合理的饮食、适当的运动和安全有效的药物这三个方面必不可少。

● 链接：减肥防止陷入“八大误区”。

很多女性为维持自己苗条的身材在减肥，但不要步入误区。为此，俄罗斯医学论坛新闻网总结出 8 个减肥的主要误区，可帮助女性正确减肥。

误区一：按照固定食谱能快速减肥。

误区二：节食可以让所有人减肥。

误区三：饮食单一有助减肥。

误区四：减少进餐数可以减肥。

误区五：吃水果蔬菜就算是健康饮食。

误区六：只有拒绝脂肪才能快速减肥。

误区七：饥饿疗法是最佳减肥方法。

误区八：节食时间越久减肥效果越好。

全国碘缺乏病防治日

5月15日，全国碘缺乏病防治日，又称全国碘缺乏病日。

1990年，原任国务院总理李鹏在"世界儿童问题71国首脑会议"通过的《儿童生存、保护和发展世界宣言》及其《行动计划》提出的2000年全球消除碘缺乏病的目标文件上签字、承诺。1991年又在罗马召开的国际营养会议上郑重宣告中国将在10年内减少碘缺乏病的流行。为实现这一宏伟目标，1993年9月国务院在北京召开"中国2000年消除碘缺乏病动员会"，讨论通过《行动计划纲要》，会议提议从1994年起，每年5月5日为"全国碘缺乏病防治日"，并确定宣传主题，加大宣传力度，提高人们对防治碘缺乏病的认识，促进国民身体健康。后因"五一"长假不便于宣传、教育工作的开展，经过卫生部与碘缺乏病防治相关部委的协调，"全国碘缺乏病防治日"自2000年起改为5月15日。

碘缺乏病是世界性地方病，全球有110个国家共16亿人生活在缺碘地区，每年因缺碘造成死胎3万，新生儿智力和身体发育障碍12万，地方性甲状腺肿5.66亿，克汀病人600万以上，脑功能受损病人高达3亿人。我国是世界上碘缺乏危害最严重的国家之一，原病区人口达4.25亿，约占世界病区人口的40%，亚洲病区人口的60%。目前，我国仍有700万地方性甲状腺重病人和19万克汀病人，14岁以下的智力残疾儿童有539万人。我国现有智力残疾人1017万，其中80%以上是因缺碘造成。据我国2013年慢病行为危险因素监测显示，80.9%的国人家庭人均每日食盐吸入量超过5克。尽管碘缺乏虽然危害严重，但是可通过全民食用碘盐这一简单、安全、有效和经济的补偿措施来预防。

● 什么是碘缺乏病?

碘缺乏病是由于自然环境碘缺乏造成人体碘营养不良所表现出来的一组地方病的总称，包括地方性甲状腺肿、地方性克汀病和亚临床型克汀病、单纯性聋哑、胎儿流产、早产、死产和先天畸形等。

● 碘缺乏有哪些危害?

1. 在胎儿期及婴幼儿期缺碘,会导致不同程度的脑发育落后,影响智力发育。

2. 儿童期缺碘可致体格发育落后、性发育落后、身体矮小、肌肉无力等。

3. 孕妇缺碘可致流产、早产、死胎、胎儿先天畸形、先天聋哑等。

4. 成人期缺碘,造成甲状腺肿大、甲状腺功能低下等。

5. 危害最大,也最易被人们忽视的是轻微缺碘对胎儿和婴幼儿智力发育的危害。轻微缺碘造成智力低下的人,外表虽和正常人一样,但在儿童时期上学念书特别费劲,理解能力、抽象思维能力低于同龄儿童,学习再努力也不易得到好成绩,甚至常常留级,长大成人后只能从事简单劳动,不能掌握复杂的劳动技能和科学知识。

事实已经证明,碘缺乏病是目前已知的导致人类智力障碍的主要原因。因此医学上常常把碘称为“智力元素”、“智能之花”。

● 每人每天需要多少碘?

世界卫生组织、联合国儿童基金会、国际控制碘缺乏病理事会等国际组织认为,正常成年人(包括 12 周岁以上儿童青少年)平均每日摄入碘 150 微克为宜,婴儿、幼儿和学前儿童为 90 微克, 12 岁以下学龄儿童为 120 微克,孕妇和哺乳期妇女为 250 微克。

学龄儿童的尿碘平均值在每升 200 微克以上时,敏感个体在补碘 5 ~ 10 年可能发生碘致甲亢;在 300 微克以上时,有发生碘致甲亢、自身免疫性甲状腺疾病的危险。

甲亢病人不要吃碘盐,可凭医生开的诊断书去当地的疾病预防控制中心说明情况,然后去非碘盐供销点购买非碘盐。

● 哪些人应重点补碘?

从碘缺乏的危害可以知道,育龄妇女、孕妇、哺乳期妇女、胎儿、婴幼儿、学龄儿童等,是碘缺乏危害的主要受害者,这部分人群处于特殊的生理阶段，在同样的生活环境中，他们最易遭受缺碘的威胁，因而称为“特需人群”，在日常生活中这部分人群尤应注意碘的合理补充。女性对碘缺乏更敏感，尤其孕期和哺乳期妇女要注意补碘，所以在每天食用适量的碘盐外，还要多吃些海带、紫菜、虾皮等含碘量高的食物。聪明孩子从补碘开始，在喂养孩子时主要让其从食物中摄取，不宜过多食用碘盐。

● 碘该怎么补好？

购买食盐时，务必选择小塑料袋包装、贴有碘盐标志的碘盐，而且要随吃随买。炒菜、做汤在做熟将出锅时放盐效果最好，不要用油炒碘盐。碘盐要装入有盖的棕色玻璃瓶或瓷缸内，存放在阴凉、干燥、远离炉火的地方。

海带是最富碘的食品，每月吃一两次即可满足人对碘的需要。其他海产品，如海鱼、海藻，以及瘦肉、家禽、乳制品、蕈类含碘也很丰富。

甲状腺功能低下的人应在内分泌科医师的指导下，口服甲状腺激素进行替代治疗。

国际癫痫关爱日

6 月 28 日，国际癫痫关爱日。

1996 年，世界卫生组织国际抗癫痫联盟、国际癫痫病友会和我国共同发起了“全球抗癫痫运动”。2006 年 10 月，在中国抗癫痫协会主办的第二届“北京国际癫痫论坛”上，中国抗癫痫协会发起“国际癫痫关爱日”的倡议，得到来自 20 余个国家代表的热烈响应，并选定以 1997 年在爱尔兰举行的国际癫痫大会通过的“全球抗癫痫运动”的日子 6 月 28 日，作为此后每年一度的“国际癫痫关爱日”，旨在当今社会中对这一弱势群体给以关注和关爱。

据国际卫生组织数据显示，全球约有千分之七的人患有癫痫病，在中国约有 1000 多万名癫痫患者，其中 500 万到 600 万病人每年仍有发作，而且正在以每年 40 万的速度增加，每年癫痫的医疗负担高达 113 亿元。研究表明，癫痫患者如果接受规范、合理的抗癫痫药物治疗，70% ～ 80% 新诊断癫痫病人的发作是可以控制的，其中 60% ～ 70% 的病人经过 2 ～ 5 年的治疗可以停药。然而由于人们对癫痫缺乏正确认识以及医疗资源匮乏，大多数癫痫患者得不到合理有效的治疗。据估计，我国有 400 万左右活动性癫痫患者没有得到正规的治疗，调查还发现，90% 的癫痫患者及其家属有羞耻感。

● 癫痫发作的特点。

癫痫是一种神经系统常见病，俗称“羊角风”或“羊癫风”，是大脑神经元突发性异常放电，导致短暂的大脑功能障碍的一种慢性疾病，多为遗传因素、脑损害或脑损伤、颅脑疾病、精神刺激的环境因素等引起的，并非精神疾病。近年来随着我国人口老龄化，脑血管病、痴呆和神经系统退行性疾病的病人增加，老年人群中癫痫发病率已出现上升的趋势。癫痫有反复发作的特点，其发作分为大发作、小发作、精神运动性和局限性 4 种，其中尤其以大发作常见。大发作可分四个时期：

一、先兆期，患者有头晕、胃部不适。二、强直期，患者突然意识丧失、倒地、头后仰、肢体强直、面色青紫、瞳孔散大、呼吸暂停，持续数十秒不等。三、阵挛期，患者全身肌肉有节律地抽动，常咬破舌头、口吐白沫，可伴有大小便失禁，一般持续 1 ～ 3 分钟。四、恢复期，一般要数十分钟才能清醒，病人对发作过程不能回忆，全身疼痛、乏力。个别病人在恢复期有狂躁、乱跑乱叫、打人毁物等情况。

● 预防癫痫病应注意些什么？

长期的癫痫发作会对患者的躯体、认知、精神心理和社会功能等多方面产生不良影响。其中，抑郁在癫痫患者中较为常见，大脑组织中的海马功能障碍可能是其共同的致病因素。但癫痫患者的抑郁却常被忽视。癫痫性抑郁，一是在癫痫发作期间和发作后出现情绪症状，甚至精神病性症状，多见于颞叶癫痫；二是发作间歇期患者心境恶劣、焦虑，常表现为情绪低落、焦虑不安、烦躁、易激惹，且乏力、感情冷漠、悲伤、苦闷、紧张、恐惧，对周围一切都感到不满意，挑剔找茬、怨天尤人、难与人相处、固执、认死理，有时暴虐、凶狠、敌意、冲动、自残、自杀。要预防癫痫发生，必须从三个方面去努力：

（一）优生优育，禁止近亲结婚。孕期头三个月，一定要远离辐射，避免病毒和细菌感染。规律孕检，分娩时避免胎儿缺氧、窒息、产伤等。

（二）小儿发热时应及时就诊，避免孩子发生高热惊厥，损伤脑组织。还应看护好孩子，避免其发生头外伤。

（三）青年人、中年人、老年人保证健康的生活方式，减少患脑炎、脑膜炎、脑血管病等疾病发生。

（四）癫痫病人每年要多次检查脑电图。癫痫病人规律服药 1 ～ 3 年，如果癫痫未再发作，可考虑减药，但减药前必须多次复查脑电图未见异常波后，方可开始逐渐减量。

● 癫痫发作时如何救护？

患者癫痫大发作首次发生时，因家属未曾见过，亦无心理准备，常常惊慌失措，手忙脚乱，不知如何是好。因此，掌握癫痫大发作的救护知识非常必要。

● 救护常识。

首先让患者平卧,立即用手帕或小毛巾裹金属匙柄,放在病者上下牙之间,以免抽搐时咬伤舌头。

强直、痉挛发作期间,要注意保持患者的自然位置,不宜用强力按压,以免造成骨折。

让患者头偏向一侧,使呕吐物和黏液等流出,避免吸入气管发生堵塞而引起窒息,以及发生继发性吸入性肺炎。

呼吸暂停期间,如病人已停止抽搐,可先清洁口腔分泌物(切勿用手清洁,以免被咬伤),然后进行人工呼吸,以减轻缺氧时间过长造成的脑损伤。

患者未完全清醒前,一定要有家属守在身边,以免患者昏睡期间或清醒前因情绪变化而发生意外事故。

及时送医院做进一步诊治。

● 预防措施。

尽量避免让患者独自在家,最好经常有人陪同,以免突然发病后得不到及时抢救。

癫痫患者不宜暴饮暴食,应戒烟酒。

家属应避免让患者受到精神刺激,患者本人也尽量不要激动生气。

患者应积极配合治疗,家中常备抗癫痫药物,并按时服用。

● 注意事项。

如果是因纠纷而受脑外伤并致癫痫病发作,患者首先要积极配合医院的治疗,如在住院治疗过程中出现癫痫发作,应及时通知医生处理,观察并做好记录。如果是在治疗过程以外发癫痫,亦应及时就诊、检查、处理。

● 如何保护癫痫患者合法权益?

首先,要让公众认识到癫痫是一种脑部疾病,不是精神病。

其次,提高癫痫的诊断治疗水平,医生要加强对患者的心理治疗和疏导。

第三,要立法保护癫痫患者的权益。

第四,建立癫痫患者自助组织、癫痫关爱中心等,促进患者之间的交流。

第五,政府和媒体加强对癫痫防治事业的关注和支持。

第六,评残时要依据评定标准,尊重客观事实,合理恰当地评定。

总之,癫痫患者应能像正常人一样享受生活,拥有爱情和美满的婚姻,这是他们的权利。

世界预防自杀日

9月10日,世界预防自杀日。

进入21世纪,世界卫生组织和国际自杀预防协会共同呼吁世界各国预防自杀行为,共同降低自杀率,2003年初确定每年9月10日为“世界预防自杀日”,旨在提醒公众对自杀引起关注和重视。

从全球范围来看,自杀在众多死因排序中高居第13位。据WHO的统计数字,2000年全球约100万人自杀死亡,自杀未遂者则为此数字的10至20倍。这意味着平均每40秒就有一人自杀身亡,每3秒就有一人企图自杀。有数字表明,自杀已成为我国15～34岁的年轻人群第一大死因。国家疾控中心2001年调查结果显示,2000年我国的自杀率为22.23/10万。另据北京心理危机与干预中心统计,我国每年有25万人自杀,200万人自杀未遂,也就是每2分钟就有一人自杀,8人自杀未遂。

● 如何预防自杀?

按照世界卫生组织的标准,年自杀发生率少于10/10万的为低自杀率国家,高于20/10万的为高自杀率国家。要降低自杀率,必须社会各界携手,构建强劲的支持体系。首先,要重视经济、社会、文化的全面协调发展,营造能够使社会成员感受到理想和意义的精神家园,建立具有抚慰心理、调适行为、表达情绪、释放压力的文化体系。第二,要从根本上改革教育体制,彻底减轻学生负担和压力;缔造当代青年的人生信仰,解决好就业问题;多管齐下,降低青年人的生活成本、生活压力和家庭负担。第三,尽快建立起多层次、防止“心理震荡”的社会支持体系,提高心理咨询、心理疾病诊治、心理危机干预的能力,提高全社会成员保持心理健康的能力。第四,寻找预防自杀的积极因素,与欲自杀者多接触、多沟通,帮助其稳定思想情绪。第五,建立健全预防自杀服务机构,尽早进行专业干预。对精神疾病进行早期诊断与治疗,是目前公认的预防自杀的有效手段，报告显示，60% 的自杀者在产生自杀意念的一年内，会出现各种自杀行为。早期识别自杀意念，并在高危险期进行有针对性的干预，会收到事半功倍的效果。

世界【中国】急救日

9月第二个周六，世界急救日。

2005年，国际红十字会与红新月国际联合会共同确定，从当年起，每年9月第二个周六为“世界急救日”，皆在呼吁世界各国重视急救知识的普及，让更多的人士掌握急救技能，在事发现场挽救生命和降低伤害程度。

解放军总医院第一附属医院重症医学科何忠杰教授最早提出了“白金十分钟”急救概念。2010年，他与海军总医院教授谢志成、空军总医院教授宁波等危重症专家创立、倡导“白金十分钟——自救互救活动”，得到全国数十家三甲医院响应，共同发起急救“白金十分钟”宣传活动，并从2010年起，确定每年10月10日为“全国自救互救活动日”，旨在呼吁更多的人参与学习、掌握急救知识。

据统计，全世界每年约有350万人死于事故、日常生活中意外或暴力行为，而受伤需要治疗的人数约为上述人数的100～500倍，其中约有200万名受害者因各种原因留下了永久性的残疾。地震、海啸、山洪、水灾、疾病等灾害总是令人瞩目，构建急救防控体系刻不容缓。

● 坚持在广大民众中普及急救知识与技能。

用现代理念认识时间对急救的重要。传统救护方式处理紧急危重病人时，一般是对伤口临时做止血和包扎等简单处理，在这之后再将病人送到医院，由医师给予诊断、处理。在救护现场，面对呼吸心搏骤停、双目紧闭、奄奄一息的亲人，没有急救技能的人常常一筹莫展。在遇到意外伤害时，自救或救人过程中最宝贵的就是事发最初的4分钟时间，俗称“黄金4分钟”，待救护车来到现场时，许多鲜活的生命已经错过了救治的最佳时机，从而造成终生遗憾。现代救护理念是立足于“第一时间（4分钟以内）”的紧急抢救，紧急抢救就是要突出一个“早”字。

具备了急救技能的“现场第一目击人”,通过对受害者实施初步急救措施,完全有可能减轻受害者的伤残和痛苦,甚至挽救生命。如果再辅以现代化专业急救救援系统的继续救治,大量的受害者就完全可以抢得生还机会。近年来,全球范围内几次大的灾害在全世界各国引发了不少思考,这使得“尽可能预防意外灾害,最大限度地减少不利后果”的理念越来越得到世界各国的支持。从“向全民普及卫生救护知识和技能”这个角度来保护国民的生命和健康,更是受到了我国政府的高度重视。

积极开展有效的急救培训。我国的卫生救护培训工作从 20 世纪 80 年代末开始, 1987 年,国家八部委联合下发了《关于开展群众性卫生救护训练的通知》,从这时起,国家开始要求各地广泛开展群众性卫生救护训练。1992 年,卫生部与中国红十字会又联合下发了《关于进一步开展卫生救护工作的意见》,重申了国家对于卫生救护工作的重视。2001 年 8 月,中国红十字会与教育部、公安部、民政部等 14 个部委局联合发出了国家关于紧急救护工作的指导性通知——《中国红十字会关于广泛深入开展救护工作的意见》,在相关精神的指导下,全国各地相继开展了群众性卫生救护训练工作。据不完全统计,全国各省、自治区、直辖市红十字会坚持初级卫生救护工作与安全生产相结合、与职业培训相结合、与精神文明建设相结合、与发展会员相结合的方式,累计已经培训红十字救护员千万人次,这些经过培训的准专业人员,在遇到紧急突发事件时,完全具备自救与救人的能力。帮助群众掌握几种常见灾害的现场急救常识,为地震、交通事故、农药或食物中毒、脑出血、口眼歪斜、心梗、外伤、摔伤、溺水、雷电击等,经挽救生命,减少损害。以交通事故来说,在拨打 120、119 后,迅速检查伤员的伤势,可以通过大声呼叫、检查伤员是否清醒,来判断有无颅脑外伤;触摸颈动脉,检查有无心跳;将脸贴近伤员的鼻孔前,感觉有无呼吸。如果伤员的意识、心跳和呼吸均已经丧失,应立即进行心肺复苏。如发现伤员有大出血情况立即止血包扎。如伤员有骨折情况,因陋就简,给予固定。当碰到地震,尽可能关闭液化气电源开关。位于一楼或平房的人员向外跑,在高楼层的人员立刻躲在墙角,不要躲在窗前、床下等处。地震过后,为了防止余震,应观察一会,确定安全后再往外跑。被埋压后,不要大声呼喊,注意保存体力和节约氧气,等待救援人员的救助。可以每隔一会儿用砖块敲击铁管线,以通知救援人员。在周围情况不明朗时,不要用打火机照明,防止煤气泄漏燃烧。

让急诊牵起社区的手。国外的急救体系是由多种急救措施组成的网络。要将离患者最近的医疗单位、群体都纳入急救体系。理想的急诊体系应当是:社区全科医师遇到需要紧急救治的患者时,立即拨打"120",由急救车载患者到医院,急诊科医生对患者进行抢救,从而形成一条由社区、120急救中心、医院急诊科组成的急救生存链。首先急救车要设备先进,一应俱全。再则,社区医生既要有赢得院前急救的时间理念,又要有院前急救管理知识。第三,社区卫生服务中心应该和大医院整合,形成急诊团队,相互沟通信息,保证病人治疗的质量和连续性。

● 医疗急救建立快捷高效模式。

建立公卫应急体系。认真总结SARS、汶川地震等教训,建立健全卫生应急法规和预案,建立健全卫生应急组织和能够随时冲上一线的卫生人员,以形成初步的公卫应急体系。目前,全国有30个省(自治区、直辖市)卫生厅局成立了卫生应急办公室,中国疾控中心和部分省级疾控中心成立了专门的应急处置部门。卫生部成立了国家突发公共卫生事件专家咨询委员会,组建专家库,成立了32支国家卫生应急专业队伍。由政府领导、统一指挥、属地管理、分级负责、分类处理、部门协调的突发公共卫生事件应急指挥体系和应急组织管理网络初步形成。未来卫生应急工作的重点是:健全组织机构。国家、省、市、县四级均要做到卫生应急工作有机构、有人员、有责任、有经费。强化部门间、地区间、军地间突发公共卫生事件的信息沟通和联防联控机制。完善现行卫生应急工作制度、规范、技术标准,加强监测预警能力及灾难医学、急救医学、重症医学等学科建设,培养卫生应急专业人才。学习借鉴世界先进的卫生应急理论、技术和管理模式,把我国应急反应能力提升到更高水平。

加强医院急诊科建设。卫生部1984年6月发布《医院急诊科

(室)建设方案》和《急诊科制度、常规》两个重要文件后,我国逐渐出现了急诊科的雏形。1986 年成立中华医学会急诊医学学会。1989 年在全国三级医院评审过程中,卫生部决定医院将急诊科作为独立的临床科室来考核。1990 年亚运会首次提出了北京急诊医疗服务体系各组成部分(包括院前急救、院内急诊、急诊 ICU)如何有效紧密衔接的课题。2003 年非典疫情暴露出我国急诊医学在公共卫生方面的薄弱点。5·12 汶川大地震用电视直播的方式将灾难医学、急救医学的重要性直接展示给世人。2008 年北京奥运会医疗急救保障体系从更高层次提出了如何与发达国家急救体系接轨的新任务。在 20 多年的时间里,国内急诊规范化建设得到了很大发展,尤其是近年来在卫生部"创建人民满意医院活动"、"以病人为中心百日医疗安全检查活动"、"人感染高致病性禽流感防控预案"以及其他许多重大卫生评审检查文件中,都多次强调了加强急诊科建设的意见,国内综合医院急诊科医疗工作逐渐步入了正规化发展的轨道。

健全药品保障体系。我国每年因自然灾害、事故灾害和社会安全事件等突发公共事件造成人员伤亡逾百万,经济损失约 6 500 亿元。在今后相当长的时期内,我国仍将面临巨大的防灾、减灾和救灾及应对其他突发公共事件的艰巨任务,切实改进和完善应急药品供应体系,就显得很有必要且非常迫切。因此,作为药品这一应急不可缺少的重要物资,一定要从药品研发、生产、调运、使用等环节上建立起法律、资金、信息和能力 4 个保障平台,逐步形成一个由政府主导、军地协同、条块结合、全社会共同参与的药品应急保障体系。

拓展网络化急救。各地的 120 急救中心应与 122、110 建立信息化的联动机制,实行"统一号码、统一指挥、统一调度、统一标识、统一着装",按照"病人意愿、就近就地、医院能力"原则进行调度指挥。其主要形态是网络指令和通讯告知。调度员通过对进入系统的呼救信息进行分析、辨别、综合、归纳、整理,遴选出伤病人员位置等,派出指令并即时发往急救站。在执行任务中,急救人员通过指令指引进行,达到快速找到施救目标的目的。这种以伤病人员为服务核心的数字化手段,能确保救治过程的高效率。

● 链接：什么是白金十分钟。

广义是指在非医疗环境中，以发生紧急灾害事件或发病为起点，至伤（病）者生命攸关的基本急救措施得到实现的时间，以 10 分钟为参考时间。它可以为后续治疗赢得宝贵时间，极大提高抢救成功率。

狭义是指以患者送到医院急诊科或相关科室抢救的时间为起点，至医生为病人完成基本生命支持保障措施的时间，以 10 分钟为参考时间。时间越早价值越高，救治的效果也越好。

世界清洁地球日

9月第三个周末,世界清洁地球日,又称世界清洁日。

1975年,由澳大利亚人伊恩·基南提议,澳大利亚环保组织主导的清洁地球活动,到1987年发展成为全球最重要的环境保护活动之一。在联合国环境规划署的支持下,从1993年起,每年9月第三个周末为"世界清洁地球日",又名世界清洁日,每年举办一次全球性社区活动,旨在保持地球家园的清新宜人,鼓励人人从我做起,不乱扔杂物,减少能源污染,维护地球的清洁。现为全球最重要的环境保护活动之一,每年全世界有超过125个国家、4 000万人参加这个活动。

地球是人类共同生活的家园。随着工业化的发展,工业废料和生活垃圾日渐增多,地球有限的自净能力已难以承受日渐沉重的压力。例如,常用的泡沫快餐饭盒,由于不能自行分解,对于地球来说就是一种永远无法消除的"白色污染"。以下是某些生活废弃物在自然界停留的时间,烟头:1～5年;羊毛织物:1～5年;橘子皮:2年;尼龙织物:30～40年;皮革:50年;易拉罐:80～100年;塑料:100～200年;玻璃:1000年。

● 清洁地球我们应做些什么?

1. 全面、正确地认识"世界清洁地球日"的意义,提高保护地球清洁的意识,投身到清洁地球活动中去;以节日为契机,做好宣传、清扫垃圾、制订循环利用计划、指导保护环境等工作,做一个清洁地球的维护者。

2. 从小做起,养成不乱扔垃圾的习惯,做收集垃圾废物的有心人,像英国威廉·林赛义务在长城上捡垃圾护长城,保护好周边的环境不受污染。

3. 政府、部门与企业主导,动员社会人人参与,把"白色污染"、"能源污染"、"空气污染"等危害地球行为降低到最低限度,切实保护好地球清洁。

世界造口日

10月第一个周末,世界造口日。

1993年,国际造口协会倡导世界范围内建立造口日。世界卫生组织于当年10月2日确定每年10月第一个周末为“世界造口日”,以后每三年举行一次,旨在让世界造口人和造口工作者加强练习和交流,对全社会进行造口知识的宣传。

造口,在世界各国的直肠癌、结肠癌、肠梗阻等手术中,都是较普通的,仅我国估计,每年新增造口病人10万以上。2013年,我国造口治疗师学校有7所,每年能培养造口治疗师近100名,现有造口师总数约为500余名,其中上海47名,现有造口师的数量与造口病人的数量比例仍然严重失调。为解决其人才、技术问题,各级医疗单位十分重视,在2009年“世界造口日”即将到来之际,我国哈医大附属第三医院举办了一场造口和伤口临床暨护理学术研讨会,并成立了“黑龙江省造口之家”,不仅丰富、发展了“世界造口日”的活动内涵,更给造口患者搭建了一个学习和交流的平台。镇江市第一人民医院为了更好地服务患者,提高“造口人”的生活质量,2008年举办了“镇江市首届造口人联谊会”,2009年又开展了“肠肠久久造口快乐之家”活动,广大外科医护人员和“造口人”齐聚一堂,让他们更多地了解造口知识,消除对于造口的恐惧心理,同时还得到专业人员规范科学的护理和治疗,从而帮助这一特殊群体改善生活质量,重建人生信心,尽早改善自卑而闭塞的心理状态。

● 造口是怎么一回事?

造口是康复治疗学的一个组成部分,在医疗上即是用手术给病人身体某一处打洞。在一些疾病的诊治中,常常因病情的需要而在患者身体上临时或长久地开个小“孔洞”,比如肠造口术、胃造瘘术、尿道转流术、气管造口术。其中,因胃癌、喉癌、膀胱癌、食管癌、肠梗阻、大肠穿孔、家族性结肠息肉、结（直）肠癌等恶性疾病而造口则是永久性的。患者大便或者小便通过该造口不自主地排出体外。患者在出院后需要在造口处粘贴一个袋子来装排泄物，医学上又称这类患者为“造口人”。

● 医护人员如何帮助造口患者重建生活信心？

“造口人”的身体外形发生了变化，排泄物不能随意控制，在社交、饮食、异味处理、造口袋的使用，以及其他问题上都给患者带来困扰，有的人甚至对生活感到悲观失望，对前途失去信心。因此，造口人士作为社会上特殊群体，需要家人的关爱，需要社会帮助，需要康复指导，更需要人们的理解和社会的认可与支持。为帮助造口患者减轻身心痛楚，提高生存质量，医护人员必须做到“五个要”：一要牢记医疗职责，切实做好造口术前宣教和定位，造口用品的选择，造口并发症的预防和治疗，造口患者日常生活、饮食、锻炼咨询和答疑，各类造口换药指导和皮肤保护。二要真诚地建立起良好的医护患关系，争取病人的信任，给予他们充分的理解、同情、慰藉和支持。三要在术前用通俗易懂的相关造口功能和护理知识，说明处置造口的必要性。四要争取其家庭成员的支持和鼓励，减轻其孤独、紧张、焦虑和抑郁等负面情绪。五要运用造口术后典型“现身说法”唤起其向疾病挑战的决心和勇气。

● “造口人”在掌握造口处置方法上应注意些什么？

以最常见的低位直肠癌为例，术后尽管根除了病灶，但肠造口彻底改变了患者的排便途径，从隐蔽的会阴部转移到腹部，结肠被拉到腹壁外而改造成“人工肛门”。由于大便位置“改道”，不再有括约肌，失控的粪便随时会溢出造口袋边缘，造成皮肤发红、溃疡、刺痛等粪水性皮炎。由于护理失当，相当一部分患者会发生早期并发症，有近 1/3 的人饱受并发症的折磨。特别是中青年患者，在单位是骨干，在家里是支柱，突如其来的重大疾病让他们遭受了巨大的打击，而改道术更加重了其心灵痛苦，致使心理压力相当大。有的因此拒绝接受事实，不肯配合医生手术；有的以为术后将会成为残疾人，对手术充满极度的恐惧和绝望；有的甚至悲观厌世，产生自杀念头。据此，必须注意把握两个问题：一个是从思想上重新燃起“造口人”的生活信心。仍以打理“人工肛门”为例，学会辨别肠造口黏膜颜色是否正常，及时观察肠管有无坏死；了解和挑选最适合自己的造口袋，以减少贴敷在皮肤上引起肿胀与炎症；熟练掌握结肠灌洗方法，便于在肠造口排便不规律时自行处置，以不至于被病魔击倒。二是懂得造口最终能适应到什么程度，取决于其管理和控制造口的能力。要掌握最佳的护理方法，选择好的造口器材，将造口带来的不便减少到最低限度，争取术后恢复到完全像正常人一样工作和生活，甚至可以跳舞、游泳，到外地旅行以及参与适当的体育活动等。

世界精神卫生日

10月10日，世界精神卫生日，亦称世界心理健康日。

1991年，尼泊尔提交了一份关于世界精神卫生日活动的报告，受到国际社会的重视。1992年，世界精神病学协会发起，世界卫生组织确定每年的10月10日为“世界精神卫生日”，旨在提高公众对精神卫生问题的认识，促使对精神疾病进行更公开的讨论，鼓励人们在预防和治疗精神疾病方面进行投资。2000年，我国首次组织世界精神卫生日活动。2001年，世界卫生组织确定为精神卫生年，加大宣传，提高公众对精神疾病的认识。

世界卫生组织近年发布的报告说，目前全世界共约有4.5亿各类精神和脑部疾病患者，每4个人中就有一人在其一生中的某个时段产生某种精神障碍，精神卫生已经成为一个突出的社会问题。我国流行病学调查显示，全国患精神障碍的有1.6亿人，其中重性精神分裂症等患者约1600万人。近10年全国精神障碍和自杀占疾病总负担的20%，居各类疾病之首。因此，必须高度重视精神卫生。

● 什么是精神卫生?

精神卫生（mental health）又称心理卫生或心理健康、精神健康。现代健康的含义包括躯体的，心理的和社会三方面完全安宁幸福状态，精神卫生的定义和内容大致分为狭义和广义两种。狭义精神卫生：是指研究精神疾病的预防、医疗和康复。即预防精神疾病的发生；早期发现、早期治疗；促使慢性精神病者的康复，重归社会。广义精神卫生：是指研究健康者增进和提高精神健康、精神医学的咨询。

世界卫生组织认为，精神卫生是指一种健康状态，在这种状态下，每个人都能够认识到自身潜力，能够适应正常的生活压力，能够有成效地工作，并能够为其居住的社区做出贡献。精神卫生问题并不构成精神症状或诊断为精神障碍，最普通的例子如自卑及其影响，最极端的例子如企图自杀以至自杀行为。由于习惯意识,人们往往喜欢谈“心理问题”而回避“精神问题”,觉得前者意味着“科学”、“时尚”,而后者与“疯子”、“神经病”等令人感到耻辱的形象关联,这是不科学、不正确的。

● 关注精神卫生应做些什么?

精神卫生工作既包括防止各类精神疾病,也包括减少和预防各类不良心理及行为问题的发生。精神健康是与每一位社会成员的生存环境息息相关的重要的公共卫生问题,解决这个问题应做好以下工作。

1. 共同关注精神疾病,力求全社会的理解与支持。不仅需要提高患者的治疗依从性、患者家属的理解与支持、医护人员技能的提高,更需要企业及行业组织加强科学研究和宣教工作,让更多的人提高自我预防的意识,认识精神疾病和关爱患者,从社会技能训练、工娱治疗、职业康复三个方面进行社区康复训练,防患未然。对精神病患者,掌握全程、小剂量、维持治疗用药原则和控制复发、自杀等危险因素发生,提升精神自我保健意识和精神健康水平。

2. 关爱特殊人群精神健康。儿童、青少年的精神健康,重在保持其快乐心情和提高精神健康行为。家长、老师及所有关心儿童、青少年的人士,都要努力帮助他们在日常生活中学习和掌握生活技能。生活技能不光是洗衣、做饭、整理内务等生存能力,更是一个人的心理社会适应能力,一个人有效地处理日常生活中各种需要和挑战的能力。老人的精神健康,就是要活得更快乐、更幸福,活出精气神。要鼓励他们相信自己,适当锻炼,有事没事找乐儿,要与人沟通,真正做到散步、打拳、看书、下棋、打牌、听戏、旅行、聊天等活动常不断,乐在其中,并与家人之间、邻里之间、朋友之间经常性地很好地沟通。

3. 让重症精神病人回归社会。《全国精神卫生工作体系发展指导纲要》强调以预防为主,部门分工负责,依托现有力量,建立和健全心理健康促进工作的人员队伍,动员全社会和病人家庭,以对重症精神病人“不抛弃、不放弃”的原则,发挥社区照顾的优势,对诊断明确、病情稳定、处于维持期治疗的精神病患者,从隔离性精神病院转到社区中进行康复治疗。

世界居室卫生日

10月10日,世界居室卫生日。

根据一项调查显示,城市居民每天在室内的时间将近22个小时,可见室内环境何等重要。近年来,由于居室的环境导致健康问题日益突出,世界居室卫生组织倡导每年10月10日为“世界居室卫生日”,旨在通过宣传和必要的措施,引起人们对室内卫生环境的高度重视,降低或消除居室不良环境对人体健康的威胁。

一份来自产房的统计资料显示,新生儿出生时,2.7%有先天性畸形,在造成胎儿畸形的各种原因中,环境污染是一项重要的因素。一项专家研究报告还发现,继“煤烟型”、“光化学烟雾型”污染后,现代人正进入以“室内空气污染”为标志的第三污染时期。近年来,因室内装修、封闭式空调的使用等原因,使室内环境造成的各种健康危害越来越多。装饰材料中的甲醛、苯、氯化烃等有机物有致癌作用;空调使封闭的环境中细菌、病毒、霉菌大量繁衍;装饰材料、家具散发的有毒气体可以引起呼吸道疾病;石材等一些材料产生的辐射可以对免疫系统产生不良影响。传染病专家建议大家行动起来,解决装修污染,清除不卫生死角,特别要注意厨房、冰箱、卫生间、布艺沙发的卫生状况。

● 居室卫生影响和污染的性质分类与症状表现有哪些?

据研究表明,居室卫生受到多方面的影响和污染,从其性质来讲,可分三大类:第一大类是化学的,主要来自装修、家具、玩具、煤气、热水器、杀虫喷雾剂、化妆品、抽烟、厨房的油烟等;第二大类是物理的,主要来自室外及室内的电器设备产生的噪声、电磁辐射、光污染等;第三大类是生物的,主要来自寄生于地毯、毛绒玩具、被褥中的螨虫及其他细菌等。

居室污染,可形成多种居室症状,主要表现有:

1. 每天早晨起床时，感到憋闷、恶心、甚至头晕目眩；

2. 家里成员经常容易感冒；

3. 不吸烟，也很少接触吸烟环境，但经常感到嗓子不舒服，有异物，呼吸不畅；

4. 孩子常咳嗽、打喷嚏、免疫力下降，新装修的房屋孩子不愿回去；

5. 家里人常有皮肤过敏等毛病，而且是群发性的；

6. 家里人都共有一种疾病，而且离开这个环境后，症状就有明显变化和好转；

7. 新婚夫妇长时间不怀孕，查不出原因；

8. 孕妇在正常情况下，发现胎儿畸形；

9. 新搬家或新装修后，室内植物不易活，叶子容易发黄、枯萎，特别是一些生命力最强的植物也难以正常生长；

10. 新装修的家或者新买的家具有刺鼻、刺眼等刺激性异味，而且超过一年仍然气味不散。这就告诉我们，改变居室卫生对人体健康十分重要。

● 什么是健康住宅?

根据世界卫生组织的定义，健康住宅是指能够使居住者在身体上、精神上、社会上完全处于良好状态的住宅。健康住宅的核心是：人、环境和建筑。健康住宅的目标是：全面提高人居环境品质，满足居住环境的健康性、自然性、环保性、亲和性和行动性，保障人体健康，实现人文、社会和环境效益的统一。健康住宅评估因素涉及室内外居住环境的健康性、对大自然的亲和性、住区环境保护和健康行动保障四个方面。

世界卫生组织建议，健康住宅的基础标准主要包括：

1. 尽可能不使用有毒的建筑装饰材料来装修房屋，如含高挥发性有机物、甲醛、放射性的材料，住宅竣工后宜隔一段时间才能入住；

2. 室内二氧化碳浓度应低于 1 000 PPM，悬浮粉尘浓度低于 0.15 mg/m^3；

3. 室内气温全年保持在 17 ～ 27℃，湿度全年保持在 40% ～ 70%；

4. 室内允许噪声级小于 50 dB（A 声级）；

5. 主要居室一天的日照要确保在 3 小时以上；

6. 居室有足够亮度的照明设备，并设有性能良好的换气设备（尤其厨卫空间）；

7. 住宅套型单元具有足够的人均建筑面积，并确保私密性；

8. 有足够的抗自然灾害的能力；

9. 住宅要便于护理老人和残疾人。

全球洗手日

10月15日,全球洗手日,又称国际洗手日。

2005年,世界卫生组织倡导全球开展用肥皂洗手活动。2008年,联合国大会把当年定为"国际环境卫生年",并确定每年10月15日为"全球洗手日",旨在呼吁全世界通过"洗手"这个简单而重要的行动,加强卫生意识,以防止感染传染病。

实验表明,人在一小时内至少3次用手碰自己的鼻子、眼睛、嘴巴等部位。如果人手上黏附有致病微生物,就可能为病原传播创造了机会。世界卫生组织报道,腹泻是世界儿童死亡的第二杀手,每年大约有200万儿童死于腹泻,其中有一半的儿童是因为没有养成用肥皂洗手习惯而导致的。第三届国际健康与卫生论坛透露,目前全球有近10亿儿童缺乏干净而安全的卫生间,个人卫生状况也亟待改善,缺少肥皂、卫生间和水龙头不卫生,可导致健康损失,及因环境影响而带来的远期损失。

● 要执行WHO推荐的《卫生保健中手部卫生准则》。

当手部沾有肉眼可见的或蛋白似的脏物、血液、其他液体时或使用厕所后,应用肥皂和流动水洗手。如手部无肉眼可见的脏物,可直接用乙醇类消毒剂来进行手部消毒。当使用乙醇类消毒剂时,不要同时使用抗菌肥皂。需注意的是,在服用药物和准备食物时,一定要养成先用肥皂、水洗手或用消毒剂擦手的习惯。

● 手卫生要成为每一个公民的良好习惯。

手卫生是预防传染性疾病的一种有效方法,绝大多数传染病通过讲究手卫生是可以预防的。据估算,只要改善公共卫生和供水状况,全世界每年可避免1.9亿例腹泻,即使只是采取了用肥皂洗手的方式。通过开展健康教育,强化用肥皂洗手,不仅可以减少腹泻等肠道传染病的风险，还可以预防因为手不卫生而造成的其他后果。事实也是如此，手接触万物，很容易接触各种致病微生物，造成细菌、病毒等人间传播。全社会要形成一个宣传手卫生，保持手卫生的舆论氛围和实际行动，做到饭前便后洗手，接触污物要洗手，而且最好用流动水洗手，坚持用肥皂洗手。平时不用手摸口或揉眼，努力把疾病经手传播减到最低程度。

● 要正确掌握洗手要点和 6 步洗手法。

洗手要点必须铭记以下五点：

1. 清水洗手远远不足以洗去细菌；
2. 用肥皂或洗手液洗手有助于预防多种威胁儿童生命的病菌侵害；
3. 洗手的关键时刻包括：如厕后，给孩子清洗屁股后和接触食物前；
4. 正确洗手是最廉价、最简单的健康干预；
5. 儿童将成为促进改变的使者。

6 步洗手法是：

1. 掌心相对，手指并拢，互相揉搓。
2. 手心对手背沿指缝相互揉搓，交换进行。
3. 掌心相对，双手交叉指缝互相揉搓。
4. 弯曲手指使关节在另一个手掌旋转揉搓，交换进行。
5. 右手握住左手大拇指旋转揉搓，交换进行。
6. 将五个手指尖并拢在另一手掌心旋转揉搓，交换进行。

● 手卫生要成为医务工作者严格执行的“金标准”。

目前的督导发现，不少医护人员不能正确应答手清洁消毒方法，没有养成诊疗活动前后洗手的习惯，有的医疗机构诊疗场所未配备流水洗手设施，或即便配备但相关用品闲置不用。为此，医院要开展手卫生专项活动，要建立健全手卫生管理制度和手卫生标准操作规程，建立手卫生责任制，规范手卫生行为；完善手卫生质量考核标准，细化和量化考核指标，建立健全手卫生监测与通报制度；医院要提供方便、有效的手卫生设施和手卫生宣传海报、洗手操作流程图等。

医务人员的手卫生标准是：

1. 严格执行手卫生标准；

2. 接触病人前后、进行清洁或侵入性操作前、接触病人体液或分泌物后、接触病人使用过的物品后、摘掉手套之后、医护操作在同一病人的污染部位移位到清洁部位时等，都应进行手卫生，用快速消毒液作为主要的手卫生消毒方法；

3. 当手上有血迹或分泌物等明显污染时，必须洗手；

4. 有耐药菌流行或暴发时，建议使用抗菌皂液洗手。同时还要对手卫生消毒效果进行采样监测，发现问题及时整改，以保证手卫生达标。

全国糖尿病规范注射日

11月7日，全国糖尿病规范注射日。

在2010年8月举行的糖尿病教育管理论坛上，由国际糖尿病联盟Mbanya教授、中华医学会糖尿病学分会主任委员纪立农教授、糖尿病学分会糖尿病教育和管理学组长郭晓惠教授共同确定，每年11月7日为“全国糖尿病规范注射日”。2010年11月7日是我国首个“糖尿病规范注射日”，旨在把规范的注射技术和正确选用注射装置的方法教给广大糖尿病患者，减少注射中的疼痛和并发症。

据中华医学会糖尿病学分会介绍，在多年的防治糖尿病过程中，尽管及早控制血糖可延缓并发症已成为全球医生的共识，但我国使用胰岛素的糖尿病患者中，血糖达标率只有37%。一项调查显示，不规范注射胰岛素的达95%，84%重复使用针头，超过40%的患者在同一部位频繁注射，皮下30%脂肪增生，还有近30%的患者针头重复使用超过10次，造成局部感染。

● 什么是糖尿病规范注射？

在糖尿病的胰岛素注射过程中，首先，胰岛素在储存的任何时候都应避免被冷冻。尚未使用的胰岛素产品储存时的推荐温度是2℃～8℃，正在使用的胰岛素产品应在室温下（25℃左右）保存。第二，针头一般为一次性使用，务必于每次注射后立即卸下针头，不要带针头保存产品。第三，如果发现笔芯中存在少量气泡，请按说明书要求，在每次注射前进行排气操作，这些气泡不会对胰岛素使用造成影响。现在的胰岛素规范注射技术包括9个步骤：（1）注射前洗手。（2）核对胰岛素类型和注射剂量。（3）安装胰岛素笔芯。（4）预混胰岛素需充分混匀。（5）安装胰岛素注射笔用针头。（6）要检查注射部位和消毒。（7）根据胰岛素注射笔用针头的长度，明确是否需要捏皮以及进针的角度。绝大多数成人4 mm针头无需捏皮，垂直进针即可。

（8）注射完毕以后，针头滞留至少10秒后拔出。（9）注射完成后立即带上外针帽，将针头从注射笔上取下，丢弃在加盖的硬壳容器中。

● 糖尿病患者自注要严格把握注射要领和技术。

糖尿病患者自我或家人注射胰岛素者，必须至医院接受专业培训，学习掌握规范注射技术，预防注射感染，提高注射效果。比如，注射时正确捏皮的方法以及进针的角度，是很多患者在实际操作中最容易出现错误的环节。糖尿病人常用注射位点的皮肤厚度平均不超多2.8 mm，正确的操作是将胰岛素注射到皮下。但是在操作不规范时，较长的针头容易发生注射过深达肌肉层，加快胰岛素的吸收，影响胰岛素作用的发挥。5 mm、6 mm以及8 mm针头发生肌注风险分别为4 mm针头的4倍、11倍以及31倍。如果选择目前广泛使用的4 mm或超细超短型的针头，在注射时几乎无疼痛感，注射时大多数情况下无需捏起皮肤，单手操作即可。这将使规范注射流程进一步简化，在方便糖尿病患者的同时，也使注射更准确、更安全、更舒适，客观上为不断提高糖尿病患者的依从性和规范操作性提供了基础。

● 链接：糖尿病三条诊治标准。

1. 糖化血红蛋白新切点≥6.3%可作为国人糖尿病诊断标准。被俗称为“大肚子细腿”的腹型肥胖，是导致糖尿病和代谢综合征发生的主要原因。我国人群腹型肥胖标准定义：腹内脂肪面积大于80平方厘米，得到相对应的腰围参数，男性为90厘米，女性为85厘米。

2. 空腹血糖达5.4～7 mmol/L的人群再行OGTT筛查诊断。医学专家告诉我们，空腹血糖受损是发病风险因素。所谓空腹血糖受损，是介于糖尿病和正常代谢之间的一种糖代谢异常状态，是导致糖尿病发生的高危因素。该项研究指出：将空腹血糖监测及口服葡萄糖耐量试验结合，首先进行空腹血糖监测，对于空腹血糖达5.4～7 mmol/L的人群再行OGTT筛查。这在国际上阐明了中国人空腹血糖受损与糖尿病发病的关系，确定了应用空腹血糖预测糖尿病的最佳切点，优化及建立了适用的糖尿病及其慢性并发症检查方法，发挥慢性并发症在我国糖尿病前期及新诊断糖尿病人群中已有较高的患病率，并提出了早发现、早诊断的序贯策略。

3. 开创糖尿病个体诊疗新技术。据贾伟平教授介绍，胰岛素抵抗与胰岛 β 细胞功能缺陷是糖尿病的主要病理生理改变，而后者在糖尿病发展的进程中尤为重要，这种首次在国内建立的测定胰岛 β 细胞功能的精准方法，开创了糖尿病病理生理功能指导个体化治疗新技术，并从遗传学及代谢组学揭示了其疗效机制。

世界厕所日

11 月 19 日，世界厕所日。

据估算，每个人一生中，平均有 3 年是在厕所度过的，而且女性花的时间更长。每人每天大约要光顾厕所 6 ~ 8 次，一年大约 2 500 次。据世界卫生组织调查，全球 25 亿人缺乏现代厕所设施。

2001 年，来自芬兰、英国、美国、中国、印度、日本、韩国、澳大利亚和马来西亚等 30 多个国家 500 多名代表，在新加坡举行第一届厕所峰会，会议讨论了有关厕所的广泛议题，包括厕所设计、卫生、舒适，以及解决排泄物污染和发展中国家厕所缺乏等问题。厕所问题首次像贸易问题一样登上高级别议事厅，会议倡导，每年的 11 月 19 日为“世界厕所日”。第二、三、四届厕所峰会分别在韩国、中国台北和北京举行。2013 年 7 月 24 日，第 67 届联合国大会通过决议，将每年的 11 月 19 日设立为“世界厕所日”，希望鼓励各国政府展开行动，改善环境卫生及建立卫生习惯。这些行动对于减少霍乱 、肠道寄生虫、痢疾、肺炎、腹泻及皮肤感染等令人衰弱不振，甚至死亡的恶疾将有很大助益。联合国希望在 2025 年以前，把没有适当卫生设备可用的人口减少一半，让落后地区的人不需要再露天排泄。

● 厕所与疾病传播。

马桶等卫生设备，是许多人公认自 1840 年以来最重要的医学贡献，比抗生素、疫苗及麻醉法的贡献还大。许多可信的证据显示，这项投资能制造极高的效益，每投资 1 美元大约可获得 9 美元的成效。投资在改善卫生的成效，来自改善健康状况及生活品质后所节省的医疗费用，以及其所增加的生产力，并降低学生经常性生病缺课，所造成的教育水准落差。

2010 年的一项独立调查声明显示，全世界有 25 亿人口，每天处在环境卫生十分恶劣的状况下，成为传染性疾病散布的温床，而这 25 亿人口中大约有10亿是儿童。全球每天约有5 000个儿童因下痢而死亡，几乎每20秒就有一名儿童死于相关疾病，而治疗相关疾病所花的费用大约占下沙哈拉非洲国家12%的国家卫生经费。婴幼儿死亡，学生及劳工因学校及工作环境卫生条件不良，导致疾病散播而缺课及请假，每年造成的全球经济损失大约是380亿美元。更根本的是，卫生设备的不足迫使民众在大庭广众下排便，有损个人尊严。

● 我国公厕的建设可算是一场厕所革命。

1992年，国务院令（第101号）《城市市容和环境卫生管理条例》颁布，为整治城市环境卫生奠定了法律基础，城市商品房一律专设卫生间，建起了抽水式马桶，并在各地公共场所有计划地建立公厕。例如，1988—1989年北京投资近200万元建设厕所；1994—1996年投资3 217万元，新建、改建厕所分别达46座和73座。世界大都市上海公厕的建设，更是走在全国的前列。1993年以来，全国卫生厕所量增加了27.53%，大约相当于前40多年的4倍，仅双瓮漏斗式厕所，就建造了1 043万座，这个数字还在不断增加。

时至今日，这场厕所革命还未结束。虽然在一些“窗口城市”卫生公厕的普及率已经向一些发展中国家看齐，但在广大的中小城市的旧城区、老商业区和广袤的农村，关于厕所的革命依然任重道远。

保健类

世界睡眠日

3月21日或3月第3个星期五,世界睡眠日。

进入21世纪,一个全新的科技时代,人们的健康意识空前提高,"拥有健康才能有一切"的新理念深入人心,有关睡眠问题引起了国际社会的关注,产生了世界睡眠日的两个不同版本:一个是2001年,国际精神卫生和神经科学基金会主办的全球睡眠和健康计划发起了一项全球性的活动,将每年初春的第一天——3月21日确定为"世界睡眠日";另一个是2008年世界睡眠医药组织发起的一项健康计划,提议并确定每年三月的第3个星期五为"世界睡眠日"。不同的睡眠日,都各自制定了自己宣传主题,但其目的只有一个,就是要引起人们对睡眠重要性和睡眠质量的关注,提醒人们重视提高睡眠健康及质量。2003年中国睡眠研究会把"世界睡眠日"正式引入中国。

国际睡眠微环境医学研究协作组织发起的"多睡一小时"全球公益活动,是每年世界睡眠日期间的全球性健康睡眠主题公益活动之一,我国睡眠协会于2009年3月21日"世界睡眠日"将这一公益活动引入中国,并同时发布下列宣传主题:

● 睡眠分期与节律。

睡眠共分5期,每晚8小时的睡眠中,每90分钟左右各个睡眠期循环一次。其中前四期为非快速眼动睡眠(NREM)或称慢波睡眠(SWS),最后一期为快速眼动睡眠(REM)。

SWS是从朦胧入睡开始,随后睡眠逐渐加深,一直到熟睡的整个过程。此期脑电呈慢波,眼球没有活动,故称非快速眼动睡眠。按睡眠时的脑电图模式,此期又分为4期。

入睡期:是清醒和睡眠之间的转换期,人很容易在此期醒来,占睡眠总时间的10%。

浅入期:此期容易觉醒,入睡困难者常自行惊醒,约占整个睡眠期的50%。

中睡期:此期意识消失,不易觉醒,在每个睡眠周期约延续1小时左右。

深睡期:此期睡眠深,觉醒相当困难,在每个睡眠周期中约持续30分钟,然后进入快速眼动睡眠。

在整个睡眠周期中,SWS与REM有规律地交替出现,两种不同时相睡眠各出现一次为一个睡眠期。每个周期历时70～90分钟,入睡后必须先经过SWS阶段,才能进入REM。

● 睡多睡少关键看质量。

通常,人们习惯地认为成人每天应该有8小时的睡眠,但实际个体差异相当大。有的人可能睡够4～6个小时就能满足生理需要,健康人群中大约有10%属于这种情况,15%的人睡眠超过8个小时甚至更多,总人口的平均睡眠时间大约为7.5个小时。

有些人睡眠时间不长,但一觉醒来感到舒适满足,另一些人睡眠时间虽然不短,但不是多梦,就是易醒,睡了一夜总觉得没有睡醒,困倦异常。所以,判断一个人睡眠的好坏,应同时考虑睡眠时间和睡眠质量。

一个人具有良好睡眠,应当符合三个条件:一是入睡顺利,一般10～15分钟内入睡;二是睡眠过程良好,在整个睡眠过程中从不觉醒;三是觉醒起始良好,醒后有清新、爽快、舒适之感。每一个人可以根据自己所需要的睡眠时间和工作性质确定觉醒时间。一旦确定,就将闹钟设在这个点上。久而久之就会适应,坚持下去可收到满意的效果。

● 睡眠要先睡"心"。

据研究,80%的睡眠障碍与精神疾病有关。从临床上看,由生理因素、疾病因素、药物因素及饮食因素导致的睡眠障碍的病例数,远远少于心理因素所导致的病例数。目前,有6类导致失眠的心理原因为心理学界所公认。

怕失眠心理:越怕越失眠,越想入睡,脑细胞就越兴奋,故而更容易失眠。

梦有害心理:梦本身对人体并无害处,有害的是认为“做梦有害”的想法,使自己产生了心理负担。

自责心理:有些人因为一次过失后,感到内疚自责,在脑子里重演过失事件,并懊悔自己当初没有妥善处理,久久难眠。

期待心理:是指人担心过失误事,比如一位“三班倒”的网站管理员,由于上大夜班常于晚7时睡觉,他因害怕迟到,睡得不踏实,常常睡上1～2个小时就被惊醒,久之便成了早醒患者。也有的人在晋升、职称评定、分房结果快要公布前,处于期待兴奋状态,难以入睡。

童年创伤心理的再现:有的人由于童年时受到丧失父母、恐吓、重罚等创伤而感到害怕,出现了怕黑夜不能入睡的现象。成年期后,受到某种类似儿童时期的创伤性刺激,就会重演童年时期的失眠现象。

手足无措心理:有的人受到突发事件刺激后,不能做出正确的反应,手足无措,以致晚上睡觉时也瞻前顾后,左思右想,始终处于进退维谷、举棋不定的焦急兴奋状态。

● 积极治疗睡眠障碍。

据中国睡眠研究会公布的最新睡眠调查结果,中国成年人失眠发生率为38.2%,高于发达国家的失眠发生率。医学研究表明,偶尔失眠会造成第二天疲倦和动作不协调,长期失眠则会带来注意力不能集中、记忆出现障碍和工作力不从心等后果。此外,失眠与躯体疾病关系密切,睡眠不足会使人体免疫力下降,抗病和康复疾病的能力低下,容易感冒,并加重其他疾病或诱发原有疾病的发作,如心血管、脑血管、高血压等疾病。因此,睡眠与健康息息相关,科学管理睡眠、对睡眠有科学的认知和对睡眠障碍进行正确诊断并积极治疗十分重要。

第一是药物治疗。药物的种类有苯二氮类抗焦虑药,即安定类药物;新型镇静催眠药,如佐匹克隆、抗焦虑药及抗抑郁药等。应尽量明确睡眠障碍的原因,严格掌握药物的适应证和禁忌证,注意不良反应。

用药剂量要个体化，尽量使用最低有效剂量，同时应遵循短期用药、逐渐减量与停药的原则，避免药物依赖。

第二是心理治疗。睡眠障碍 80% 以上都是精神上的压力造成的，所以治疗失眠的主要方法就是解除心理上的负担，比如进行睡眠卫生教育或应用认知治疗、行为治疗方法等。

第三是养成良好的睡眠习惯。做到定时休息，准时上床，准时起床；无论前晚何时入睡，次日都应准时起床；床铺应该舒适、干净、柔软度适中，卧室安静、光线与温度适当；不要在床上读书、看电视或听收音机；不要在傍晚以后运动，尤其是在睡眠前两小时运动；不要在睡前饮酒、喝咖啡、喝茶及抽烟，或大吃大喝，但可喝一杯热牛奶及一些复合糖类，这样能帮助睡眠。

第四是中医治疗。中医的“天人合一”、“阴阳平衡”等理论，对科学管理睡眠有重要的指导意义。它要求人们做到顺应自然（四季、环境、日夜等）的规律而作息，保持人际和谐，身心平和。

全国血管健康日

5月18日，全国血管健康日。

2011年，中华全国医学会心血管病学分会、中国胆固醇教育计划项目组共同首次在北京启动血管健康宣传活动，并倡议发起和确定每年5月18日为“全国血管健康日”，旨在重视血管健康，建立科学合理的生活方式，警惕血管粥样硬化，让血管更年轻，国人更长寿。5.18源于一个指标值518毫摩尔/升，即正常人血液内总胆固醇异常的临界值。目前，我国心脑血管疾病患者已超2.7亿人，每5个成人中就有1人患有心脑血管疾病；每年死于心脑血管疾病近350万人，占我国每年总死亡数的41%，平均每10秒钟就有1人死于心脑血管疾病。在各种因素导致的死亡中，心脑血管病居各疾病之首，胆固醇升高又是心血管疾病死亡率增加的罪魁祸首。尽管如此，目前胆固醇管理的重要性依然未被公众所认知，其管理策略仍停留在出现胆固醇升高、血脂异常时才“亡羊补牢”。

● 什么是血管疾病？

血管疾病主要指动脉粥样硬化、炎症性血管疾病、功能性血管疾病、血管的真性肿瘤疾病等，其中动脉粥样硬化最为常见。血管疾病中的主动脉、冠状动脉、颈动脉、脑动脉是血管的要害部位，所发生的心肌梗死和脑梗死后果严重。

血管疾病是一种慢性病。目前，我国各种死亡原因中慢病占比超过80%，在疾病负担中慢病所占比重为68.6%，所有慢病负担中，心脑血管疾病比重超过50%。心脑血管疾病以其高发病率、高致残率、高死亡率及逐年增递的医疗费用，已成为严重影响我国国民健康的重要公共卫生问题。

●心脑血管保健应做些什么？

预防关口前移。要让公众了解到，健康的血管需要从出生开始，从青少年抓起，通过建立科学合理的生活方式来未雨绸缪。80%的中国家庭，人均每日食盐摄入量超过 5 克,人均每日食用油量超过 25 克。中国居民经常锻炼的比例偏低, 18 岁及其以上居民中经常锻炼的人仅占 11.9%。如不采取行动改变这一状况生活方式,血管疾病情况可能会更加严重。

控制慢病“井喷”态势。近 10 年,中国慢病的发病率持续快速上升。以高血压为例, 2012 年中国成年人中高血压患病率高达 33.5%,预计患病人数达 3.3 亿,远超过 2002 年的 1.6 亿。对比 2002 年,中国高血压的患病人数已经从 5 个人中有 1 人,增加到 3 个人中便有 1 人。所以,一定要扣动生活扳机,改善生活方式,减少或减缓具有血管病危险因素的高血压、高血糖、高血脂、冠心病等慢病的发生。

综合考虑治疗方案。研究表明, 65% 的糖尿病患者死于心脑血管疾病等大血管并发症,而低密度脂蛋白胆固醇是糖尿病大血管事件的首要危险因素。但糖尿病患者的胆固醇控制水平是目前最薄弱的环节。与血管相关的疾病还有很多,治疗思路和方式各不相同,但治疗结果却相互影响。因此,要跳出单病种治疗的常规思路,综合考虑治疗方案。

应对气候变化对血管疾病的影响。2014 年 5 月,第 67 届世界卫生大会指出:气候变化是全球公共健康的重要威胁,但伴随干旱、酷暑等产生的卫生问题往往被边缘化。呼吁各地在联合国系统内外重视卫生与气候间的关系,拿出决心和果断行动,共同应对气候变化带来的全球公共卫生挑战。国人在日常生活中,必须针对 PM2.5 对人类健康的影响,提高“五个素养”,增强抵御疾病的能力,即树立科学健康观,提高基本医疗素养,提高慢性病防治素养,提高传染病防治素养,提高妇幼健康素养,提高中医养生保健素养,努力创造健康环境,减少血管疾病的发生,降低血管疾病的发病率。

建立血管疾病筛查防治机制。以脑卒中为例,目前我国患病率每年以 8.1% 的速度递增,六成以上患者为复发高危人群。调查显示,脑卒中人群中,高血压用药率不足 70%,控制率仅为 20% 左右;高低密度脂蛋白用药率不足 20%,控制率不足 10%;糖尿病用药率不足 65%,控制率不足 35%;针对房颤采用华法林治疗的比例仅为 2% 左右;针对颈动脉重度狭窄的人群手术率不足 10%。因此,必须着力建设区域性脑中卒中防控网络,为搭建国家慢病防控体系探路,提高血管疾病的发现率,做到早防早治。

全国公众【学生】营养日

全国公众营养日。

2014年,国务院办公厅根据《中国食物与营养发展纲要(2014～2020)》设立公众营养日的意见,确定适当时候设立"全国公众营养日",旨在全面普及国人营养和健康知识,让每一个人吃得营养,吃得健康。

5月20日,全国学生营养日。

1989年成立的中国学生营养促进会在营养学家于若木的主持下,结合世界卫生组织2000年人人享有卫生保健的战略目标,制订了1991年至2000年十年学生营养工作计划。这一计划命名为"护苗系统工程",其中建议每年5月20日为"全国学生营养日",旨在广泛、深入宣传学生时期营养的重要性,大力普及营养知识。2001年5月,教育部、卫生部又联合颁文,正式确定每年5月20日为"全国学生营养日",使学生营养宣传工作更加广泛、深入、持久地开展下去,促进学生营养宣传工作的制度化。

调查显示,国内因地域、饮食习惯、生活水平及其挑食、爱好等关系,很多人饮食生活单调,不能以主食多样化达到每天基本食用20种食材,很多孩子每天的营养摄入量还达不到2 100千卡的标准,影响身体发育健康,尤其学生营养状况更不容乐观,我国20岁以下人群缺铁性贫血患病率为6%～29%。城市中小学学生一日三餐普遍是早餐马虎、中餐凑合、晚餐丰富。学生膳食中植物源性铁的比例过高,铁的质量差,吸收少。有数据表明,不论城市与农村,中小学生日均摄入钙的数量明显不足,仅达到供给量标准的40%～50%。尤其是农村儿童的营养状况更令人担忧,5岁以下的农村儿童的低体重率和生长迟缓率分别达到23.9%和29.5%,直接影响着儿童和青少年的健康成长。与此同时,城市中小学生肥胖率上升较快,如2001年北京高达15%～17%,高出全国10个百分点,肥胖已成为一个突出问题。同时,学生课业负担重，体育活动少，精神压力大，爱吃零食和挑食、偏食、厌食等问题，不仅患上贫血，也为成年后罹患心脑血管病、高血压、糖尿病、肝胆疾病等慢性病埋下了“定时炸弹”。另据统计，西部地区儿童营养不良较东部严重，身高体重不达标的比例为20%，生长迟缓的比例则高达30%。专家认为，大力宣传普及营养科学与食品卫生知识，扫除“营养盲”，在我国城乡已成当务之急。

● 国民到2020年食物与营养目标是什么？

《中国食物与营养发展纲要（2014～2020）》从食物生产量、食品工业发展、食物消费量、营养素摄入量、营养性疾病控制5个方面提出了发展目标。在营养素摄入量方面，要求到2020年，全国人均每日摄入能量2 200～2 300千卡，谷类食物功能比不低于50%，脂肪功能比不高于30%，人均每日蛋白质摄入量78克，其中优质蛋白质比例占45%以上。维生素和矿物质等微量营养素摄入量基本达到居民健康需求；营养性疾病控制方面，要基本消除营养不良现象，控制营养性疾病增长。到2020年，全国5岁以下儿童生长迟缓控制在7%以下，全人群贫血率控制在10%以下，居民超重、肥胖和血脂异常率的增长速度明显下降。

● 保证国人实现食物营养目标的措施。

《中国食物与营养发展纲要（2014～2020）》的颁布目标，对国人食物消费进行了各项量化，是要每一个国人营养均衡，吃出健康。要实现这一目标，必须落实好六项举措：

一是加大宣传力度，全面普及膳食营养和健康知识。

二是加强食物生产与供给，支持到境外特别是与周边国家开展互利共赢的农业生产和进出口合作。

三是加大营养监测与干预，开展全国居民营养与基本健康监测工作，定期发布中国居民食物消费与营养健康状况报告，引导居民改善食物与营养状况。

四是推进食物与营养法制化管理，适时开展营养改善条例的立法工作。

五是加快食物与营养科技创新,加强食物安全监测预警技术研究,促进食物安全信息监测预警系统建设,及时修订居民膳食营养素参考摄入量标准。

六是加强组织领导和咨询指导。如果把营养措施具体到每一个人,每天要吃20种食材。

● 学生一日三餐的基本要求。

学生是一个庞大的特殊群体,是靠营养强身体、读好书的关键时刻,必须着力设计好学生营养一日三餐的基本要求与标准,从膳食营养、质量上扭转学生健康不良状况,提高学生体质,培养德智体全面发展人才。

早餐:按照我国学生每日膳食营养供给量基本要求,一般早餐食谱中的各种营养素含量应占全天供给量的30%左右。按照“五谷搭配,粗细搭配,荤素搭配,多样搭配”的基本原则,尽可能使营养早餐达到合理营养的平衡膳食的要求。营养早餐应有粥面类、面点类、冷菜类三部分组成,在餐后加一份瓜果补充维生素。

中餐:学生午餐的营养素设计量,应占全天供给量的35%～40%。学生营养午餐的食物供给量,应包括瓜果蔬菜类、大豆及其制品类、鱼肉禽蛋类等三类食物,并且所占比重分别为65%、10%、25%左右较为适宜。要重视菜谱色、香、味、形、质的合理搭配,要善于做些价廉物美又营养丰富的菜肴,如豆制品、猪肝、海带、肥肉、胡萝卜等食物。

晚餐:学生营养素的设计量应占全天供给量的35%～40%,各种营养素的设计量应以补充有益于促进生长发育的营养多一些。学生营养晚餐的食物应包括瓜果蔬菜类、大豆及其制品类、鱼禽蛋奶类等三大类食物,所占比重分别为60%、10%、30%左右较为适宜。学生营养晚餐的种类,应在6～10种甚至更多(不包括汤菜料、葱姜蒜调味料)。并要重视菜谱色味形质的合理搭配。

这里推荐一日三餐的两个方案供选择:

方案1:

早餐:1碗燕麦片小米粥,圆白菜鸡蛋煎饼1张,蒸南瓜两块。

午餐:煮玉米、蒸红薯各1段,肉片焖豆角,蔬菜沙拉(番茄、生菜、鸡毛菜、紫甘蓝、黄瓜,加少量沙拉酱拌匀)。

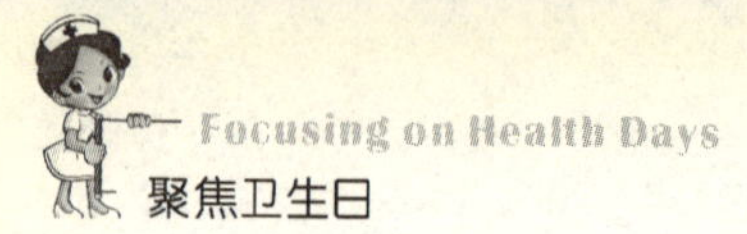

晚餐：八宝粥（4 种杂粮、两种豆子加黑芝麻和干枣），胡萝卜青椒炒香豆腐干，肥牛汤煮蘑菇油菜。

零食：酸奶 1 杯，水果半斤。

方案 2：

早餐：1 碗用黄豆、黑豆。芝麻、燕麦打成的豆浆，烤馒头片加奶酪两片和生菜两片，蜜橘两个。

午餐：肥牛蔬菜汤面（黄豆芽、冬笋丝、鸡毛菜、挂面，最后加点肥牛片，少量辣酱、香油、酱油拌匀），老醋花生拌木耳。

晚餐：加入了红薯丁、甜玉米粒、小米的蒸大米饭，番茄炒蛋，香油豆腐丝煮茼蒿。

零食：榛仁 1 汤匙约 15 克，苹果半个。

方案仅供参考，关键在把主食多样化，保证每天有粮食、豆类、薯类、蔬菜、奶蛋，多吃几种蔬菜，鱼肉海鲜等每天换样吃，再加上几种水果和坚果当零食，就相当容易达到每天 20 种食材的任务。即便达不到每天 20 种食材，只要有了食物多样化的意识，主动增加配料品种，轮换食材品种，每天增加几种是完全不困难的。

全国护肤日

5月25日，全国护肤日。

2007年，中国医师协会皮肤科医师分会确定每年5月25日为公益性“全国护肤日”。5.25的谐音是“我爱我”，用这一特定谐音节日倡导、宣传护肤，旨在传递爱心，传递健康，传递美丽，向全民宣传健康护肤知识，给大众建设一个科学、专业、有效的途径来解决护肤问题。

据世卫组织调查，在黄种人中，皮肤处于健康状态的不到10%，超过病态的20%以上，而处于皮肤亚健康状态者则高达70%。受调查人中有86%从未接受过任何针对性的护肤教育，其中九成的人群认为肌肤的问题会使其产生自卑和抑郁等情绪。大多数人为痤疮、敏感肌肤、色斑、暗沉为首的肌肤问题困扰着。

● 什么是健康与问题皮肤?

皮肤位于人体体表，是人体最大的器官，抵御外界不良刺激的同时，保护机体内环境的稳定。皮肤也是人体的一面镜子，各种外界及内在的疾患都首先通过它表现出来。健康皮肤的标志是什么？润泽、柔滑、色泽均匀、富有弹性。问题皮肤是指皮肤处于亚健康状态或处于皮肤病状态。常有的问题皮肤者：油性皮肤、干性皮肤、敏感性皮肤、痤疮、脂溢性皮肤、黄褐斑、皮炎、湿疹等。

● 医学护肤与医学护肤品。

医学护肤，指以皮肤的生理、病理特点为科学依据，倡导由具有皮肤科医学专业知识的人员来指导护肤，即对不同皮肤病患者，如湿疹、黄褐斑、敏感性皮肤等，根据皮肤问题、皮肤临床特点而选用不同的护肤品，从而达到辅助治疗皮肤病的目的；同时正常皮肤，根据不同的皮肤肤质特点，或油性、或干性、或中性皮肤，而选用不同的护肤品，以达到预防皮肤病和健美皮肤的目的。

医学护肤品，是一类介于药品和普通化妆品之间的“特殊”化妆品，以安全性、有效性为核心设计配方，主要用于“问题皮肤”辅助治疗的皮肤护理。适宜的护肤品能对人体皮肤起到“保护伞”的作用。医学专家强调，不是每一名患者或消费者都能够正确选择医学护肤品，这需要一定的医学专业知识，包括皮肤科的专业知识和对化妆品的了解等。合理使用医学护肤品需要医生适当引导并宣传相关的科普知识。

● 正确护肤的步骤有哪些？

皮肤是人体的最大器官，长期暴露在外，易受环境中的紫外线、风沙、病毒、细菌影响，儿童皮肤又较成人娇嫩，更易患皮肤病，所以要克服儿童不要护肤的误区。也就是说，不管老人、儿童，还是男人、妇女，或是青壮年，必须用科学的医学方法护理好自己的皮肤。

专家指出，黄褐斑、老年斑、雀斑等在人群中发生率高达 80% 以上。在阳光下，斑的产生是有保护皮肤的作用。预防斑的形成，要掌握护肤知识，实行综合调理治疗：一是保持身体健康，二是选择适合的化妆品，三是正确清洁皮肤，四是通过激光进行祛斑。

正确护肤一般有 4 个步骤：清洁、补水、保湿、防晒。即首先用洗面奶清洁；第二要用爽肤水倒在化妆棉上擦拭补水；第三要根据季节和皮肤种类选择适宜的保湿产品保湿；第四用物理和化学方法防晒。所谓物理方法，即用太阳帽（伞）长衣裤遮阳和少到或不到猛烈的阳光下照晒；化学方法，即在皮肤上涂抹防晒霜。让我们科学合理地掌握和选用护肤品及护肤方法，为提高生活质量而努力！

● 防晒不能只依赖防晒霜。

适度的日照浴对人体有好处，但紫外线对皮肤细胞内脱氧核糖核酸有破坏作用，过度日晒是引起皮肤癌等皮肤疾病的重要因素。研究表明：晒伤意味着脱氧核糖核酸受损，会增加皮肤癌风险。防晒霜虽然可以延缓紫外线对皮肤细胞脱氧核糖核酸的破坏过程，但无法从分子层面为皮肤提供完全的保护，也不能从根本上防止癌变发生。

这就告诉我们，防晒霜对预防皮肤癌的功效有限，要保护皮肤健康，应该多种防晒措施并用。因为防晒霜并非万能，采取多种防晒方法才能起到更好的效果。

世界人体条件挑战日

5月26日，世界人体条件挑战日。

联合国根据联合国人口基金会会、人类生存与发展国际基金会、人体条件挑战组织等机构的提议，确立从1993年起，每年5月26日为“世界人体条件挑战日”，又译称“向人体条件挑战世界日”，旨在告诉人们，“活着、看着、想着、干着，这就是生命”，使全人类的体能得到进一步重视，提高人类体能水平和对来自各方面挑战的应对能力，从而避免各种灾害的发生与发展。

人是灵长目，是万物之灵，是社会性劳动的产物，具有改造自然、推动社会前进的本能。人的生活，是在生存与死亡搏斗中运行的，面临着人体条件的挑战。人从胚胎的那一刻起，就开始担起了对各种各样来自任何方方面面的挑战。人一生中遇到的各种各样的灾难，来自自然界气候变化、病毒与疾病、地壳运动、战争冲突等灾害。所有这些灾害都是对人体条件的挑战，尤其是自然灾害中的各种细菌、病毒和人为发起战争的灾害，已引起国际社会的重视。

● 链接：科学家们探索人体极限的一些参考数据。

饮食：人如果不吃饭，不喝水，只能生存5天左右；如果不喝水，只吃饭，可以活1～2周；而不吃饭，只喝水，可以生存40～50天，说明水是人生存中最重要的物质。

睡眠：长时间的不睡觉会产生什么样的结果呢？1966年日本学者对一个23岁的男性进行禁眠试验，结果是101小时8分30秒并没有发现身体的变化，只是出现了食欲旺盛，体重增加了1.5公斤的异常现象，但错觉和幻视等精神明显降低。

体温：一旦体温降到36摄氏度，人的反应和判断能力都会被削弱。当体温降到35摄氏度时，人会感到难以行走。当体温降到33摄氏度后，人就会变得失去理智。当体温降到30摄氏度时，人就会完全失去知觉。而当体温降到 20 摄氏度以下时,心脏将会停止跳动。

失血:一个健康成年人体内的血液,大约在 3.8 升～ 5.6 升之间,如果人体失去超过血液总量 15% 的血液,脉搏就会加速跳动,人可能会感到晕眩、发冷。人体若是失去 40% 的血量,血液流回心房将受影响,并会出现心动过速的症状。在理论上,人体的失血极限为 1.9 升～ 2.8 升,约占人体血液总量的 50%。

肌肉:力量极限 5 吨。人体肌肉组织的每个肌纤维,可以产生大约 0.3 微牛顿的力。每平方厘米的肌肉,则可以产生大约 100 牛顿的力。虽然手臂的肌肉越多,所能承受的力就越大,但是当前臂骨骼处于 5 吨左右的重压之下时,就会被压得粉碎。

噪音:125 分贝的声音,已经会让人感到头痛。在正常状态下,人类能够忍受的声音约为 160 分贝。一旦听到的声音超过这个数字,有些人的耳膜可能会因此破裂。如果一个人在 20 千米以内的范围内听到高达 200 分贝的声音,其肺部会被声音产生的压力波所损伤,外部空气会因此进入血流,引起致命的肺栓塞。

辣度:人类所能够承受的辣度,是警察用来防暴的超辣胡椒粉辣度的 5 倍。即使你是一个没有心脏病或者哮喘病史的健康人,服用一匙纯辣椒素后,也会在几个小时之内,暂时失去味觉。

世界肠道健康日

5月29日,世界肠道健康日。

1958年5月29日这一天,世界肠道健康组织创始人 Henry Cohen 博士提出设立世界肠道健康日的建议30多年后,于2005年5月29日来自世界各地的学者齐聚一堂,举行了第一次肠道健康研讨会。世界肠道健康组织(WGO)正式将每年的5月29日确定为"世界肠道健康日",旨在提升公众的肠道健康意识,提醒人们注意身体发出的警示。

仅仅在中国,就有超过3 000多万人承受着顽固性肠道疾病的困扰,每年有超过10亿人次出现腹泻或便秘,新增大肠癌患者高达40万人次。而大肠癌在我国所有肿瘤的发病率中排名第五,我国平均发病年龄为58岁,比欧美国家提前12～18年。肠道疾病如此严峻的问题在哪?(1)不良的饮食习惯;(2)不规律的作息;(3)日常工作的压力;(4)不顺心的情绪;(5)老年人增加;(6)青年不重视肠道保健;(7)滥用抗生素等。上述因素造成人的肠道快速老化,毒素沉淀,菌种失衡,必须引起我们每一个人的关心与重视。

1. 保护"有益菌"。人体肠道中存在着各种各样的细菌,已知种类有400多种,数量超过100兆(1兆相当于1 012)个,如果将所有的肠道细菌排成列,可以沿赤道绕地球两周半。在人体肠道内,数量庞大的细菌,它们的生存并非毫无秩序,就像山野上生长的植物,它们各自分别群生着。肠内细菌同样也是群生的,称之为"肠内菌群"。肠内菌群按照其行为对人体造成的影响,可以分为"有益菌"、"有害菌"和介于两者之间的"中性菌"。当有益菌占据优势时,身体就处于平衡健康的状态,而一旦肠道有益菌被有害菌打败,益生菌又摄入不足,将直接导致健康问题。

2. 用好"补给站"。我们吃的食物,从进入口腔到形成便便,需要24～72个小时,通过一条长约7米多的人体旅程。其中肠道就是我们的能量源、补给站,是吸收营养的重要器官。肠道包括小肠、大肠和直肠，小肠负责食物的消化和吸收，大肠主要负责形成粪便，最后通过直肠经肛门排出体外。其小肠又分为十二指肠、空肠及回肠，主要负责吸收身体所需的钙、镁、铁、维生素 D、葡萄糖、氨基酸、蛋白质等营养成分，保证人的正常新陈代谢。

3. 强化“防卫军”。每天会有无数有害菌和毒素从口腔进入体内，肠道在吸收营养的同时，还要抵御这些有害菌和毒素的侵袭。肠道黏膜表面有无数绒毛，绒毛与绒毛之间的缝隙里藏有很多常驻细菌，特别是作为益生菌的某些乳酸菌，当它与绒毛内部的淋巴球等免疫细胞接触时，能促进免疫系统的活性。更重要的是，肠道是人体最大的免疫器官，人体 60% ～ 70% 的免疫细胞和免疫球蛋白都集中在肠道，这支“防卫军”时刻严阵以待地对付外来入侵，绝对是我们身体免疫的主战场，一定要千方百计强化好、运用好自己的免疫器官。

4. 稳定“脑功能”。肠道内有 1 亿的肠道神经细胞，它们独立进行判断从而形成了独立的网络体系——肠道神经。它具有可与大脑匹敌的功能，被称为第二大脑。肠内有害细菌通过降解食物生成大量硫化氢、氨、吲哚类等神经性毒害气体及物质。这些有害物质可以导致人体精神异常压抑或者亢奋，根据个体的能力强弱表现出自闭或者暴力倾向。以幽门螺杆菌为例，它们可以把尿素分解成二氧化碳和氨，而氨极易溶于体液并进入血液，造成血氨浓度升高，而血氨浓度越高，人的脾气越大，长期压抑或发泄的脾气就导致自闭或暴力倾向的情绪产生。

5. 补充“益生菌”。人患了肠道疾病后，一方面要对症治疗，一方面要设法通过补充益生菌来帮助肠道菌群恢复平衡。因为益生菌是一种科学培养出来的安全并对人体有益的细菌，进入人体肠道后，会主动站在有益菌一边打击有害菌，比如乳酸菌就是常见的益生菌的代表。但需要注意的是，补充益生菌“活性”是关键，因为人体的消化道环境很复杂，只有经过胃酸、胆汁等环境后依然能存活的菌株，才能达到大肠发挥其功效。此外，我国乳酸菌标准明确规定，饮品活菌的数量要达到每毫升 100 万个才有效。

世界牛奶日

6月1日,世界牛奶日。

20世纪50年代,法国促进牛奶消费协会提出了庆祝牛奶日设想。这个设想在1961年被国际牛奶业联合会所采纳,并作出了每年5月第三个周二为国际牛奶日的决定。2000年经联合国粮农组织的提议,兼顾到某些国家已经确定的日期,把每年的6月1日确定为“世界牛奶日”,旨在以多种形式向消费者介绍牛奶生产情况,直接了解消费者对牛奶生产和乳制品加工的要求。

我国开展“世界牛奶日”活动最早的城市是南京市,最早的企业是南京卫岗乳业,早在1997年就开始这一活动。我国从1999年开始宣传国际牛奶日,2005年还提出宣传主题:乳品安全与人体健康。鼓励人们多喝奶,通过对牛奶的宣传促进和启动消费市场,进而带动牛奶的生产,形成一个良性循环,最终达到提高全民族身体素质的目的。

● 喝牛奶能降低某些疾病发生的风险。

牛奶是人们日常生活中喜爱的饮食之一。新近的研究表明,喝牛奶能减少15%～20%的心脏病和中风死亡率。另据英国一份研究指出:牛奶中含有维生素A、B、C和钙等,具有抗癌作用,常喝脱脂牛奶者可降低患口腔、结肠、膀胱、肺、乳腺、宫颈等癌症的危险性,从而预防癌症的发生。

● 走出饮用牛奶的误区。

牛奶并非每天喝越多越好。研究表明,牛奶中含有13中雌激素代谢、雄性激素和细胞生长因子,来自哈佛大学等研究机构的营养流行病学和奶制品的36位专家新近达成的共识为,美国2005年修订牛奶使用指导原则“推荐成年人每天喝三杯牛奶”是不明智的,成人每天喝一杯牛奶比较合适。

牛奶并非越香浓越好。在加了水的牛奶中再放一种增稠剂,牛奶可以变稠,但营养却将低了。也就是说,兑水的牛奶是可以随意人为变稠的,不一定越黏稠、挂壁越持久的就越好。灭菌的牛奶,看起来较稀,但其营养价值实际上一点儿也不比看起来更黏稠的牛奶低。那些在包装内壁上附有黄油的牛奶,是因为脂肪量大,一定时间过后,脂肪就会上浮,形成油脂。这样的牛奶难以被人体充分吸收,会造成不必要的浪费。

有机奶并非比普通奶更健康。有机奶的价格之所以很高,是因为它的安全性能高,有机奶当中不加任何添加剂,所以成本自然比较高。但营养素含量并非比普通奶高,因为没有添加剂,风味也不一定比其他奶浓厚。与其说它更健康,不如说它更安全。

饮用牛奶并非不能服药或吃水果。吃药时不能用牛奶送服的说法太绝对了。服用维生素等营养素药品是可以用牛奶送服的。因为牛奶中的蛋白质、脂肪等成分可以对营养素有保护和促进吸收的作用。但是其他药品不能用牛奶送服,特别是降压药和抗生素类药物。因为牛奶送服降压药,会使血压升高甚至发生生命危险。抗生素与牛奶中的钙离子在肠道内形成络合物,会减少药物吸收,降低疗效,甚至可使药物完全失效。如果牛奶与水果一起吃,虽水果中的有机酸会让牛奶发生沉淀,但不会阻止人体对牛奶营养成分的吸收。因为胃酸的酸度远远超过水果的酸度,如果没有水果,牛奶进入胃内也会凝结成块。既然我们平时吃的固体食物都能被消化,牛奶凝块有什么不能的呢?

世界运动日

6月23日，国际运动日，通常称国际奥林匹克日。

1894年6月23日，国际奥委会在巴黎正式成立，发起人法国教育家皮埃尔·顾拜旦男爵为了纪念这一天，倡议把这一日称为“奥林匹克日”或“运动日”。国际奥委会从1948年起，确定将每年的6月23日称为“国际运动日”又称“国际奥林匹克日”，旨在以团结、和平和友谊为宗旨，推进国际性运动竞技。

国际奥林匹克运动会，于1894年6月23日举行了首次奥林匹克日活动，参加的国家有葡萄牙、希腊、奥地利、加拿大、瑞士、英国、乌拉圭、委内瑞拉和比利时。此后，在每年6月17日至24日之间，各个国家或地区奥委会都组织各种庆祝活动。现在，世界上参加此项活动的国家、地区已由首届的9个增至100多个，参加者十分踊跃，表达了人们对奥林匹克精神的崇尚！

● 奥林匹克标识。

五环旗。标志奥林匹克运动会不分种族、肤色、宗教信仰、意识形态、语言文化，全世界人民相聚在五环旗下，以团结、和平与友谊为宗旨进行公平竞技，具有国际性的特点。

● 奥林匹克精神。

《奥林匹克宪章》指出，奥林匹克精神（Olympic spirit）就是相互了解、友谊、团结和公平竞争的精神。奥林匹克精神对奥林匹克运动具有十分重要的指导作用。

● 奥林匹克口号与主题。

奥林匹克的口号是：更快、更高、更强。

奥林匹克的主题：由当届主办城市确定，比如2008年第29届北京奥运会,主题是:绿色奥运、人文奥运、科技奥运。

● 奥林匹克主要活动。

国际奥运会每四年举行一次,此间因故停办的届数,仍依次连续照算,并设有冬奥会和夏奥会。一般夏季奥运会设有28个体育运动项目:田径、划船(又称“赛艇”)羽毛球、棒球、篮球、拳击、皮划艇、自行车、马术、击剑、足球、体操、举重、手球、曲棍球、柔道、摔跤、游泳(含跳水、水球、花样游泳)现代五项、垒球、跆拳道、网球、乒乓球、射击、射箭、铁人三项、帆船和排球。冬季奥运会设有7个运动大项,13个运动分项,主要包括:雪车、溜冰石(又称“冰壶”)冰球、雪橇、滑冰(含速度滑冰、短道滑冰、花样滑冰)和滑雪(含越野滑雪、跳台滑雪、北欧混合、自由滑雪、雪板滑雪)。

● 奥林匹克运动的特点。

奥林匹克运动是国际性组织,它针对人种、文化、技艺差距都很大的情况,突出了“两个强调”:

1. 强调对文化差异的包容和理解,以世界公民的博大胸怀,去认识和理解自己民族以外的事物,领悟到各个民族都有着神奇的想象力和巨人的创造力,学会尊敬其他民族,以比较客观和公正的态度去看待别人和自己,虚心地吸取其他文化的优秀成分,不断丰富自己,从而使奥林匹克运动所倡导的国际交流真正得以实现。

2. 强调竞技运动的公平与公正,奥林匹克运动以竞技运动为其主要活动内容,竞技运动最本质的特征就是比赛与对抗。竞技体育的教育功能和文化娱乐功能的基本前提是公平竞争。只有在公平竞争的基础上竞争才有意义,各国运动员才能保持和加强团结、友谊的关系,奥林匹克运动才能实现它的神圣目标。

为办好每一届奥运会,国际奥委会还主张体育与文化和教育相结合,支持各国奥委会参加每年在希腊奥林匹克开设的国际奥林匹克学术研讨会,支持各国举办体育集邮展览、体育题材的美术和文化展览或体育纪念品收藏展览等活动,并与联合国组织、各国政府和其他民间体育组织密切合作,召开与体育有关的专题研讨会,以推动奥林匹克运动在全世界的发展,促进体育运动更好地为人类健康和平和友谊服务。

中国全民健身日

8月8日,全民健身日。

2008年,北京奥运会的成功举办,极大激发了全国人民的健身热情。为了更好地满足人民群众日益增长的体育文化需求,经国务院法制办和国家体育总局提议,国务院批准从2009年起,确定每年的8月8日为“全民健身日”,旨在让中国竞技体育极度辉煌之年的奥运精神更加全民化、社会化,使这一天每个人都能够在自己所在的地方,快乐、健康地从事体育健身活动。

在北京奥运会成功举办一周年之际的2009年,首个“全民健身日”启动仪式,于8月8日在北京奥林匹克公园内的国家游泳中心“水立方”举行。北京奥林匹克公园当日成了全民健身的海洋,由33 996人共同表演的太极拳展示活动,创造了新的吉尼斯世界纪录。启动仪式发出倡议,号召每个人从现在做起,坚持每天锻炼1小时,努力使体育健身成为日常生活的重要组成部分,成为促进人际和谐、社会发展的重要纽带。同日,全国各地也举行了富有当地特色的全民健身日活动。

● 广播体操伴随全民健身事业发展。

回忆我国全民健身活动,最初是从大家熟知的广播体操开始的。从1951起,国家先后颁布的1至8套面向全民的广播体操及儿童广播体操和少年广播体操,这一健身方式伴随了几代人。据1957年《人民日报》刊载:“中共中央高级党校90%以上的学员坚持做广播体操,并且由原来的每天2次改为每天3次。”当时虽没有全民健身的提法,但有一个重要原因,就是当时全国的体育工作完全是围绕毛泽东题词“开展体育锻炼,增强人民体质”来开展的,广泛的群众性体育运动正是把人民的健康放在了第一位的实际行动。到1995年,国家颁布了《全民健身计划纲要》,2009年又出台了《全民健身条例》,使人们的健身活动有了法律保障,全民健身事业蓬勃发展。

目前,各级各类群众性体育组织基本覆盖了全国城乡,公园、街道、居民小区和村镇,建有大批方便、适用的"全民健身路径"和功能齐全的"全民健身活动中心"。即使在欠发达地区,由于实施"雪炭工程",也建设了一大批中小型公共体育场馆和设施;由于"农民体育健身工程"列入了国家中长期发展规划,全国广大乡村也建起了篮球场、乒乓球台等体育设施。

● 积极贯彻《全民健身条例》。

《全民健身条例》规定,地方各级人民政府应当依法保障公民参加全民健身活动的权利。国家定期开展公民体质监测和全民健身活动状况调查。每年8月8日的"全民健身日"这一天,公共体育设施向公众免费或优惠开放,并免费提供健身指导服务。各级人民政府及体育行政主管部门组织开展健身宣传、教育和活动,国家机关、企业、事业单位、社会团体和其他组织应当结合自身条件积极参与,以"全民健身日"推进全民健康促进行动。

《全民健身条例》还指出,学校应当保证学生在校期间每天参加1小时的体育活动,学校每学年至少举办一次全校性的体育运动会,有条件的,还可以有计划地组织学生参加远足、野营、体育夏(冬)令营等活动。学校应当在课余时间和节假日向学生开放体育设施,公园、绿地等公共场所的管理单位,应当根据自身条件安排全民健身活动场地,居民住宅区的设计应当安排健身活动场所。

全民健康生活方式日

9月1日,全民健康生活方式日。

2007年9月1日,国家卫生部疾病预防控制局、全国爱卫会办公室和中国疾病预防控制中心发起了以“和谐我生活,健康中国人”为主题、以“我行动、我健康、我快乐”为口号的全民健康生活方式行动,并确定每年9月1日为“全民健康生活方式日”,旨不断强化人们的健康意识,长期保持健康生活方式。

健康生活,延年益寿。在全面建设小康社会进程中,我国人民的健康生活水平明显提高,精神面貌焕然一新。然而,社会发展和经济进步在带给人们丰富物质享受的同时,也在改变着人们的饮食起居和生活习惯,与吸烟、酗酒、缺乏体力活动、膳食不合理等生活方式密切相关的生活方式病,如高血脂、高血压、高血糖、肥胖等慢性病,已成为影响我国人民健康素质的大敌。面对生活方式病,如果不改变个人的生活方式,医院、医生和药物、手术的作用有限。每个人都从自己做起,摒弃不良习惯,成为健康生活方式的实践者和受益者。

● 四大健康基石。

“心态平衡,合理膳食,适量运动,戒烟限酒”十六个字被喻为四大健康基石。因为,现在大量的研究证据均表明,如果做到这四点,能使高血压减少55%,脑卒中、冠心病减少75%,糖尿病减少50%,肿瘤减少1/3,平均寿命延长10年以上。

1. 心态平衡。只要注意心理平衡,就掌握了健康的金钥匙。努力做到“三个快乐”:第一,助人为乐;第二,知足常乐;第三,自行其乐。

2. 合理膳食。要掌握合理膳食的十个字:一、二、三、四、五、红、黄、绿、白、黑。“一”,每天睡前喝一袋牛奶。“二”,每天二百五十克碳水化合物,相当于五两主食。“三”,每天三份高蛋白,一份就是一两瘦肉或者一个鸡蛋,或者二两豆腐,或者二两鱼虾,或者二两鸡或鸭,半两黄豆。“四”，一个礼拜吃四次粗粮。“五”，一天500克蔬菜和水果。“红”，一天一个西红柿，喝少量的红葡萄酒，吃点红辣椒改善情绪，少焦虑。“黄”，每天吃维生素A多的胡萝卜、西瓜、红薯、老玉米、南瓜、红辣椒，即红黄色的蔬菜。“绿”，饮料数茶最好，茶叶绿茶最好。“白”，燕麦粉、燕麦片。“黑”，黑木耳。

3. 适量运动。指运动方式和运动量适合个人的身体状况，动则有益，贵在坚持。运动应适度量力，选择适合自己的运动方式、强度和运动量。健康人可以根据运动时的心率来控制运动强度，一般应达到每分钟150～170（次）减去年龄为宜，推荐每天快速步行半小时（3 200步），每周5天。

4. 戒烟限酒。不论吸烟多久，都应该戒烟，戒烟越早越好，任何时候戒烟对身体都有好处，都能够改善生活质量。过量饮酒，会增加患某些疾病的风险，并可导致交通事故及暴力事件的增加。建议成年男性一天饮白酒50毫升、葡萄酒100毫升、啤酒300毫升以内，女性减半。

● 关于健康生活方式的八项倡议。

1. 追求健康，学习健康，管理健康，把投资健康作为最大回报，将“我行动、我健康、我快乐”作为行动准则。

2. 树立健康新形象，改变不良生活习惯，不吸烟，不酗酒，公共场所不喧哗，保持公共秩序，礼貌谦让，塑造健康、向上的国民形象。

3. 合理搭配膳食结构，规律用餐，保持营养平衡，维持健康体重。

4. 少静多动，适度量力，不拘形式，贵在坚持。

5. 保持良好的心理状态，自信乐观，喜怒有度，静心处事，诚心待人。

6. 营造绿色家园，创造整洁、宁静、美好、健康的生活环境。

7. 以科学的态度和精神，传播科学的健康知识，反对、抵制不科学的伪科学信息。

8. 将每年的9月1日作为全民健康生活方式日，不断强化健康意识，长期保持健康的生活方式。

为了个人的健康幸福，为了社会的文明和谐，让我们按照卫生部疾病防控局、全国爱卫办、国家疾控中心的八项倡议行动吧！

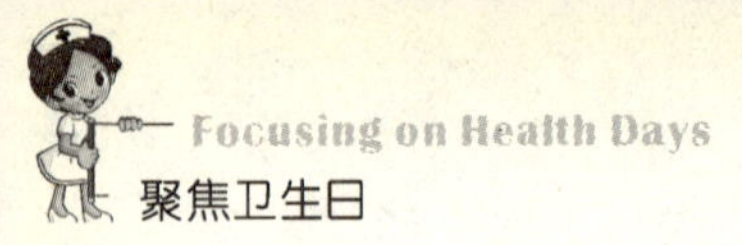

中国脑健康日

9月16日，中国脑健康日。

国际脑研究组织第四届神经科学大会，把21世纪称为“脑的世纪”。中国医促会脑健康专业委员会在全国把每年9月命名“脑健康月”的同时，倡议从2000年起，每年9月16日为“中国脑健康日”，旨在引导人们关注脑健康，预防和降低脑神经系统和精神疾病的上升趋势。

医学研究表明，人的大脑由100亿个神经元组成，血管加起来的长度相当于17万km，运输所需的血液占全身20%，耗氧量占全身氧含量20%。对人类的脑健康，世界卫生组织（WHO）曾明确公告：“基因遗传因素占15%，社会因素占10%，医疗条件占8%，气候条件占7%，生活方式占6%”。目前，我国的脑健康以老年痴呆的临床预测来看，已超过500万，其中65岁以上的人群中，每百人中大约有6人患有老年性痴呆症。85岁以上的老人，每百人中大约有30人患有老年性痴呆症，由于基层医疗机构对该疾病认识不足，漏诊率高达73.1%。在已明确诊断的老年痴呆患者中，仅有21.3%采用药物治疗，其中接受有明确适应证的药物患者仅占2%。预计到2050年，我国60岁以上老年人将超过总人口的1/4，而且各种脑部疾病开始逼近年轻人，中青年人发生脑出血或脑梗死等脑血管病例逐年增多，每年约按10%的比例在递增。可见，关注脑健康多么重要。

● 什么是脑健康？

脑健康，就是掌握一些大脑健康的基本知识，采取正确措施或生活方式使大脑保持在一种健康状态，包括一些先兆性的症状、体征，早发现、早治疗，防止进一步恶化。

脑健康的关键是脑平衡。对脑血管的保护同心血管保护一样，要努力避免疾病或外伤损害，要注意调节和改善大脑的兴奋与抑制过程，使大脑功能得以充分发挥，延缓大脑老化。也就是健康先养脑，像2012年和2013年脑健康日宣传的那样：“传播脑科学，促进脑健康”，真正“关心您的‘头等’大事”。

● 养脑健康应做些什么？

大脑是人体最特殊、最重要的一个器官，是人体各个生理活动的最高调节器官，是心理思维活动的中心器官，对人体发挥着整体性的调节作用，它的健康是不可逆的，一旦出现问题就是灾难性的。因此，养脑健脑，保持脑平衡尤为重要。

坚持有氧运动。大脑就像一部机器，如果经常不转动，就会生锈或者出故障。脑组织内没有能源储备，要想让脑细胞正常工作，就必须源源不断地向它供应氧和葡萄糖，而血流是氧和葡萄糖进入大脑的唯一途径，因此，设法增加脑血流量是提高大脑功能的基础，而运动恰恰有这样的作用。特别是那些脑力工作者，过度用脑就像是长时间拉紧松紧带不放手，他们比一般人更需要多得多的氧气和葡萄糖提高用脑效率，运动更是不可省略的一环。有规律的有氧运动，包括快走、慢跑、游泳、骑自行车、做瑜伽等。爵士舞、拉丁舞、球类等具有一定技巧的复杂运动，需依赖身体多个部位协调一致，更有助于锻炼大脑的控制力和指挥力。

坚持合理膳食结构。人的整个生命是由人体“司令部”——大脑管理着，如果大脑开始衰老，就意味着身心开始衰退。中国传统中医理论认为“药食同源”，要保持最基本营养需求的几大要素的摄入。先是葡萄糖。葡萄糖的作用是为人提供能量的。肌肉的运动，思维活动，都要靠能量维持。葡萄糖最主要的来源是碳水化合物，也就是主食。第二类是蛋白质。鸡蛋清、各种肉类、豆制品、牛奶都含有丰富的蛋白质。人体内的细胞每天都要进行新陈代谢，蛋白质能为这一代谢过程补充充足的营养。第三类是脂类。脂类既有利也有弊，人体需要脂类，因为一些男性或女性激素就是胆固醇转化来的，可是胆固醇太高也不行，否则会导致动脉硬化。第四类维生素。各种新鲜的水果、蔬菜都是维生素的丰富来源。第五类是微量元素，人体内的微量元素很少，但它们会参与很多酶的生命代谢过程。这样，合理的膳食平衡，能保持大脑需要的葡萄糖、铁元素、脂肪酸，有益于预防心脑血管疾病。

坚持劳逸结合。现在社会的工作节奏加快，一些年轻的白领或者中青年人，一心把自己的精力放到工作上面，生活没有规律，有些工作到很晚，有些游戏娱乐到很晚，无法保证成人所需要的正常8小时睡眠时间，这样长期的劳累和经常性的超时工作，或者工作之后长时间熬夜打牌等，容易造成身体机能的紊乱，从而直接影响脑健康和导致各种疾病。因此，工作适量，保证睡眠，不要用脑过度，是保护大脑健康的有效方法之一。

克服不良生活习惯。医学专家指出，吸烟、饮酒、好激动、睡眠没保障等不良习惯，直接影响到脑健康，都可能造成脑疾病的发生。很多人觉得脑部疾病是中老年人的常见病和多发病，跟年轻人没多大关系，其实并非如此。现在年轻人脑部疾病的发生率很高，并向低年龄段人群发展，所以脑部疾病在各个年龄段都有可能发生，要引起重视。

● 人最易患的脑疾病有哪些？

提到脑疾病，相信许多人的第一反应就是脑出血、脑卒中这类常见、突发性疾病。脑疾病其实范围很广，分类也相当精细，但大体可以分为缺血性脑血管病、出血性脑血管病、占位性疾病、变性性疾病和功能性病变五大类。其中，脑中风、脑肿瘤、变性性疾病应该是脑病中比较高发的三类。其他类型的脑疾病还包括脑功能病变等。脑功能病变的典型症状为睡眠障碍，长期睡眠障碍会导致焦虑，焦虑进一步还有可能发展成抑郁症。

当然，头痛、老年痴呆也是一种脑病症状。人的一生中有可能遭遇的脑疾病还包括外伤性和病毒性脑炎等。外伤性脑创伤在儿童时期最容易发生。由于儿童的自我防卫能力差，家长要注意外伤的防范，如跌倒、摔伤、高处坠落等。病毒性脑炎以细菌传染为途径，如人面部的三角区，一旦发生感染，细菌就会通过静脉系统回流到脑部。因此，对不同脑病，临床一旦确诊，必须对症治疗，方能收到良好的疗效。

● 哪些情况需要脑健康检查和查什么？

脑健康检查是将关口前移，可最早期发现脑部疾病和脑亚健康状态，有利于最大限度降低疾病对脑健康的威胁，以最小的费用取得最大的健康收益。

那么，哪些情况需要进行脑健康检查呢？（1）年龄40岁以上者；（2）感觉处于“亚健康”状态者；（3）有脑血管病危险因素者：包括高血压、糖尿病、冠心病、高血脂、动脉粥样硬化、短暂性脑缺血发作（小中风）、代谢综合征、长期吸烟、长期饮酒者；（4）有肢体无力或麻木者（即便是短暂无力或麻木）；（5）头痛、头晕、耳鸣者；（6）情绪不佳、睡眠不好者；（7）记忆力下降；（8）有颈椎病者。

脑健康的针对性检查，主要包括：称体重，测血压，查肝功、血脂、血糖、眼底等，以及神经系统体格检查，脑CT，磁共振成像检查，这样，可以及时发现病变，达到早预防、早治疗的目的。比如通过查眼底，看眼底的变化，眼底动脉硬化的程度，测知脑的病理改变，帮助颅脑疾病的诊断和病情评估。

世界【中国】行走日

9 月 29 日至 10 月 15 日，世界行走日。

1992 年，由总部位于德国的国际健身与大众体育协会发起倡议，号召民众在每年的 9 月 29 日至 10 月 15 日开展行走的健身活动，并将之定为“世界行走日”，在全球推行。该活动至今已覆盖全球 60 多个国家和地区，每年有数百万人参与其中，是目前世界上最具影响力、最大规模的行走活动，旨在提高人的身体素质，沟通人际关系，倡导低碳生活，促进社会和谐。

每月 11 日，全国大众步行日。

我国 2010 年首次引入“世界行走日”，国家体育部等首先组织青岛站等 10 万人长走活动，卫生部也与当年倡导每年每月 11 日为“大众步行日”，希望广大民众能在每月的 11 日这天以“11 路”代替汽车，健康出行，低碳出行，让每一个公民走出健康的体魄。

据世界卫生组织统计，每年全球死亡 4 900 万人，其中 3/4 与生存环境有关。为此，伦敦奥运会首金获得者易思玲倡议：把脚掌当做第二心脏，百炼走为先。我们也要为了我们的健康，响应《全民健身计划》“121”启动工程；每周步行 5 次，每次至少 30 分钟；上班族争当健走一族，30 分钟的路程开步走，50 分钟的路程尽量骑车出行；和家人朋友一起坚持健走等。

● 行走是最佳养生方法。

行走是最优控氧运动。健康教育专家、中华医学会心血管病学分会主任委员胡大一教授说：“最容易的锻炼就是走路，我戴计步器 9 年了，只有 4 天因为特殊原因没有走到一万步。如果粗略计算的话，每天一万步，一年走下来就相当于徒步从北京奥林匹克公园到上海世博园一个来回了。”国内外专家还研究表明，抗衰老的健身方法首推跑步。只要持之以恒坚持健身跑，就可以调动体内抗氧化酶的积极性，从而起到抗衰老的作用。

行走最安全。在美国出版的《走路！不要跑步》一书中，作者史塔曼博士说，之所以推荐大家行走而不是慢跑，是因为行走比慢跑安全。对于很少运动以及30岁以上的人来说，贸然跑步锻炼，膝关节、肌腱等部位很容易受伤。心、肾、肝等脏器或新陈代谢有问题的人会出现明显血氧供应不足的状况。德国体育运动学专家柏斯也指出，普通人每跨一步，脚底所受的冲击是体重的1～2倍，仅为慢跑的1/3作用，冲击不大，健身效果很好，而且老少皆宜，适合人群广，何乐而不为。

行走能把各个部位都练到。目前已有研究证实，规律的健走可有效锻炼身体各部位。可以促进脑部释放内啡肽，使心情愉悦。肺部增加肺活量，降低嗜烟者对抽烟的渴望。背部能加强背肌力量，并且对背部伤害较小。腿脚健走相当于对骨骼进行力量训练，明显增强腿脚骨骼和肌肉力量。

● 坚持以吃动平衡走向健康。

2010年卫生部等单位在《致全国大众倡议书》中指出：13亿中国人的身体健康水平正面临严峻挑战。心脑血管病、恶性肿瘤、呼吸系统疾病、糖尿病等慢性病都与不健康的饮食习惯、久坐不动的不健康生活方式密切相关。呼吁大众在日常生活中有意识地增加步行，增加运动，将每天都当成“步行日”，保持吃动平衡的健康生活方式。还向大众提出了10条具体的步行建议。

1. 每天都是步行日——步行也是生活中的乐趣。

2. 走路或者骑车——早一站下车或者放弃乘车，体验一下步行或骑车的健康出行方式。

3. 每天爬几次楼梯——每天少乘几次电梯，走走楼梯也能达到吃动平衡效果。

4. 与家人一起运动——经常全家一起步行，或去户外享受美好的一天。

5. 跟着感觉“走”——甩开手臂，感觉用力，但不吃力，走得全身发热，微微出汗，心跳呼吸加快，但是不要有气短和力不从心的感觉。

6. 保持微笑——保持 20 分钟的微笑可以使你拥有 12 个小时的热情,积极乐观的心态,可以使你拥有健康的同时,享受到美好生活。

7. 设计平衡的饮食——膳食的平衡有助于摄入各种人体所需营养物质,食物本身没有好坏,关键在于如何搭配和保持吃动平衡。

8. 少吃两口——不要每顿都吃十分饱,能够停嘴的时候,及时离开饭桌。

9. 不要久坐不动——坐姿超过一个小时,就要舒展活动一下。

10. 及时补充水分——运动时不要忘了补水,充足的水分对身体健康至关重要。

当然,能快走就更好了,因为美国新进的一项研究显示,在所有运动中,快走是更年期女性最应坚持的运动。所谓快走,即在 12 分钟内走完 1 公里。研究人员发现,每天坚持快走的女性,不仅没有一人突发中风,更年期症状也明显减轻。

● 最好是坚持健步走。

有一项运动防病健身效果显著,同时安全可靠,肌肉和韧带受伤的概率很小。此外,该运动简单易行,不需要特殊的运动设备,更老少皆宜,适合所有人群。这项运动就是——健步走。

健步走要快慢结合,根据步行的速度,步行分为慢走(50 ~ 80 米 / 分)、快走(90 ~ 110 米 / 分)、跑步(> 120 米 / 分)。初始锻炼的人或年老体弱者可选择慢走和快走,或走、跑交替进行的运动方式。在每一次锻炼时先慢走后快走,或先走后跑,交替进行。初始锻炼的人,一般是走 1 分钟,跑 1 分钟,交替进行,每隔 1 ~ 3 周增加 10% 的运动量(增加跑的时间,缩短走的时间)。或者由行走开始锻炼,随着身体适应能力的增强,逐渐过渡到由慢跑替代行走。

坚持健步走,能增强心肺功能,增加骨质强度,减轻精神压力,改善思维状态,特别对防治肥胖症、血脂异常、高血压、糖尿病、冠心病、抑郁症等效果确切。实行健步走,要根据国外普遍推荐的处方每天步行 1 万步或我国推荐的每天 6 000 步到 1 万步的原则,持之以恒地走起来,走下去,真正走出健康来!

● 有条件的可针对自身不同疾病进行行走。

脚尖行走：提起足跟用脚尖走路，可促使脚心与小腿后侧的屈肌群紧张度增强，有利于三阴经的疏通。

脚跟行走：抬起脚尖用脚跟走路，两臂有节奏地前后摆动，以调节平衡。这样可加强锻炼小腿前侧的伸肌群，以利于疏通三阳经。

倒退行走：倒行时全身放松，膝关节不曲，两臂前后自由摆动。可刺激不常活动的肌肉，促进血液循环。另外倒行还可防治脑萎缩，对于防治腰腿痛很有好处。

两侧行走：徐徐下蹲，两手着地，背与地面略成平行，手爬脚蹬，缓缓前进。可增加头部供血量，减轻心脏负担，可防治颈椎病、腰腿痛、下肢静脉曲张等多种疾病。

● 卫生部推广步行日活动的5项促进健康目标。

1. 政府应积极倡导居民出行尽量步行、骑车或乘公交等低碳环保的方式；

2. 在城市建设中，拨出项目经费，创造适宜大众绿色出行的环境，保障在城市绿色出行的安全性；

3. 提倡天天都是步行日的健康理念，鼓励大众自发开展步行，积极组织各种健身长走活动；

4. 政府免费开放更多城区中的公园，方便市民步行健身；

5. 各社区、学校、机关、企业、公园等在安全、可行的前提下，设立“步行健康路径”，设置距离标识和健康常识宣传牌，营造良好的全民健身氛围。

世界临终关怀与舒缓治疗日

10 月第一个星期六，世界临终关怀与舒缓治疗日。

2004 年，世界临终关怀做得早、做得好的英国首相首先提出设定世界临终关怀日。2005 年，全球超过 70 个国家首次举办临终关怀宣传活动，世界卫生组织建议各国政府把临终关怀包含到健康政策中，并确定每年 10 月第一个星期六为"世界临终关怀与舒缓治疗日"，旨在对生存时间有限（6 个月或更少）的患者进行灵性关怀，并辅以适当的医院或家庭的医疗及护理，以减轻其疾病的痛苦。

据统计，全世界每个星期有超过 100 万人告别人世。以癌症为例，在世界上每年有 600 万癌症患者死亡，每年还新增加超过 1 000 万的癌症患者，到 2020 年，这个数字将增加到 1 500 万，这些病人都会在某个时段需要临终关怀的疗护和帮助。然而，大多数国家忽略了病人死亡质量，没有把临终关怀纳入医疗体验，以我国城市而言，大多"被安排"在医院临终，农村仅有一部分人能受益于基本的舒缓治疗。因此，如何关心、照顾临终老人，不仅是医疗问题，也是社会问题。随着社会和经济的发展，人们越来越注重生命质量，希望减轻甚至避免临终的痛苦，维护生命最后的尊严。

● 临终关怀的概念、对象、内容与发展。

什么是临终关怀？临终关怀并非是一种治愈疗法，而是一种专注于在患者将要逝世前的几个星期甚至几个月的时间内，减轻其疾病症状、延缓疾病发展的医疗护理。临终关怀是近代医学领域中新兴的一门边缘性交叉学科，是社会的需求和人类漫长的历史长河中文明发展的重要标志。

临终关怀的对象，指的是生命垂危、即将离世的人。

临终关怀内容，包括被关怀人的身体关怀、生理关怀、心灵关怀、饮食关怀和舒缓治疗关怀等。

临终关怀的发展，就世界范围而言，临终关怀的兴起只有二三十年的时间。临终关怀运动最早始于英国的圣克里斯多费医院，50年代，英国护士桑德斯看到垂危病人的痛苦十分同情，于1967年首创临终关怀机构。70年代后期，临终关怀传入美国，80年代后期被引入中国。目前在全球的110个国家中，大约有8 000个临终关怀与舒缓治疗机构。当今，“世界临终关怀与舒缓治疗日”的秘书处由英国的临终关怀运动慈善委员会提供资助，他们已经为当地的220家临终关怀机构提供了资助，这些机构的重要工作是战斗在最前线，为走到生命尽头的临终病人提供临终关怀服务。与西方发达国家相比，中国的临终关怀事业起步比较晚，随着中国人口老龄化步伐加快，近年来，越来越多的人开始关注临终关怀，各种临终关怀组织、老年人护理院等机构快速兴起，30个省、市、自治区，除西藏外，各地都纷纷因地制宜地创办了临终关怀服务机构，还有肿瘤医院、肺科医院、民族医院、靖江医院等附设的临终关怀病房等，使临终者提高生命质量，并通过消除或减轻病痛与其他生理症状，排除心理问题和精神烦恐，令病人内心宁静地面对死亡，同时，临终关怀还帮助病患家人承担一些劳累与压力。

● 关注临终关怀与舒缓治疗应注意哪些问题？

临终关怀与舒缓治疗不是“帮助某人死”，而是帮助患者与疾病共存，尽可能舒适地生活。这意味着亲情、友情比仅仅用专业手段来缓解症状、减轻痛苦更有效。虽然治疗也是一个非常重要的部分，但其首要问题，是增加和帮助人们对临终关怀与舒缓治疗的理解以及如何帮助正在面对生命终点的人。事实告诉人们，临终关怀与舒缓治疗具有弹性化及灵活可变的特性，其花费也不高，但这是一个全方位的措施，充分尊重个人的意愿，以最恰当的方式，根据其个性和层次的不同特点来帮助他们是十分重要的。应充分认识和做到以下几点：

（1）临终病人得到舒缓治疗应是一个普遍的人权；

（2）在最需要的时候开展临终关怀与舒缓治疗；

（3）将舒缓治疗纳入国家医疗健康保障体系中；

（4）用大量的、安全的资金来支持临终关怀与舒缓治疗事业；

（5）用基本的、低成本的麻醉药、镇痛药来缓解病人疼痛和改善病人症状；

（6）临终关怀与舒缓治疗课程中疾病谱应当加以扩充和发展，特别是关系到传染性很强的艾滋病等；

（7）提高资源匮乏农村地区的舒缓治疗水平；

（8）把临终关怀与舒缓治疗纳入到医疗健康职业教育体系，包括本科教育和研究教育；

（9）舒缓治疗不应该是一个最后的手段，它应该与疾病的治疗同时进行；

（10）为避免病人临终前遭受巨大的、不可避免的、不必要的痛苦，建立包括人力和运行专项基金等支持临终关怀与舒缓治疗事业。

世界美发美容日

11 月 7 日，世界美发美容日，又称世界美发日、世界美容日。

2007 年国际美发美容师协会建议，把每年 11 月 7 日定为“世界美发日”和“世界美容日”，并从 2008 年开始执行，旨在推动各国政府和社会各界进一步重视美发美容行业，并通过开展种种活动，宣传美发美容业与各行各业的关系及对社会经济发展的作用，促进人们对美容美发问题的理解和动员，共同支持维护美发美容事业的发展。

● 化妆品有四大类。

化妆品包括清洁类、护肤类、治疗类和修饰类四大类。常用的洁面产品包括洗面奶、洁面乳、洗发剂、洗手液和洗澡用品等。它们的主要作用是清除皮肤表面的污垢和油脂、脱落的皮屑等。护肤类产品有润肤霜、润肤油、各种保湿产品、防晒霜等。这类产品的主要功效是滋润皮肤，保持局部皮肤的水分，补充人体自身皮脂腺和汗腺分泌的不足，部分起到人工皮脂膜的作用。护肤产品是重要的也是必需的化妆品。带有治疗作用的系列化妆品有药妆，如抗敏性润肤霜；抗衰老产品，如精华素等。这些产品多数含有特殊成分，针对不同的年龄和肤质，能起到淡化色斑、减轻皱纹、收缩毛孔，使皮肤光洁、细腻等作用。修饰类化妆品包括各种粉底、指甲油、睫毛膏、彩妆、染发剂、香水等。这类产品主要是帮助遮盖人体皮肤表面的瑕疵，改变局部的外观颜色等，起到美化和突出个性要求的作用。

世界视觉日

10 月第二个星期四，世界视觉日，又称世界视力日。

1999 年，世界卫生组织结合国际防盲组、国际狮子会、奥比斯等多个国际志愿机构共同订立全球视力医疗公益行动，主导并联合发起"视觉 2020"计划，确定每年 10 月第二个星期四为"世界视觉日"，旨在唤起人们关注和解决视力问题，强调视力是人的一项权利，并提出在 2020 年前力争消灭可避免的盲症。

根据世界卫生组织公布的数据，全世界目前约有 3 700 万人目盲，1.24 亿人视力低下。其中 3/4 的盲症病例是可以治疗或预防的。据世卫组织预测，如果不采取行动，到 2020 年，全球盲人总数将增至 7 500 万。中国是全世界盲人最多的国家，约有 500 万，视力残疾约 1 200 万，其中 60 岁以上老人约 800 万，这是一个值得十分重视和关心的问题。

● 影响视觉的因素与危害有哪些?

调查表明，有 82.4% 的电脑用户患有电脑视觉综合征，表现为眼睛干涩胀痛、视力下降等。目前全球包括我国在内的影响视力几大因素排列顺序为：用电脑、看书写字、环境影响、用眼卫生、病变药毒、饮食习惯、意外伤害等。产生原因，除环境因素外，与个人的身体、眼部因素有关，比如：当身体衰弱、疲劳或处于某些特殊生理时期，如更年期、孕期等，以及患有某些疾病，如高血压、贫血等，均可能导致眼睛的调节能力不足，易发生视疲劳。再如，眼睛本身的原因，如视力下降（包括近视、远视、散光等屈光不正），都易引发视疲劳；所戴眼镜不合适也会加重眼睛负担，引发视疲劳。还有受到外界暴力损伤等，都是不可忽视的因素。其危害在于视疲劳还可能导致人们近视加深、出现复视、阅读时易串行、注意力无法集中等，影响人们的学习与工作效率，造成弱视、失明，失去工作的能力与机会。

● 教育孩子从小学会保护视力。

1. 阅读时眼与书本的距离：书本与眼的距离最好保持在 30 ～ 35 cm。

2. 走路或乘车时不要看书：由于行车颠动，书本与眼的距离不断改变，眼不断地变化调节，很容易引起视力疲劳。

3. 不要躺着看书：躺着看书一方面不能保持合理的距离；另一方面也难得到合适的自然采光和人工照明，易出现视力疲劳。

4. 阅读时的光线：在光线合适的地方写字、看书；光线要从左方射入，光线须均匀不炫目；避免在强直光下看书，以免损害视力。

5. 连续阅读的时间：不宜过长，每阅读 45 分钟后应休息 10 ～ 15 分钟，并做眼保健操；按时做课间操或到室外活动；应经常抬头向远处眺望片刻，以使紧张状态下的调节肌得到松弛，缓解疲劳。

6. 坚持做眼保健操：这样有助于解除眼肌疲劳，增强眼部血液循环，达到预防近视和保护视力的效果；对已经近视的儿童，可防止近视加深，恢复调节技能，促进视力改善。

● 重点转向低视力康复。

低视力是指患者双眼的视觉功能减退到一定程度，且不能用手术、药物或常规的屈光矫正方法加以改善，导致患者生活和工作能力丧失或部分丧失。通俗地讲，低视力者不是看不见，而是看不清。他们的残余视力不能满足日常生活的视功能需求，又不能通过医疗手段得以改善，只能借由助视器让有限的视力得到最大限度的改善和利用。世界卫生组织制定的低视力诊断标准为双眼中较好眼的矫正视力在 0.05 ～ 0.3 之间（矫正视力是指配戴适当屈光度眼镜后所能达到的最好视力）。产生低视力的病因很多，如高度屈光不正、外伤、中心视野缺损、各类白内障、青光眼、视神经萎缩、角膜混浊等。据《中国残疾人事业“十一五”计划纲要》，我国 80% 有康复需求的低视力者，另据《视力残疾康复“十一五”实施方案》，到 2010 年，我国将为 10 万名低视者配用助视器，培训 3 万名低视力儿童家长，建立 300 个地市级康复部，为实现中国政府提出的 2015 年实现残疾人“人人享有康复服务”和世界卫生组织提出的“视觉2020人人享有看见的权利”的目标而努力！

● 及时科学地处理眼疾。

患者有眼疾应及早治疗。

人的眼睛可患好多疾病，比如斜视、弱视、屈光不正、泪囊炎、结膜炎、角膜炎、葡萄膜炎、视神经炎、视网膜炎、青光眼、白内障、麦粒肿、散粒肿、倒睫、遗传性眼病等，以上各种眼病表现各异，治疗原则和方法也各不相同，患者必须及时就医，及时到专业眼科查治，以保护视觉，将五彩缤纷的光明世界永远收在眼底。

眼受外伤要学会处置保护。

眼睛进异物：拉起眼皮，让泪水冲出异物。方法是让眼睛向下看，用一手的拇指和食指握住其上眼睑近睫毛处的皮肤向下牵拉，拇指和食指捻转上眼睑即可翻转上睑，翻转上眼睑后，仍让眼睛向下看，用拇指将上睑固定在翻转位置，用手电筒检查睑结膜，异物多存留在睑板沟处，用棉签或干净的手绢等在结膜面滚动或擦除异物。

化学烧伤：在受伤现场立即用水反复冲洗眼部，最好将伤者面部浸入水中，睁眼、摇头，充分冲洗，只要水质清、水量足就行。冲洗愈早愈彻底愈好，然后到就近医院进一步治疗。

眼睑钝伤：马上冷敷，一天后热敷。应立即用冰袋或凉毛巾进行局部冷敷，可消肿止痛。24小时后可改为热敷，以促进局部瘀血的吸收。如果造成皮肤撕裂或破裂，必须注意保持创面清洁，必要时送医院眼科进行清创缝合。

眼球钝伤：盖上纱布快送医院。面部和眼部受伤后也可导致眼球钝伤，患者会出现眼内异物感、怕光、流泪等症状。如果眼球破裂，伤者自觉有一股“热泪”涌出，随即视物不清并伴有疼痛，此时可让伤者立即躺下，严禁用水冲洗伤眼或涂抹任何药物，只需在伤眼上加盖清洁的纱布或手绢，用绷带轻轻缠绕包扎（严禁加压），然后迅速送往医院抢救，不要耽误。

患白内障要适时择期手术。

有关调查表明，目前我国城镇人群的主要致盲眼病中，居于首位的是白内障，第二位的是糖尿病视网膜病变。引起白内障的原因是多方面的,而手术是治疗白内障的最好方法。但患者对手术时机的选择普遍存在两大误区:一是白内障要到成熟再做,二是白内障越早做越好。其实白内障手术时机的选择没有固定的模式,对于一个具有窄房角,对生活质量要求较高的患者,早期手术既可预防青光眼发作,同时又能提高生活质量;对于一个习惯戴眼镜,从事一般工作,对视功能没有过高要求的患者,可先通过调整其屈光状态,而后根据病变发展再考虑手术。

世界保健日

10月13日，世界保健日。

1946年，联合国经社理事会召开第一届世界卫生大会，成立世界卫生组织，并批准签署《世界卫生组织组织法》。为了纪念《世界卫生组织组织法》批准日，第一届世界卫生大会决定，设立世界保健日，倡议各国举行各种纪念活动。第二届世界卫生大会决定自1950年起，依《世界卫生组织组织法》正式确定每年10月13日为“世界保健日”，旨在提高全世界公众对这一保健领域的认识，促使该领域工作的开展。包括我国在内的世界卫生组织各会员国，都在“世界保健日”期间，举行纪念活动，推广和普及有关健康知识，以提高人民健康水平。

● “预防为主”方针造福大众健康。

新中国成立，特别是改革开放以来，覆盖城乡的医药卫生服务体系基本形成，疾病防治能力不断增强，通过大力开展爱国卫生运动，实施国家免疫规划和重大疾病防控、防治政策，以疫苗、抗生素为代表的中国预防保健和临床医疗事业的发展，对人民保健事业起到了决定性作用，严重威胁群众健康的重大传染病得到有效控制，全国甲、乙类法定传染病发病率从1949年的20 000/10万下降到2008年的268.01/10万。我国成功地消灭了天花和丝虫病，实现了无脊髓灰质炎目标和在总体上消除碘缺乏病阶段目标，有效控制了麻风病、血吸虫病、疟疾等曾经严重威胁人民群众健康的疾病。结核病、艾滋病、乙型肝炎等防控工作取得重大成效。地方病严重流行趋势得到有效遏制，防治成果稳固发展。慢性非传染性疾病的防控成效显著。纵观新中国成立60多年卫生事业的巨大成就，不难发现：预防为主，有如一根红线，贯穿始终，并造福广大人民群众。

● 妇女儿童健康保健优先。

新中国成立60多年来，我国已成为世界上具有相对独立的妇幼卫生服务网络的国家之一。目前,覆盖全国的妇幼保健机构已达 3 000 多个,妇幼卫生人员已达 50 万人。在农村,县级妇幼保健机构承担着妇幼保健技术指导、技术服务和技术人员培训等主要任务。农村妇女儿童健康的许多疑难问题,都通过乡镇卫生院转诊到县级妇幼保健机构。乡村级妇幼卫生人员则直接承担着产前检查、产后访视、儿童保健等基础服务职能。在城市,妇幼卫生服务网络主要分布在市、区和社区三级,通过转诊制度和自上而下的技术指导开展妇幼卫生服务。如今,在全国妇幼服务中,国家免疫规划政策已拥有 13 种疫苗、覆盖 15 种疾病,极大地改善了人民群众的健康。2009 年开始的新医改,又推出了六大公共卫生专项,其中一项就是给 15 岁以下儿童补种乙肝疫苗,实现这一人群的全覆盖。据最新一次国家卫生服务调查显示,我国住院分娩率达到了 90%,新法接生率为 95%,全国孕产妇死亡率由原来的 1 500/10 万下降至 34.2/10 万,婴儿死亡率也由 200‰下降为 14.9‰。

● 把医疗卫生工作的重点放到农村。

1965 年 6 月 26 日,毛泽东号召“把医疗卫生工作的重点放到农村去”。此后,全国农村短期速成培训了一大批“赤脚医生”,向农民提供初级卫生保健服务。到 1978 年,全国有“赤脚医生”477.7 万人,卫生员 166.6 万人,合作医疗覆盖率达到 90% 以上,农村居民健康状况得到很大改善。

从 2002 年开始实施的新型农村合作医疗制度,将这一农村开创的“卫生革命”进一步创新发展,现已经覆盖了所有农业县,参合农民近 100%,打造了一个让广大农民小病不出村、大病不出县的就医格局。中国农民第一次有了以政府投入为主的医疗保障制度,农民因病致贫、因病返贫的情况得以改善。

世界肺功能日

10月14日，世界肺功能日。

近年来，世界呼吸内科学会根据国际肺科专家的建议，把2010年10月14日设为首个“世界肺功能日”，此后的每年在这一节日开展这项活动，旨在鼓励更多的人进行肺功能检测，从而早期发现呼吸道疾病，如哮喘、慢性阻塞性肺病、肺纤维化、肺癌等，并取得积极的治疗效果。

肺是一个使人体能够呼吸的器官，我们有两个肺，分别位于胸部的两边。每个肺都由称为支气管的管道与气管相连。肺具有柔软的、海绵状的构造，因此，在呼吸时它可以伸展并舒张。肺由被称为裂的深沟分成几部分，每部分各称为一个叶。右肺有两个裂，而左肺仅有一个。氧气由肺部吸入，故肺部容量大小及活动次数十分重要。但由于人的生理老化、环境污染、肺部疾病等原因会造成肺功能低下，尤其是缺氧的人，极易诱发心血管、内分泌系统、神经系统、呼吸系统等多种疾病。所以，重视和加强肺功能检测尤为重要。

● 肺功能检查是回什么事?

肺功能检查是指通过肺功能仪来检测肺脏吸入和呼出的气体量及速度，了解被测者呼吸功能是否正常的一种方法。其检查方法简单、快捷，没有创伤。患者不需要进行特殊准备，只需按照医生指示，用力向仪器中吹一口气即可，只需3～5分钟。

肺功能检查的主要目的：(1)早期检出呼吸道和肺部疾病；(2)鉴别呼吸困难的原因，判断气道阻塞的部位；(3)评估肺部疾病的病情严重程度；(4)评估外科手术耐受力及术后发生并发症的可能性；(5)健康体检、劳动强度和耐受力的评估等。

常规的肺功能检查包括肺容量测量和通气功能测定两个指标。在肺容量指标中，肺活量比较重要。用力肺活量是当前最佳的测定项目，可以反映较大气道的呼气期阻力，常用于哮喘、慢性阻塞性肺疾病的辅助诊断，也可依此考核疾病的治疗效果。

● 哪些人必须进行肺功能检查？

内脏中肺的位置最高，所以中医称肺为“五脏之华盖”，只要其他脏器有病变，都会上熏到肺，影响全身健康。肺功能下降的外在表现是痰液阻塞气道、肺内毒气淤积难以消散、二氧化碳潴留，传统疗法无法彻底解决这一问题。肺功能检查是呼吸系统疾病的必要检查之一，对于早期检出肺、气道病变，评估疾病的病情严重程度及预后，评定药物或其他治疗方法的疗效，鉴别呼吸困难的原因，诊断病变部位、评估肺功能对手术的耐受力或劳动强度耐受力及对危重病人的监护等方面有重要的指导意义。因此，人们健康体检中，对肺功能的检查，应像胸部透视和心电图一样，列入常规体检项目，做到40岁以上都应定期检测肺功能，尤其是以下五种人，必须定期检查肺功能：

呼吸道疾病患者。支气管哮喘和慢性阻塞性疾病患者必须定期检查肺功能，其不但有利于反映疾病情况，还可以指导药物治疗。

慢性咳嗽和咯痰者。反复咳嗽、咯痰者，可能存在气道或肺功能疾病，这些疾病都可能引起肺功能降低。

呼吸困难者。如果有活动后胸闷、气短者，特别是在活动过程中逐渐加重者，要想到肺功能是否有问题，需要做肺功能检查。

长期吸烟者。吸烟可引起支气管炎和肺气肿，导致肺功能降低，甚至发展为慢性阻塞性肺病。早期即使出现了肺功能降低，也可能没有任何自觉症状，往往在肺功能降低比较明显时，才会感到气短和呼吸困难。因此，肺功能检测可早期发现肺功能减低，有助于预防慢性阻塞性肺病。

受职业环境影响者。如果工作环境中接触到污染气体、粉尘等，可能导致职业性肺病的危险因素，也可出现肺功能降低。

● 如何有效提高肺功能？

医学实践告诉我们：肺功能是可以改善和提高的，只要采取科学的复合疗法，既能提高肺活量，又能减缓、控制肺部疾病的发展，有效地

改善患者的生存质量。其主要方法有:

1. 要经常吃健肺的食品,例如:白萝卜、燕窝、梨、杏仁、百合、白果、银耳、玉竹等。

2. 运动可以提高肺活量,增强免疫力,例如:慢跑、打太极拳、快走、登山等。

3. 心情舒畅,去除不良情绪,遇事要心态平和、不骄不躁,让自己快乐每一天。

4. 形成健康科学的生活方式,要戒烟限酒。不过度劳累,不到空气污染的地方,慎用可能会伤肺的药。

5. 要积极预防感冒及其他呼吸道疾病,同时在出现呼吸道疾病的时候要抓紧治疗,不让它成慢性病,在治疗时应针对痰液阻塞气道、肺内毒素淤积、二氧化碳潴留这些问题,采用各种方法直接干预。

6. 对呼吸道的治疗不但要强调发作期的救治,更强调缓解期的康复治疗,可尝试中医"治未病"的方法进行冬病夏治。

世界更年期关怀日

10月18日，世界更年期关怀日。

近年来，世界更年期医学会召集全世界49个国家开展妇女更年期教育保健活动，选定每年10月18日为“世界更年期关怀日”，旨在共同重视中老年妇女的健康。

根据联合国世界卫生组织估计，到2030年，全世界会有12亿以上的更年期妇女人口，我国的更年期女性人数超过2.1亿，约占总人口的1/7。随着人的寿命延长，妇女会有30年以上的岁月在更年期以后度过。更年期也正是许多疾病明显增加的时候，糖尿病、骨质疏松、心脑血管疾病、老年性痴呆症、妇科肿瘤等众多疾病集中向女性袭来。

● 什么叫更年期？

更年期是指人从中年向老年过渡的转折阶段，45～55岁的妇女由生育期过渡到老年期的必经的生命阶段，它包括绝经前期、绝经期、绝经后期。绝经是妇女生命进程中必然的生命过程。围绝经期包括即将绝经前的这一段时间和绝经后的第一年。卵巢的兴衰是女人生理周期的晴雨表，因此女性更年期的表现，也都是由于卵巢分泌雌激素功能减弱造成的。部分女性在整个绝经期临床表现为：月经周期不规则、各种神经症状，绝经期月经完全停止1年以上，还会因雌激素缺乏所引起的各种器官系统的症状持续时间2～5年甚或更长时间，这一表现在绝经期尤为突出，主要是卵巢功能逐渐衰退至消失，植物神经功能呈紊乱症状，情绪波动大，焦虑、多疑，思想不稳，易冲动，甚至出现癔症样发作。男性异常表现轻，仅可表现失眠多梦，精力不足，思维和记忆力减退，对外界事物缺少兴趣，沉闷孤僻，动作迟缓，容易紧张、焦虑、急躁等。

● 女性更年期的身体症状主要有哪些？

围绝经期月经紊乱：①月经周期延长，或间歇闭经，月经量、行经时间逐渐减少、变短，最后致月经停止而绝经，这是最常见的形式；②月经周期缩短，频发，月经量多，甚至出现阴道大出血，经期延长或淋漓不止后逐渐减少至绝经；③月经突然停止，但较为少见。

生殖器变化：阴道萎缩弹性消失，出现性交疼痛及困难，阴道黏膜变薄，糖原减少，易致老年性阴道炎，白带增多、色黄、有味，甚至阴道出血有烧灼疼痛。宫颈萎缩变小，有时子宫颈管闭锁。盆底肌肉及韧带松弛，出现子宫脱垂，阴道前后壁膨出。雌激素缺乏的血管舒缩综合征和性征退化，以及包括高血压、动脉硬化、冠心病、栓塞性疾病发生率随绝后年龄增长而增高。

睡眠障碍：睡眠障碍的症状包括入睡困难、晨醒过早、多梦、睡眠质量差、夜间易醒等。睡眠障碍的严重程度因人而异，可能是暂时性的，也可能是慢性过程。

易患精神抑郁：健忘、偏执、情感倒错、情绪不稳、妄想、焦虑、多疑、感觉异常、自觉无能和厌世等，部分呈躁狂、思维错乱和精神分裂症。

泌尿系统改变：出现尿频、尿急、张力性或急性尿失禁、尿道黏膜脱垂、尿道肉阜、肾盂—输尿管积水和易尿潴留及感染等现象。

骨关节发生病变：腕、肘、肩、髋和腰骨关节、韧带、肌肉萎缩、酸痛、功能障碍、骨质疏松症和易发骨折等骨骼肌肉系统疾病出现。

内分泌代谢变化：高脂血症、糖尿病倾向、水肿、免疫功能减退等有不同程度的表现。

体重及体脂分布改变：女性体重随着年龄增长而增加，这种增长在绝经时或绝经前一段时间呈现猛增趋势。绝经可引起体内脂肪的重新分布，身体上部与中心的脂肪增加，而身体下部的脂肪减少。

肿瘤易发倾向明显：据统计，妇科肿瘤的发生率随年龄增长而升高，如 ≥ 40 岁为（219.93 ～ 245.39）/10 万，≥ 50 岁为（433.82 ～ 450.45）/10 万，≥ 60 岁为（770.84 ～ 782.14）/10 万。宫颈癌、宫体癌、卵巢癌发病高峰均为 40 ～ 60 岁。

● 如何防治更年期综合征？

妇女更年期要克服“能忍则忍”、“就医走错门”、“保健品代替药品”、“把补充雌激素当灵丹妙药”的四个误区，把握“生活调理”、“饮食调养”和“科学、合理、安全用药”三大秘诀，从防治更年期综合征上，做好自我保健。

1. 要正确认识更年期的生理特点。应有充分的思想准备，及时发现更年期的“信号”，并采取必要的治疗措施。对于妇女来说，还应特别注意月经变化，如果经期延长太久，经量太多，或停经后又出现阴道流血，或白带增多时，应及早请医生检查，以便及早发现更年期宫颈息肉、宫颈癌等常见器质性病变。

2. 讲究心理卫生。俗话说“人到中年百事多”，工作的繁忙，家庭的负担，以及孩子的升学、就业和婚姻问题都会带来许多烦恼。在这种情况下，大脑皮层长期处于紧张状态，就会加重精神、内分泌以及内脏功能的紊乱，使原有的更年期症状严重和复杂化。因此，应当努力控制自己，保持情绪的稳定，陶冶自己的情操，遇事不烦、不急、不怒，切不可焦虑不安。

3. 注意合理的饮食和营养。更年期由于脏腑功能渐衰，脾胃运动乏力，饮食减少，营养欠佳，常引起记忆减退、体倦无力等症状。因此，要注意更年期的营养。总的要求是“三低两高一适”，即低热量、低脂肪、低糖类、高蛋白、高维生素、适当的无机盐类。具体讲，一是保持热能摄取平衡，每天摄入总热量比年轻时减少 5% ～ 10%，一般以每日 1 500 千卡为宜；二是每天摄入适量大豆制品，保证一杯浓豆浆或一份豆制品及五谷杂粮与果蔬等；三是多吃高钙食物；四是自制枸杞玫瑰茶、百合桂圆安神汤、牛奶山药燕麦粥、香椿豆腐粥等四款饮品和药膳谱来调理。

4. 坚持适当的体育锻炼。中年人，尤其是中年知识分子最大的问题是脑力劳动过多，体力活动过少，而体育活动能增强体质，使人精神爽朗，是缩短更年期、减轻各种不适症状的有效措施。在进入中年期后，要根据自己的身体条件，选择合适的运动项目，并做到循序渐进、量力而行和持之以恒。

5. 注意安排好工作、生活与休息。在更年期中，饮食起居要有规律，劳逸适度，保持充分的睡眠时间，并要节制性生活，以每周一次较为合适。妇女进入更年期后，阴道酸性降低，黏膜变薄，局部抵抗力减弱，容易受细菌、滴虫和霉菌感染，所以更应注重阴部清洗卫生。

6. 药物治疗。症状显著者，必须按医嘱服药，女性服己烯雌酚，男性服甲基睾丸酮，也可用中药或针灸治疗，若有更年期神经功能症，既要用镇静剂、催眠剂及抗焦虑药物治疗，又应注意纠正内分泌失调。

世界【中国】男性健康日

10 月 28 日，世界【中国】男性健康日。

1994 年，联合国“国际人口和发展大会”提出，必须制定方案向青少年和成年男子提供生殖健康信息、咨询和服务，必须既富有教育意义，又能使男性在计划生育等方面担负责任，在预防性传播疾病方面愿意担负主要责任。世界卫生组织确定每年 10 月 28 日为“世界男性健康日”后，2000 年，我国人口和计划生育委员会在北京等全国 16 个城市开展了男性健康宣传教育项目的试点工作，并于 10 月 28 日在这些城市同时开展以关注男性生殖健康和男性参与计划生育为主题的男性健康日集中宣传活动。同时确定这一天为“中国男性健康日”，旨在加大对男性健康的宣传力度，呼吁整个社会再多一点对男性健康的关注和每个家庭再多一点对男性健康的关爱。

国内外大量的社会调查与医学统计显示：越来越多的疾病正快步向男性走来，并不断地严重威胁到男性的身心健康。例如前列腺炎、性功能障碍、前列腺增生、高血压、糖尿病、疲劳综合征、肥胖综合征、脱发、秃顶等，特别是 20 ～ 50 岁的男性前列腺发病率高达 20% ～ 40% 以上，全世界范围内男性的平均寿命要比女性要小 2 ～ 3 岁。我国调查表明，男性有 20% 以上患有不同程度的男性疾病（一般是阳痿、早泄、男性不育、前列腺及男性生殖器官疾病的统称），而不育男性更高达 15%。近年来，男科疾病正以每年 15% ～ 20% 的速率递增，形势非常严峻，男科疾病已成为 21 世纪威胁人类健康的三大疾病之一，是继癌症和心脑血管疾病之后，严重危害男性健康的“杀手”。因此，男性健康的状况令人担忧。

● 男性健康也要特别关注。

男性健康并非纯粹的性健康，而是一个综合性的话题，是以男性生殖健康为基础，男性生理、心理、社会等各方面的健康状态。关爱男性健康，不要把眼光过分地胶着在性健康上，应该全面认识男性健康。

男性健康状况堪忧。健康数据表明，男性不仅预期寿命要比女性短，而且生命质量也通常比女性低，在某些遗传疾病、呼吸系统疾病、消化系统疾病、糖尿病、肝病等方面，男性的患病率较高，例如心脏病，男性的发病率几乎是女性的2倍。与此形成鲜明比照的，却是全社会男性健康意识的淡漠，较女性而言，男性就医率亦要低28%。另一份关于中年男性调查报告显示：40岁以上人群中ED者高达32.5%，这是男性衰老的早期预警信号。近年来，中年男性“猝死”屡屡发生，给众多家庭带来不幸。据估计，全球约有35%的人群处于非健康状态，而在这个“亚健康”人群中，中年男性比例高达75%。

健康是人生的第一财富，之所以要特别关注男性健康，一是男性健康历来受关注较少，存在的问题和误区较多；二是受传统文化影响，人们羞于谈性，以致仅有9%的患者和10%的医生会主动说及性健康的问题；三是性健康不仅是个人健康问题，也是关系到家庭健康和社会健康的事情。因此，男性健康实际上是个具有普遍意义的问题。科学的性知识包括性生理、性心理和性伦理学方面的完整知识，科学的性知识是预防性病、确保身心健康、拒绝黄毒的有力武器。高质量的男性健康是需要维系和科学引导的。

● 男性健康不仅仅是男人的事。

生殖健康，特别是男性生殖健康和男性参与生殖健康，是近年来国际社会出现的一个新的健康理念。健康的性生活是维系夫妻感情、增进心灵交流的重要方式，是夫妻双方身心健康的滋补品，是任何东西无法替代的，要倍加珍惜。男性健康不光是男人的事，也是女人的事，只有夫妻相依相伴、相濡以沫，才能相得益彰。医学家吴阶平院士指出，性是一种科学，既然物理、化学需要学习，那么为什么性爱就不需要学习呢？不但要对青少年进行性教育，还要对成年人和老年人进行性教育。事实也确是这样，有一位老年人在看了一次性知识、性文化展览后，十分感慨地说：“看来，我这一辈子算是白活了。”

国际素食日

11 月 25 日，国际素食日，又称国际素食节。

11 月 25 日，源于印度的“素食节”、“无肉日”，后逐渐被世人认可。1986 年发展为“国际素食日”，也称“国际素食节”，时间仍定为每年 11 月 25 日，旨在全球倡导素食，合理膳食结构，提高民众健康水平。

营养学家认为，素食主要是指以水果、蔬菜、豆类、谷物、种子和坚果等植物类食品为主的饮食习惯。随着心脏病、肥胖症等慢性疾病袭击人类的情况日益严重，更多的人开始选择素食作为自己饮食方式。

在人类的进化史上，从人体的消化结构等方面来看，人应该属于杂食动物，即不是单纯的肉食或素食，一味地强调单纯的素食、肉食都不利于人类的整体发育和发展。因此，从营养学角度来说，人类饮食的荤素黄金比例应为 2:6，即 2 分荤 6 分素。由于口感等原因，人们多喜食动物性食物。过去由于经济条件有限，食品供应不足，人们能吃到的肉食机会不多，数量有限，更是将肉食作为高级食物来看待。但随着经济发展，食品供应的极大丰富，每天吃上荤菜已是极平常的事。于是，人们倾向于更多的动物性食物，甚至把荤素比例倒了过来，成了 7 分荤 1 分素。

正所谓病从口入，如此的饮食习惯，成了不健康的饮食习惯，成了多种现代疾病如肥胖、糖尿病等的根源。正因为如此，有人提倡素食主义，认为这是健康的。当然，也有人对素食产生疑问，因为绝对的素食，也不符合人类营养的需求。其实，在当今营养过剩、肥胖者众多、慢性病井喷的年代，只要日常生活荤素搭配得当，注意把握新鲜时令、种类多样、少油、少盐、少糖，倡导素食还是益处多多！

1. 打造良好心脏。据研究，素食者的胆固醇水平低于肉食者 14 个百分点，水果和蔬菜不含饱和脂肪和胆固醇，是全面的抗氧化营养素，可保护心脏及大动脉。

2. 促进营养更均衡。蔬菜是纤维的基本来源，易把废物排出人体，一项研究发现：人吃了高纤维食物得病的风险低于42%。保持丰富蔬菜饮食的人，不仅对便秘、痔疮和痉挛性结肠等疾病的发病率往往较低，同时也不易出现和体重相关的器官失调性疾病，如心脏病、中风和糖尿病等。

3. 给身体“大扫除”。据环保部门估计，我们的饮食中95%的农药残留来自于肉类，鱼类和奶类制品，特别是鱼类，含有致癌物（多氯联苯，DDT）和重金属（汞、砷、铅、镉），而且这些物质无法通过蒸煮或冷冻消除。肉类和奶类制品中也含有胆固醇和激素，而水果和蔬菜的汁液中含有自然的植物化学物质可以帮助我们排毒。减少肉食有助于清除体内那些使内脏系统超负荷工作而致病的毒素，如环境污染物、农药、防腐剂等。

4. 有益健康长寿。一项对素食主义者长达七年的研究显示：素食主义比肉食者大约多活15年的时间。这些研究也进一步得到中国健康工程一项关于大量人口的饮食和健康研究证实。人食用高脂肪和肉制品非常少，患癌症及心脏病和其他疾病的风险就较小。来自于英国的研究也给出了更进一步的证明，对6 000个案例进行了12年的追踪调查，其中有5 000个素食者有40%没有死于癌症。

全国心血管养护日

11月25日,全国心血管养护日

2014年11月22日,第九届中国健康传播大会在清华大学举行。本届大会由国家卫生计生委宣传司指导,清华大学国际传播研究中心、清华大学公共健康研究中心、中国健康教育中心、中国疾病预防控制中心共同主办。大会期间,清华大学健康传播研究所和《健康报》、《健康时报》、39健康网、新浪微博共同倡议,从2014年起,将每年的11月25日定为"全国心血管养护日",旨在我国严峻的心血管病防控形势下,引导人们更加注重对心血管的养护,提高防控心血管疾病的水平与能力。

在2014年8月举行的中国心脏大会上,《中国心血管病报告2013》正式发布。《报告》指出,目前我国每5个成人中就有1人患心血管病,每10秒钟就有1人死于心血管病。《报告》指出,我国心血管病死亡占总死亡比例,由2004年的37.5%上升至2010年的40.7%,居各类疾病之首。自2005年以来,我国农村地区急性心肌梗死死亡率呈现快速上升趋势,至2011年已连续3年超过城市地区。

● 心血管病的主要危险因素。

根据《中国心血管病报告2013》显示,今后一段时间,我国心血管病患病人数仍将快速增长,防治工作刻不容缓。该报告指出,心血管病的危险因素锁定在高血压、吸烟、血脂异常、糖尿病、超重与肥胖、体力活动不足、不合理膳食、代谢综合征八个方面。这些危险因素产生的原因是多方面的,也是比较复杂的,就农村而言,随着生活水平改善,农村人群饮食以高盐、高脂为主,吸烟人数、肥胖人数也较城市多,同时,因外出打工数量增加,导致精神压力、生活压力加大。此外,由于我国地区间医疗水平差异,农村地区急性心肌梗死患者难以得到及时、有效的介入和溶栓治疗等。再从住院治疗,出院情况来看,我国心脑血管病患者出院人次数呈现持续增长，2012 年出院人次数占同期出院总人次数的 12.2%。随着发病率的上升和病死率的下降，心血管病的住院和康复需求必然加剧，这提示心血管疾病防治的重点需要进一步拓展和转移。

● 心血管病的应对重点要放在前期养护上。

医学专家指出，心血管病的前期养护，关键在弄清健康饮食与慢病管理、血管养护与慢病防控、健康传播与基层网络、科学就医与合理用药等几个关系的前提下，从维护心血管的健康和心血管病的预防上下功夫。

1. 从了解心血管病的危险因素中，做到认识先行，顺其自然的养生保健。养生保健，延年益寿，科学的饮食和运动固然十分重要，但第一位的还是首先有一个良好的心态。可以说，良好心态是科学饮食和运动的推化剂。要养生保健，千万别做惊弓之鸟，先要有良好心态，又要顺其自然，更要按章去循，因为人体的基因内环境也没有完全相同的，个体差异十分复杂，绝不可能都按照一个模式生活。养生保健，不要过于紧张。按照自己的习性，适量适度即可。比如，任何运动形式都有它最佳的频度和幅度，正常人心跳 1 分钟 70 下，你不能让它跳 120 下、150 下，那不是最佳的运动限度。运动的时候，不能超过身体里细胞所能够承受的限度。许多运动员都不长寿，因为他的运动强度超过了应该承受的频度和幅度。其实，养生保健是一种习惯，正如著名心血管病专家、医学教育大家胡大一指出的，"要管住嘴，迈开腿，快步走，少吃肉，八分饱。"不必刻意追求到健身场所、使用健身器械进行运动，而是把运动贯穿在普通生活中。他 10 余年坚持"日行一万步"，节假日不缺"课"，健康生活方式使他精力充沛。

2. 从对自身疾病状况的把握中，做到目的明确，合乎病症的针对性防治。一个人如果患有心脏病，除对症性治疗外，还要创造良好的家庭环境、工作环境和社会环境，让环境有利心脏健康，千万不可吸烟或吸二手烟，千万别受雾霾等空气污染，千万禁食不健康食品等。糖尿病患者、肥胖者一定要先减肥，通过合理的膳食、合理的运动达到能量、营养元素的供需平衡，先摘掉糖尿病的"高危帽"。患高血压的，尤其要注意个体化用药，一定要按医嘱把血压控制在标准值范围内。控制“坏胆固醇”是降低心血管死亡的关键因素。如果你胆固醇高，要想管住“坏胆固醇”，必须注意以下三个步骤：第一，要积极检查胆固醇。缺血性心血管疾病及其他高危人群，应每 3 ～ 6 个月测量 1 次血脂。第二，要根据心血管疾病风险水平，确定胆固醇治疗目标。以极高危人群对应红色为例，包括患有急性心肌梗死、短暂性脑缺血发作合并糖尿病的患者，需尽早服用他汀类药物，将“坏胆固醇”降到 2.07 mmol/L 以下。第三，积极使用他汀降胆固醇药物治疗。约 70% 坏胆固醇是人体自身合成的，而且这种合成是不断进行的，所以，持续积极进行他汀治疗，对于提高治疗果非常重要。

3. 从了解心血管病的死亡率可以得到控制的知识中，做到早重视，早诊查，早治疗。《中国心血管病报告 2013》指出：自 2009 年以来，死亡率的增长趋缓，维持在 250/10 万左右。中国工程院院士、《报告》主要编纂者高润霖教授说，死亡率进入平台期的主要原因是，我国高血压防控使得脑卒中死亡率下降，但由于血脂异常等危险因素没有得到有效控制，导致与之相关的心肌梗死死亡率快速增加。这就告诉我们，在注重高血压防控的同时，再警惕血脂异常导致的心梗死亡率快速增加，防控效果就会更好。以下事例也可说明这一点。一是糖尿病患者出现心脑血管病变实际上早在糖尿病前期即已出现，因此对于高胰岛素血症的干预是预防心脑血管病的关键。二是急性冠心病事件院外死亡仍维持在较高水平，心血管病的防治不能仅关注院内医疗水平的提高。总之，对心血管病只要重视好、诊治早，效果一定会好，完全可以延长寿命，提高生命质量。

● 心血管病的防止网络要向基层延伸。

据《中国心血管病报告 2013》披露，2004 年至 2012 年，包括急性心肌梗死、颅内出血、脑梗死在内的 3 类心脑血管病住院总费用均有增加趋势，其中脑梗死增加幅度最大，2012 年达到 298.45 亿元。此外，8 年间，急性心肌梗死、颅内出血、脑梗死次均住院费用变化不大，分别为 16 802.4 元、12 207.4 元、7 241.3 元；扣除物价影响因素后，年均增长速度分别为 5.78%、4.8% 和 0.96%。再据阜外医院牵头的心血管病关键技术临床多中心研究信息平台，近 3 年来的初步分析发现，由于不同级别医院和医生对有效治疗策略的掌握和使用存在巨大差异，一些医院的心肌梗死患者病死率仍然较高，可达 10% 以上。因此，卫生战线各例临床和公卫要“抱团”狙击心血管病。（一）二、三级医院要根据国家卫计委的要求，尤其要重视临床专科发展水平，住院患者死亡率等硬性指标，达到二级医院住院患者死亡率不高于 4%，三级医院不高于 0.8%。（二）城市医院心血管研究技术向基层医疗卫生机构延伸，以促进研究成果在基层的推广和转化，有效降低心肌梗死等疾病的病死率。（三）防病离不了最基层的乡镇医生这支主力军，大量专业人才在基层医院，必须把这部分资源发动起来开展慢性病管理，让患者少去医院。在服务层面，充分发挥社区卫生服务的作用，是最好的弥合载体。要将目前碎片化的健康管理发展成为县、乡、村完善的服务体系，提高服务质量和标准。（四）将健康融入政策，呼吁心血管等慢病防治策略落到基层、落到实处，特别是医改政策，必须突出体现预防为主的方针。除了加强社区、医院、疾控等机构的协作，还需要政府和相关部门履行职责，“将健康融入所有政策”，即在制定每一项公共政策时，把健康作为一个核心理念，想一想这个政策是对公众健康有好处还是有害处。

妇幼类

切割女性生殖器零容忍国际日

2月6日，切割女性生殖器零容忍国际日，亦称反对切割女性生殖器国际日。

在一些国家，人们视女性生殖器切割（或者称为割礼）为一种传统的礼仪。这种礼仪为的是确认女性的处女之身，并使她们可以顺利出嫁。女性生殖器切割会导致如大出血、小便异常、感染、新生儿死亡率升高等严重后果。尽管这为全世界大多数国家反对，但是它确实存在。据世卫组织估算，目前还活着的女性中，全世界大约有1.4亿女童和妇女生活在女性生殖器切割带来的后果中。每年还有大约300万名女孩和妇女面临遭受生殖器切割的风险。该种切割在非洲的西部、东部和东北部区域，以及亚洲的一些国家和中东，还有北美和欧洲的部分移民社区中较为普遍。

1997年，世界卫生组组和联合国儿童基金会以及联合国人口基金会，共同发布了抵制女性生殖器切割行为的联合声明。2003年2月6日，尼日利亚前第一夫人泰拉·奥巴桑乔首先倡导对女性生殖器切割采取零容忍的态度。2008年，联合国在更广泛的国际机构支持下，又发布了一个新的声明以支持对放弃女性生殖器切割作出更大的倡导，并确定从当年起，每年2月6日为“切割女性生殖器零容忍国际日”，旨在致力于一代人的努力，彻底消除切割女性生殖器行为，并指导卫生专业人员和卫生系统开展这项活动。

● 什么是女性生殖器切割?

女性生殖器切割被分为四个主要种类：一是阴蒂切除，部分或全部切除阴蒂，并且在极少数情况中仅切除阴蒂包皮。二是切除，切除或部分切除大阴唇，部分或全部切除阴蒂和小阴唇。三是锁阴术，通过制造一个覆盖的缝合口来缩小阴道开口，该缝合口是在切除或不切除阴蒂的情况下，通过切割和改变内阴或者外阴的位置来形成的。四是其他，所有出于非医疗原因对女性生殖器采取的所有其他有害，例如刺伤、刺穿、切入、刮和烧灼生殖器区域等。

女性生殖器切割指出于非医疗原因，或全部切除女性外生殖器，或对女性生殖器官进行其他伤害。女性生殖器切割通常是在孩童时代和青春期进行的，年龄通常在 4 ～ 14 岁之间。但在一些国家，将近半数的切割是在 1 岁之内进行的，比如在厄利特里亚，这一比例为 44%；而在马里，这一比例为 29%。这一做法大部分由通常在社区中扮演着接生等其他重要角色的传统切割者实施，也有 18% 以上的女性生殖器切割由卫生保健提供者实施。

女性生殖器切割被国际上认为是对女童和妇女人权的侵犯，它反映了在性别上存在的根深蒂固不平等现象，并且造成了针对妇女的极端歧视。切割几乎都是在未成年人身上实施的，因此也是对儿童权利的侵犯。该做法也侵犯了人的健康、安全和身体完整的权利，免受折磨和残忍、不人道或有辱人格待遇的权利，并且在该操作程序造成死亡时也侵犯了人类的生存权利。

● 女性生殖器切割的背景与危害是什么?

联合国人口基金会指出：造成女性生殖器切割的原因，是家庭、社区内文化、宗教和社会因素的综合体。在一些施行女性生殖器切割的地方，由于封建、愚昧和落后，有的把它作为一种社会契约，有的作为正常抚养女孩的必要内容，有的当作正当性行为的信条，有的觉得是一种宗教信仰，有的认为是提升女孩气质的表现等，甚至在大多数社区里，女性生殖器切割被看作一种文化传统，这种理念成了这种行为继续下去的理由。

女性生殖器切割，只有伤害，没有健康效益。因为女性生殖器切除，它包括切除和破坏健康以及正常的女性生殖器组织，妨碍了女童和妇女身体的自然功能。它的直接并发症可能包括：严重疼痛、休克、出血、破伤风或败血症（细菌感染）尿潴留、生殖器区域外部溃疡以及对邻近生殖器组织的伤害。它的长期后果包括：反复膀胱和尿道感染，囊肿，不孕症，或分娩并发症和新生儿死亡危险的增加等。其近期或远期风险包括：若要允许性行为、分娩等，需反复经历外科手术切开和缝合过程，大大增加了手术风险。

女性生殖器切割程序大部分是在婴儿期到 15 岁以下的某个时间对女童加以实施的，有时也发生在成年妇女身上。在非洲，每年大约有 300 万妇女处于女性生殖器切割的危险中。

全国儿童预防接种宣传日【周】

4月25日,全国儿童预防接种宣传日。

1986年经国务院批准,确定每年4月25日为“全国儿童预防接种宣传日”,旨在关爱儿童健康成长,提高儿童健康水平,逐步建立健全儿童计划免疫接种制度,保证儿童免疫接种率。

1987年,卫生部继国务院批准的“全国儿童预防接种宣传日”后,确定从当年起,把每年4月25日～30日作为“全国预防接种宣传周”,旨在加大预防接种宣传力度,提高预防接种率,降低规划免疫疾病的发病率。

建国初期,各种传染病猖獗,儿童传染病占了40%。从1950年冬春起,全国大举开展天花预防接种,全民接种牛痘,到1961年,我国比世界提前19年消灭了天花。同时,还相继开展白喉、脊髓灰质炎(简称“脊灰”)流行性乙型脑炎、结核、麻疹、百日咳等预防接种。1978年,我国开始有计划地为所有适龄儿童接种卡介苗、白百破疫苗、麻疹疫苗、脊灰疫苗,预防结核病、百日咳、白喉、破伤风、麻疹和脊灰,即“四苗防六病”。从1992年起开始为新生儿接种乙肝疫苗,2002年起新生儿接种乙肝疫苗由政府买单。经过十几年的努力,我国全人群乙肝病毒表面抗原携带率明显下降,从1992年到2012年期间,乙肝病毒的感染者减少了8 000万人,儿童的乙肝表面抗原携带者减少了近1 900万人。无数家庭终于摆脱了“乙肝歧视”的魔咒。在1978—2000年,我国共减少麻疹、百日咳、白喉、破伤风、脊灰、结核6种疾病发病3亿多人次,减少死亡400多万人,减少住院费用400多亿元。2000年,WHO宣布中国实现了无脊灰。

● 什么是预防接种?

预防接种的对象是健康人群,其安全性历来受到政府和世界卫生组织的高度重视。疫苗在获得国家食品药品监督管理局注册前需要经过严格的动物实验和临床研究确保质量与安全，疫苗在上市使用前要实施严格的批签发制度。在接种前、接种中、接种后有完整的、科学的、规范的要求，从而确保了预防接种的安全性。

预防接种是指根据疾病预防控制规划，利用疫苗，按照国家规定的免疫程序，由合格的接种技术人员，给适宜的接种对象进行接种，提高人群免疫水平，以达到预防和控制针对传染病发生和流行的目的。

从表面上看，预防接种主要是对易感者进行预防接种，其实在提高个体免疫水平的同时，必然会提高整个人群的免疫水平，有助于群体免疫屏障的形成。当疫苗接种率达到一定水平时，即使有传染源侵入，由于大部分易感者接种了疫苗，得到了免疫保护，人与人之间辗转传播的机会大大减少，传染病的传播链已被人为阻断，传播的范围受到限制，减少了传染病扩散和蔓延的可能性。

● 消灭脊灰的战役十分艰巨。

1988 年世界卫生组织提出目标，要在 1995 年实现全球消灭脊灰。当时，我国每年脊灰发病尚有数千例。于是，在加强常规免疫的同时，从 1993 年开始，每年 12 月 5 日、6 日和次年 1 月 5 日、6 日，在全国城乡统一行动，对所有 4 岁及以下儿童实施脊灰强化免疫。如此继续了 3 年，之后继续在重点地区大规模开展，强化免疫儿童达数亿人，有效阻断了脊灰野病毒传播。严密的监测证实，1994 年 10 月捕获的一例脊灰野病毒病例，为我国最后一例本土脊灰野病毒病例。其后，境外输入病例均被监测系统迅速发现并予以隔离治疗，无一发生传播。

● 乙肝防控撑起国人健康保护伞。

2014 年，我国儿童乙肝防控获世卫组织表彰。世卫组织西太区主任指出，中国的乙肝免疫项目显著降低了儿童的乙肝感染率，是中国公共卫生领域取得的最重要的成就之一。自 1992 年至今，通过及时接种乙肝疫苗，使超过 8 000 万中国儿童免于乙肝感染。2012 年 5 月，中国 5 岁以下儿童慢性乙肝病毒感染率已降至 1% 以下。

回顾我国乙肝接种史，据 1992 年调查显示，我国人群乙肝病毒表面抗原携带率为 9.75%，全国有乙肝病毒表面抗原携带者约 1.2 亿，慢性乙肝患者约 3 000 万人。20 世纪 90 年代初，为儿童普种乙肝疫苗被确定为国家控制乙肝流行的主要策略，2002 年实现了免费为新生儿接种。新生儿乙肝疫苗全程接种率由 1992 年的不到 40%，2011 年上升至 95% 以上。我国已从乙肝高流行国家（病毒携带率 8% 以上）降为中度流行国家。

● 正确认识疫苗的风险。

2014 年元月，国家卫计委和食药监联合对乙肝疫苗接种问题调查通报指出：17 类死亡病例与接种疫苗无关，并获世卫组织专家认可。通报强调，引起疑似预防接种异常反应的原因主要有 5 种，包括疫苗质量问题、接种操作问题、个体异常反应问题、偶合其他疾病问题和心因性反应问题。

据统计，疫苗不良反应风险为百万级概率，选择接种，就是选择承担较小的风险，换取更大的健康收益。百万分之几的总体概率，意味着在使百万人免于疾病侵害的同时，接种疫苗会使极少数人发生异常反应；如果因为对这百万分之几的顾忌，越来越多的孩子没有接种疫苗，就会有越来越多的孩子在面对流行性疾病时毫无抵抗力；而一旦失去了免疫屏障，每个孩子承担疾病带来不幸的概率就不再仅仅是百万分之几。疫苗接种旨在保护包括每一个个体在内的人群健康。每一位深爱孩子的父母都应该替孩子做出理智的选择，坚信不疑，坚定不移地为孩子按规定程序接种各种疫苗。

● 实行计划免疫还需长期不懈的努力。

计划免疫工作的目标是全面实施扩大国家免疫规划，继续保持无脊灰状态，消除麻疹，控制乙肝，进一步降低疫苗可预防传染病的发病率。各地实施免疫规划是一项长期、复杂、艰巨的任务，必须常抓不懈。

以贯彻落实新修订的《传染病防治法》及《疫苗流通和预防接种管理条例》为主线，大力宣传实施免疫规划保护儿童健康的重要意义；坚持以全民宣传教育为重点，向广大人民群众宣传免疫规划是预防疾病和保护儿童健康的有效手段；提高社会各界对预防接种工作的认识，倡导全社会重视、关心儿童免疫规划工作，创造良好的预防接种工作环境。

以预防接种宣传日活动为契机，各级卫生行政部门要协同当地教育部门，查验入托、入学儿童预防接种证，开展补证和补种工作，以逐步建立和健全此项制度。各地要在流动人口集中地区开展有针对性的宣传活动，要将流动儿童的常规免疫接种纳入当地卫生部门的管理工作中，切实做好流动儿童免疫接种工作。各地还要发动基层疾病预防控制机构人员，包括乡村级从事预防接种的工作人员，在农村地区，特别在边远、贫困、城乡结合部等既往预防接种工作薄弱地区，开展多种形式的宣传活动。

努力提升计划免疫接种“扩容”效果。卫生部疾病预防控制局报告，自 1978 年开始实施免疫规划至目前，我国疫苗可预防传染病发病率已降至历史最低水平。中央财政在 2007 年度增加支出 27 亿元，将甲肝、流脑等 15 种可以通过接种疫苗有效预防的传染病纳入国家免疫规划。至此，全国范围国家免疫规划疫苗种类由 6 种扩大到 14 种，预防的传染病由 7 种增至 15 种。扩大国家免疫规划之后，疫苗种类和数量成倍增加，需要投入更多的冷链设备、人力和技术。各地要重点宣传扩大国家免疫规划的重要意义，严格按照《疫苗流通和预防接种管理条例》《预防接种工作规范》要求，进一步规范预防接种行为，保证常规接种工作质量。继续加强疫苗可预防传染病的防控工作，以消除麻疹和控制肝炎为龙头，带动整个国家免疫规划工作。

疫苗接种，必须坚持质量第一，安全第一，各地要培训技术，规范接种，确保儿童疫苗接种安全无事故。

世界强化免疫日【周】

4月最后一周,世界免疫周。

2012年5月,第65届世界卫生大会审议通过了全球免疫行动计划草案报告,提出2011—2020年全球十年达到免疫目标和疫苗研发里程碑的承诺,肯定2003年以来在美洲区域采用疫苗接种行动已成为日益发展的全球运动,要求在世卫组织的六个区域同时开展,180多个会员国、领地和地区参与,并确定从2012年起,每年4月最后一周为“世界免疫周”,旨在促进使用世界上最有效的一种卫生工具——疫苗,来保护所有年龄层的人预防疾病。

1988年,第41届世界卫生组织大会确定,每年12月15日为“世界强化免疫日”,旨在为推进各国免疫工作。我国从1990起,把每年4月25日的儿童计划免疫日确立为“国家免疫日”。

1995年,世界几乎一半的小于5岁儿童(约3亿儿童)在国家免疫日期间被免疫。1996年,超过4亿儿童在国家免疫日被免疫,几乎占5岁以下世界儿童的2/3。1993年12月江泽民总书记给儿童喂服脊灰糖丸,拉开了国家免疫日的序幕,仅1993年12月一轮,就有8 200多万儿童得到免疫,报告病例也从1990年超过5 000例降至1996年的3例,而且均为输入病例。据世卫组织2014年报告显示,40年前开始推广“扩大免疫规划”时,全球儿童的基础免疫接种率仅为5%,而如今这一比例已达到80%以上。免疫接种是保护儿童不感染疫苗可预防疾病的最安全方式。疫苗让脊灰、破伤风、麻疹、百日咳、白喉等疾病得到消灭和控制。免疫接种每年可避免200万至300万人死亡,不过目前全球每5名儿童中依然有1人未得到免疫接种,总人数超过2 200万。再以乙肝为例,中国与没有疫苗的时代相比,将5岁以下儿童的慢性乙肝感染率降低了90%。然而,乙肝对中国仍是一项重大挑战。中国每天约有3 500名慢性乙肝感染者诞下新生儿,这些婴儿很容易被感染而成为乙肝病毒终身携带者,而通过及时接种乙肝疫苗,新生儿就可以避免这样的厄运。

● 什么是强化免疫?

脊髓灰质炎(简称“脊灰”)又称小儿麻痹症,一旦发病即终生残疾,必须采用减毒活疫苗小儿麻痹糖丸的规定服法标准,进行自动免疫和被动免疫等措施预防,即可收到100%免疫效果。

人是脊髓灰质炎病毒的唯一感染者,已经有有效的疫苗免疫能终生持续存在。强化免疫是对常规免疫的加强,是消灭脊灰的重要措施,它与计划免疫(对新生儿有计划地实施疫苗接种)共同构成计划免疫体系。一般来说,孩子一出生,必须在医院接种乙肝疫苗和其他计划免疫包括的疫苗,并逐渐产生抗体,抵御相关疾病。但人到一定年龄或时间,有的抗体会逐渐减弱和消失,从而对相应疾病的预防作用降低,这时就需要加强免疫。比如麻疹,虽然在出生时曾接种过,但在年龄大些及流行期,则还是需要加强接种的。而成人型的白喉、破伤风二联类毒素在10岁时第一次接种后,应隔10年加强一次。所以成人接种疫苗除了是对孩童时期接种疫苗作用的加强外,另一方面,则是增强接种者对流行期传染病的抵抗力和免疫力,做到有备无患。但成人接种疫苗并不是多多益善,而应该接种一些较易感染、流行的疾病疫苗,即不要多打、重打,也不要漏打、少打,而应严格按时间、剂量接种。

● “世界强化免疫日”推行的国家免疫日是怎么回事?

世界卫生组织推荐采取常规免疫、群众运动、检测、扫荡式接种等四大策略消灭脊髓灰质炎,尤为突出的是为强化免疫而采取群众运动形式——国家免疫日。国家免疫日是为了补充及完善常规免疫而采取的措施,其目的是通过免疫高危年龄组0～4岁的每个儿童,尽可能快地阻断脊髓灰质炎地方性流行。通常包括一年两轮的国家免疫日(隔一个月),持续至少三年的时间,达到捕捉未免疫或仅部分免疫保护的儿童,提高已免疫儿童的免疫水平。这样,最敏感年龄组的每个儿童同时得到保护,也就立即剥夺病毒的生存机会。我国开展的国家强化免疫日活动,即每年12月5日和次年1月5日令全国所有4岁以下儿童各服1剂脊髓灰质炎疫苗。党和国家领导人都参加了强化免疫日活动,为儿童喂服脊髓灰质炎疫苗并题词,充分体现了党和政府对实现已承诺目标的支持。

● 目前我国免疫规划预防的病种覆盖哪些传染病及人群?

卫生部公布的《扩大国家免疫规划实施方案》(以下简称《方案》)指出,我国国家免疫规划所预防的病种覆盖了乙型肝炎、结核病、脊髓灰质炎、百日咳、白喉、破伤风、麻疹、甲型肝炎、流行性脑脊髓膜炎、流行性乙型脑炎、风疹、流行性腮腺炎、流行性出血热、炭疽和钩端螺旋体病15种传染病,所覆盖病种之多,位居世界前列,所覆盖人群,也不再仅仅局限于儿童。

该《方案》规定,现行的国家免疫规划疫苗按照免疫程序,所有达到应种月(年)龄的适龄儿童,均为接种对象。新纳入国家免疫规划的疫苗,其接种对象为规定实施时间起达到免疫程序规定各次月(年)龄的儿童。强化免疫的接种对象按照强化免疫实施方案确定,并根据需要制定一些其他疾病的免疫规划方案。比如,出血热疫苗接种为重点地区16～60岁的目标人群;炭疽疫苗接种对象为炭疽病例或病畜的间接接触者及疫点周边高危人群;钩体疫苗接种对象为流行地区可能接触疫水的7～60岁高危人群。

该《方案》提出:到2010年,乙肝疫苗、卡介苗、脊灰疫苗、百白破疫苗、麻疹疫苗适龄儿童接种率以乡为单位达到90%以上;到2010年,流脑疫苗、乙脑疫苗、甲肝疫苗力争在全国范围对适龄儿童普及或普遍接种;出血热疫苗目标人群的接种率达到70%以上;炭疽疫苗、钩体疫苗应急接种目标人群的接种率达到70%以上。

世界【中国】母乳喂养周【日】

8 月第一个星期,世界母乳喂养周。

1990 年,世界儿童问题首脑会议向全世界发出了紧急呼吁:让每个儿童有更好的未来!通过了《儿童生存、保护和发展世界宣言》与《执行九十年代儿童生存、保护和发展世界宣言行动计划》。1991 年,世界母乳喂养行动联盟组织发起全球性的母乳喂养宣传活动,决定从次年起,每年 8 月第一个星期为“世界母乳喂养周”,旨在使全社会积极鼓励和支持母乳喂养,拓宽母乳喂养的内涵,创造一种爱婴、爱母的社会氛围。我国政府积极响应,国家卫生部于当年 5 月 10 日,在北京举行了母乳喂养新闻发布会,并确定每年 5 月 20 日为“全国母乳喂养宣传日”。5.20 是“我爱你”的谐音。

1990 年召开的世界儿童问题首脑会议向全世界发出了紧急呼吁:让每个儿童有更好的未来!通过了《儿童生存、保护和发展世界宣言》与《执行九十年代儿童生存、保护和发展世界宣言行动计划》。我国政府积极响应,国家卫生部于当年 5 月 10 日,在北京举行了母乳喂养新闻发布会,并确定每年 5 月 20 日为“全国母乳喂养宣传日”,旨在秉承世界母乳喂养周的宣传宗旨,结合我国国情,加强对儿童的关爱和母乳喂养的重视与宣传。

调查显示:全球每年约有 400 万儿童出生后第一个月内死亡,其中有 300 万儿童死于营养不良,这不仅与开始母乳喂养的时间被延误有关,也与在开始母乳喂养前给婴儿喂母乳以外的食物有关。最新的研究表明,产后第一个小时内开始母乳喂养,可以减少 22% 的新生儿死亡。世界卫生组织指出,提倡婴儿吃母乳,每年可以挽救数百万名婴儿的生命。特别是产后 1 小时内开始母乳喂养,是世界卫生组织和联合国儿童基金会制定的成功母乳喂养十项措施中的第四项措施,是成功实现母乳喂养的有效方式。

● 母乳喂养好处多。

现代医学证实：母乳是母亲给予孩子天然的最理想的食物，母乳喂养的初乳是新生儿得到的第一次免疫，它不但是维护食物与营养的均衡，增强婴儿免疫力及抵抗疾病的最佳方法，也是降低婴幼儿死亡、拯救婴幼儿生命的重要法宝，还能减小女性乳腺与卵巢肿瘤及缺铁性贫血等疾病的发生几率，是女性追求健康权的体现。更重要的还在于促进婴幼儿大脑和智力健康发育，增进母婴情感，保障婴儿要求食物、关爱与健康权利。具体来说，母乳喂养不仅方便、清洁、价廉、适宜，更有五大优点：

1. 母乳是婴儿最理想的食物，母乳含有出生后 4 ～ 6 个月内婴儿所需的全部营养物质。

2. 母乳含有抵抗许多常见疾病的抗体，能增强婴儿抵抗力，保护婴儿免受感染。

3. 母乳最适应婴儿的消化吸收机能，易于吸收利用，使婴儿便质变软，易排出，不致便秘。

4. 母乳喂养可密切母子感情，有利于新生儿很快适应新环境。

5. 母乳喂养能促进产后子宫收缩，减少产后出血，有利于康复，有助于避免再次怀孕，并降低母亲患乳腺癌、卵巢癌的危险，保护母亲健康。

● 克服母乳喂养的常见误区。

误区 1：母亲身上的细菌容易使婴儿感染；

误区 2：只吃母乳婴儿吃不饱；

误区 3：初乳颜色发黄，对育儿有害；

误区 4：婴儿在开始母乳喂养前，需要特别的饮料、水或茶；

误区 5：产后母亲太累，无法哺乳；

误区 6：母乳喂养容易使婴儿着凉。

其实，婴儿刚刚出生时是母乳喂养成功的关键期，也是婴儿最佳的学习吃奶期，这时婴儿早早地、频繁地吸吮母亲的乳头，母亲的体内才能产生泌乳素，泌乳素通过血液循环到达乳房，乳房产生大量乳汁。如果这时给婴儿加了糖水或奶粉，减少了对乳房的刺激，就会影响母亲分泌乳汁。

● 要注重提高6个月婴儿纯母乳喂养率。

世界卫生组织建议，完全用母乳喂养婴儿，直到婴儿6个月大。要鼓励孕妇在孕期就要学习母乳喂养的知识和技巧，听孕妇学校的课，看母乳喂养的书籍，做好充分的心理准备。每一个母亲要有信心，坚信自己有能力，有充足的乳汁喂养自己的宝宝。要尽早开奶，减少新生儿死亡，让宝宝健康成长。事实上，99%的母亲在掌握了母乳喂养知识、技巧以后，都会有充足的乳汁，完全可以保持6个月甚至更长时间给孩子母乳喂养。

● 营造支持母乳喂养的良好氛围。

1. 家庭要创造支持母乳喂养的有利环境。

家庭支持是母乳喂养的保证。家人要保证产妇有良好的心情，为产妇提供营养丰富的食品，同时要多喝些汤汤水水。家人要让产妇充分休息，还应给新妈妈多些鼓励，促使母乳喂养成功。

2. 医院要推行母乳喂养十条成功举措。

（1）有书面的母乳喂养政策，并常规地传达到全体卫生人员。

（2）对全体卫生人员进行必要的技术培训，使其能实施这一政策。

（3）要把有关母乳喂养的好处及处理方法告诉所有的孕妇。

（4）帮助母亲在产后半小时内开始母乳喂养。

（5）指导母亲如何喂奶，以及在需要与婴儿分开的情况下如何保持泌乳。

（6）除母乳外，禁止给新生儿喂任何食物或饮料，除非有医学指征。

（7）实行母婴同室——让母亲与其婴儿一天24小时在一起。

（8）鼓励按需喂哺。

（9）不要给母乳喂养的婴儿吸人工奶头，或使用奶头作安慰物。

（10）促进母乳喂养支持组织的建设，并将出院的母亲转给这些组织。

3. 叫停违规推销母乳喂养代用品。

在促进母乳喂养的同时，强调适时、适量、适度地添加食物，以提高婴幼儿健康水平。但为有效遏止一些厂商采用各种手段进行母乳代用品的推销活动，包括在爱婴医院发放印有婴儿奶粉的宣传材料、向产科和医务人员馈赠奶粉、通过电话或入户向出院后的产妇推销奶粉等行为，各地应加强管理，一旦发现违反《母乳代用品销售管理办法》的行为，应按有关规定予以处罚。此外，卫生行政部门要根据《爱婴医院监督管理指南》进行检查，一旦发现违规推销代用品情况，即予以通报处罚。

● 链接：母乳喂养科学方法与正确体位。

母乳喂养的科学方法。

1. 生后 0.5 ～ 1 小时内开始母乳喂养。

2. 0 ～ 4 个月行纯母乳喂养。

3. 在 4 ～ 6 个月开始添加辅食。

4. 6 个月后的孩子全面添加辅食。

5. 继续母乳喂养至 2 岁或 2 岁以上。

6. 早接触、早吸吮。婴儿出生后，尽早与其母亲接触，并尽早吸吮乳头。

7. 母乳喂养应按需喂养、喂哺，要体位正确。

8. 每当孩子啼哭感到饥饿或母亲觉得乳房胀时，就抱起婴儿喂哺，这就叫做“按需喂哺”。即母乳喂养不限次数和时间，婴儿应按他自己的规律吃奶。

母亲给婴儿喂奶的体位正确与否非常重要。喂奶时，母亲要放松、舒适，婴儿要安静。喂奶的姿势有卧位、坐位、立位和侧卧位。在一天内最好改换各种喂奶姿势，以便使婴儿能够吸吮到各个部位乳腺管中的乳汁。

中国预防出生缺陷日【周】

9 月 12 日，中国预防出生缺陷日。

2005 年 9 月 12 日，第二届发展中国家出生缺陷与残疾国际大会在北京人民大会堂隆重开幕，来自世界各国的 1 500 名科学家、政府官员和公共卫生工作者齐聚一堂，共同分享全世界预防出生缺陷和残疾方面的研究成果。中国政府决定，将大会开幕日 9 月 12 日定为“中国预防出生缺陷日”，并建议联合国确定为世界预防出生缺陷日，旨在进一步推动中国出生缺陷和残疾预防工作的发展，充分发挥中国政府在国际公共卫生舞台上的作用，为全世界减少出生缺陷、残疾婴儿及儿童死亡率作出贡献。

9 月预防出生缺陷日所在周，全国预防出生缺陷宣传周。

2014 年 9 月 10 日，国家卫计委和中国残联联合发出通知，从 2014 年起，在预防出生缺陷日所在周，开展全国范围的“预防出生缺陷宣传周”活动。首次的宣传主题为“预防出生缺陷从孕前开始”，并提出了十条宣传口号，确定了三方面宣传内容。

一是宣传普及优生科学知识，主要宣传包括与怀孕生育有关的心理、生理基本知识，慢性疾病、感染性疾病、先天性疾病、遗传性疾病对孕育的影响，不良生活习惯、肥胖、药物及环境有害因素等对孕育的影响，婚前保健、孕前优生健康检查、孕期保健、产前筛查和诊断、新生儿疾病筛查等的意义和内容。

二是宣传惠民政策，包括孕前优生健康检查、增补叶酸预防神经管缺陷、地中海贫血筛查诊断、新生儿疾病筛查等免费服务和 0 ～ 6 岁残疾儿童筛查试点及康复项目等。

三是结合单独两孩政策实施后，高龄产妇增多、出生缺陷发生风险增加的现状，开展风险防范知识宣传，引导再生育夫妇主动接受孕前优生健康检查、孕期保健、产前筛查和诊断、新生儿疾病筛查等服务。

以通过宣传，提高群众优生意识和健康素养，真正明白孕前优生健康检查是出生缺陷一级预防的重要手段，是降低成本高效益的预防措施。各地必须加大孕前优生健康检查宣传力度，以孕前预防为起点，构筑出生缺陷三级防治体系。

据悉，全世界每年大约有500万出生缺陷婴儿诞生，85%是在发展中国家。我国是世界上出生缺陷的高发国家之一，每年约有80～120万出生缺陷儿出生，占全部出生人口的4%～6%，即每30秒钟就有一名缺陷儿降生，其经济损失据保守统计，每年因神经管缺陷包括无脑儿、脊柱裂和脑膨出等死亡造成的经济负担约2亿元，而先天性心脏病患儿的诊疗费用高达120亿元。更严重的是出生缺陷导致新生儿和儿童死亡，或者造成患者的终生残疾。

● 出生缺陷的分类及其原因。

出生缺陷是指婴儿出生时就存在的各种身体结构、智力或代谢方面的异常，包括形态结构异常、生理和代谢功能障碍、先天智力低下和宫内发育迟缓等四种类型。其出生缺陷产生的原因，主要有二：

一是遗传因素，它是一种由上辈遗传给子孙后代的疾病，是由于人的遗传物质发生了有害的改变而引起的疾病，包括基因突变，染色体数目和结构异常而造成的疾病，最常见的疾病有先天愚型21三体，18三体综合征。

二是环境因素，近年来环境污染、不良用药、营养原因、装修污染、手机、电脑、微波炉等辐射以及染发剂等，也成为新生儿缺陷的罪魁祸首。比如：孕期营养缺乏（如叶酸缺乏等）可造成神经管畸形，如脊柱裂等；孕妇发生病毒感染（如风疹病毒）会导致新生儿出生缺陷；孕妇患有糖尿病等疾病会增加胎儿畸形的发生率；孕期使用某些药物可能致畸；孕妇有不良嗜好（如吸毒、吸烟、饮酒、大量饮用咖啡等）也可增加胎儿畸形的发生率；孕妇接触有毒有害物质（如汞、铅、苯、农药、X射线）等都会导致出生缺陷，这应该引起人们的高度重视。

疾病类

国际罕见病日

2月最后一天，国际罕见病日。

1997年成立的欧洲罕见病国际组织，于2008年2月29日在欧洲20个国家发起并组织了第一届国际罕见病日会议，最后在其各国的一直拥护下，将每年二月最后一天定为“国际罕见病日”，旨在促进社会公众和政府对罕见病群体面临的问题的认知，改善提高罕见病患者的生命质量。

根据世界卫生组织报道，约有80%的罕见病由于遗传缺陷引起，约有50%的罕见病在出生时或儿童期即可发病。罕见病进展迅速，死亡率高，仅有约1%的罕见病有有效治疗药物。至今全球已确认的罕见病有六七千种，约占人类总疾病的10%。中国罕见病有30余种，涉及1 000万人。成骨不全症是罕见病中的一种，这些患者是一个极其脆弱的群体，中国约有10万名这样的人。防治罕见病，是政府和社会必须关注的一项健康事业。

● 罕见病的定义。

罕见疾病又称“孤儿病”，是一种流行率很低、很少见的疾病，一般为慢性、严重性疾病，常危及生命。世界卫生组织将罕见病定义为患病人数占总人口的0.65%～1%的疾病或病变。此病发病率极低，不在人群中传播与流行，不会造成大规模的社会影响。目前，罕见病在中国没有明确的定义。尽管不同国家对罕见病的定义各有不同，但很多国家和地区都成立了相关的组织，制定了专门的法律法规，如美国、日本分别将全国患病人数少于20万和5万的病种定义为罕见病。美国还制定了罕见疾病保障法,来保障罕见疾病患者的健康权益。

● 罕见病的分类。

目前,世界各国所见的罕见病主要有血友病、法布雷病、苯丙酮症、戈谢氏症、高血氏症、结节性硬化症、软骨发育不全症、肺动脉高压病、神经性肌无力等。按病种分类,主要有十六类:氨基酸/有机酸代谢异常中的分类;尿素循环代谢异常的分类;其他代谢异常的分类;心肺功能失调的分类;消化系统失调的分类;泌尿系统失调的分类;脑部或神经病变的分类;皮肤病变的分类;肌肉病变的分类;骨病变的分类;结缔组织病变的分类;造血功能异常的分类;免疫疾病的分类;内分泌疾病的分类;不正常细胞增生(瘤)的分类;外观异常的分类。

● 罕见病的防治。

1. 加大社会关注宣传的力度,将罕见病救治工作纳入慈善救助和医保、新农合制度中。我国罕见病治疗缺的不仅仅是钱,还有药品。如何确保罕见病患者能用上或及时用上"救命药",在我国普遍缺乏罕见病药品科研、生产能力的情况下,只有尽快出台针对罕见病药品进口审批的相关政策,启动对罕见病药品的特殊审批程序,才能有效挽救罕见病患者的生命。

2. 罕见病常为先天性、慢性、消耗性疾病,疾病给患者和其家庭造成的痛苦巨大,罕见病患者和其家庭亟需社会给予生活、医疗、心理等多方面支持。

3. 早期发现、早期干预是罕见病防治的最佳途径。应积极开展罕见病的宣传及科学知识的普及,组织相关医学培训,提高我国罕见病的发现和诊断水平,减少因误诊、漏诊造成的疾病干预与治疗时机的延误。

4. 罕见病患者由于身有残疾,在生活和就学、就业中常有遭遇歧视现象,应提倡更和谐的社会环境,使罕见病患者得到全社会的理解和关爱,并为罕见病患者入学、就业提供支持和帮助。

5. 由于罕见病药物研发费用昂贵、风险巨大、市场需求量小,多数

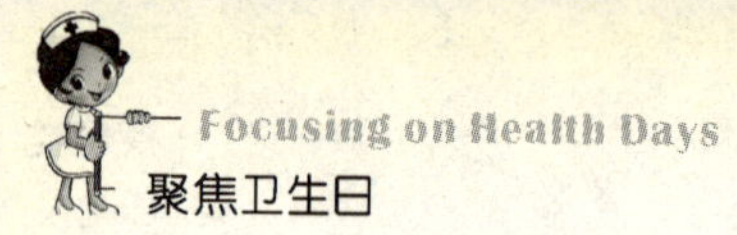

制药企业不愿进行开发，政府和社会应制定特殊的罕见病药物研发激励政策和研制罕用药，促进更多的罕见病获得有效治疗方法。

6. 针对罕见病患者这一弱势群体，国内对罕见疾病的研究、治疗还处于初始阶段，研究罕见疾病的机构、专家很少，大部分罕见病患者长期被误诊、漏诊，不能得到及时有效的治疗，必须在机构及人员技术上攻克，迅速扭转其求助无门等技术性难题。

世界青光眼日【周】

3月12日，世界青光眼日。

2008年，世界青光眼协会和世界青光眼患者协会共同倡议发起全球性的防治青光眼活动，并将每年的3月6日确定为"世界青光眼日"，旨在提高公众对青光眼的认识，让更多的人认识、防治青光眼这一疾病。2009年起，"世界青光眼日"重新改定为3月12日。

2008年，世界青光眼协会组织为加大对青光眼的防治宣传力度，在确定"世界青光眼日"的同时，又将每年3月9日～16日确定为"世界青光眼周"，引导人们尽早认识发现青光眼。

青光眼的发病率仅次于白内障，最终可导致视神经严重损伤而失明。根据世界卫生组织公布，青光眼是全球第二位致盲因素，全球共有7 000万青光眼患者，估计2020年将达到8 000万。全球因青光眼引起双眼失明者占全球盲人总数的50%。我国青光眼发病率在一般人群中是0.68%，随着年龄的增长发病率越高，65岁以后可达4%～7%。

● 青光眼不易早发现。

青光眼是一类以视神经萎缩和视野缺失为特征的眼病，多数是由于眼压升高所致。但青光眼早期没有明显症状，不疼、不痒，也没有任何不适，而且视功能损害是从视野开始的，中心视力并无异常；加之人体自身具有很强的适应能力，使得患者的视功能在不知不觉中受到严重损害，部分患者甚至到了一只眼完全失明才偶然觉察到的地步，但此时治疗已为时过晚。

● 四类人最容易得青光眼。

青光眼作为一种不可逆的致盲眼病，被称作"沉默的致盲性眼病"，已成为人类致盲的杀手。一旦发现有眼胀、头痛、看灯光有彩虹样感觉时，必须到医院检查，配合医生及时诊治。青光眼是双眼发病，一只眼患病，另一只眼也要及时检查。在治疗时要定期检查，避免无症状性逐渐失明。有四类人最容易得青光眼。

一是家里有亲属得青光眼的人。由于遗传因素，这类人患青光眼的几率会比其他人高出 10 倍左右。

二是近视眼和远视眼患者。

三是糖尿病、甲状腺疾病等内分泌疾病患者。

四是工作压力大、生活无规律、容易发脾气、日常情绪波动较大的人。因为精神因素也是引发青光眼的一大原因。

在日常生活中出现以下四种症状时应特别留意：经常觉得眼睛疲劳不适；眼睛常常酸胀，休息后会有所缓解；视力模糊，近视眼或老花眼突然加深；眼睛经常觉得干涩。

● 青光眼的预防要诀。

青光眼分类主要有四种：先天性青光眼，原发性青光眼，继发性青光眼和混合性青光眼。各种类型的青光眼临床表现及特点各不相同。预防青光眼的主要对象是具有危险因素的人群。具有青光眼危险因素的人，平素必须排除一切可以诱发眼压增高的有害因素，预防青光眼发生。

1. 保持心情舒畅，避免情绪过度波动。青光眼最主要的诱发因素就是长期不良精神刺激，脾气暴躁、抑郁、忧虑、惊恐。

2. 生活、饮食起居规律。劳逸结合，适量体育锻炼，不要参加剧烈运动，保持睡眠质量、饮食清淡、营养丰富，禁烟酒、浓茶、咖啡，适当控制进水量，每天不能超过 1 000 ～ 1 200 mL，一次性饮水不得超过 400 mL。

3. 注意用眼卫生。保护用眼，不要在强光下阅读，暗室停留时间不能过长，光线必须充足柔和，不要过度用眼。

4. 综合调理全身并发症。了解掌握哪些眼部及全身病变可诱发青光眼发展。

5. 注意药物影响。悉知哪些药物可致眼病情变化，慎服、忌服、禁服对眼有害药物。

6. 妇女要注意预防经期青光眼发生。闭经期、绝经期以及痛经可使眼压升高,应高度重视,经期如出现青光眼表现者,应及时至专科就诊。

7. 青光眼家族及危险因素者必须定期复查。一旦有发病征象者,必须积极配合治疗,防止视功能突然丧失。

8. 对青光眼要建立更有针对性的筛查策略,以期解决目前我国青光眼检出率低、治疗并发症高的问题。另外,加强健康教育,引起高危人群的重视,使其主动参与筛查或检查,可以非常有效地提高两种筛查的效率。

世界唐氏综合征日

3 月 21 日，世界唐氏综合征日。

根据国际唐氏组织的提议，2011 年 12 月，联合国大会确定从 2012 年起，将每年的 3 月 21 日确定为“世界唐氏综合征日”，并举办会员国、联合国系统相关组织和其他国际组织等多形式的宣传活动，以提高公众对唐氏综合征的认识。

唐氏综合征最早叫蒙古症，或称蒙古痴呆症，现在一般称为 21- 三体综合征，我国又称为先天愚型，是最常见的严重出生缺陷病之一。唐氏综合征 1866 年由英国医生唐 · 约翰 · 朗顿在学会首次发表了这一病症。1959 年，法国遗传学家杰罗姆 · 勒琼发现该病是由人体的第 21 对染色体的三体变异造成的现象，这也是人类首次发现的染色体缺陷造成的疾病。1961 年，“唐氏综合征”一词于 The Lancet 的编辑首先使用。1965 年，WHO 将这一病症正式定名为“唐氏综合征”。唐氏综合征患病几率高低与人种、生活水准等没有直接联系，估计唐氏综合征的发病率为 1/600 ～ 1/800。中国大约每 20 分钟就有一个唐氏儿出生。在国内，平均每名唐氏儿带给家庭和社会 20 万元的经济负担。高龄初产妇会加剧婴儿患唐氏综合征的风险，在 20 到 24 岁之间，患病率为 1/1490，到 40 岁为 1/106，49 岁为 1/11，原因是随着产妇年龄的增加，卵子形成过程中会引起染色体不分离现象的增加。但另一方面，大约 80% 的综合征患婴是 35 岁以下产妇所生，这与 35 岁以下妇女妊娠比例高有关系。同时也有多余的染色体来自父亲一方的情况，父方起因和母方起因的比例为 1 ： 4。美国每年大约有 3 000 ～ 5 000 名这种染色体异常的婴儿出生，全美被认为约有 25 万个家庭受到唐氏综合征的影响。

● 唐氏综合征有哪些类型？

根据国际医学研究，目前唐氏综合征基本上分为三类：一是第 21

对染色体三体变异型，占患者总数 90% ～ 95%；二是染色体移位型，占全体比例 5% ～ 6%；三是无色体型，占总数的 1% ～ 3%。

● 唐氏综合征的临床症状有哪些？

唐氏综合征，又称先天愚型，是小儿最为常见的由染色体畸变所导致的出生缺陷类疾病，社会上习惯称他们为“唐宝宝”，临床特征为智能障碍、体格发育落后和特殊面容。

体表异常。患者面容特殊，面部起伏较小，两外眼角上翘，双深眼皮，鼻梁扁平，鼻子眼睛之间的部分较低，舌头较大，常往外伸出，肌无力及通贯手，身材矮小，肌肉紧张度低下，体力低下，颈椎脆弱，头部长度较常人短，耳朵上方朝内侧弯曲，耳朵整体看上去呈圆形而且位置较低。脖子粗壮，手比较宽，手指较短，拇指和食指之间间隔较远，小指缺少一个关节，向内弯曲。手掌的横向纹路只有一条，指纹为弓状。脚趾第一趾与第二趾之间间隔也比较大。

智障明显。患者绝大多数为严重智能障碍并伴有多种脏器的异常，如先天性心脏病、白血病、消化道畸形等。

● 对唐氏综合征如何防治？

做好产前诊断。孕妇产前羊水或绒毛检查，最好是血清标志筛查，是防止唐氏综合征婴儿的最有效办法。它只需在孕 12 ～ 24 周通过采集孕妇外周血，提取血浆中的游离 DNA，即可利用测序方法分析胎儿患常见染色体非整倍疾病（包括 21、18、13 号染色体数目异常方面的疾病，如 21 三体、18 三体、13 三体）的风险率。

注意改善生活质量。对患有唐氏综合征者，定期由专业卫生人员体检，以察看他们智力和身体上的成长；及时提供理疗、职业治疗、言语治疗、辅导或特殊教育等干预措施。患有唐氏综合征者可以通过父母的关爱和支持，医疗指导和以社区为基础的支持系统，如各级包容性的教育来实现最佳的生活品质。这些都将有利于他们参与主流社会和发挥他们的个人潜能。

宣传实施《残疾人公约》。《残疾人公约》体现了一种模式的转变，即残疾人不再被视为慈善和福利的对象，而是有平等权利和尊严的人。

患有唐氏综合征的人，都有权和充分有效地享受所有人权和基本自由，不能对其有偏见。患者不能不上学、不读书、不融入社会，更不能关锁在家里，应让患有唐氏综合征的儿童和人员在与其他人平等的基础上，充分参与社会发展和生活。

世界自闭症日

4 月 2 日，世界自闭症日，又称国际孤独症日。

2007 年 12 月，联合国根据美国约翰·霍普金斯大学专家莱奥·坎纳于 1943 年首次提出自闭症（孤独症）的概念，为纪念 2008 年《联合国人权宣言》60 周年和《残废人权利公约》生效年，在联合国大会通过一项决议，从 2008 年起，确定每年的 4 月 2 日为“世界自闭症日”，旨在提高人们对自闭症的认识和关注。

据估算，世界自闭症发生率在 1.5% ～ 2%，目前诊断的自闭症达 3 500 万人，其男女之比约 4 ∶ 1。美国卫生官员指出，每 156 个美国儿童就会有 1 个人患自闭症。中国据 2000 年人口普查，儿童数近 3 亿，自闭症 6‰左右，被诊断为自闭症的患儿 180 万。

● 什么是自闭症？

从 1943 年世界上出现第一个自闭症病例至 2008 年的 65 年，人类对于自闭症的认知、自身责任的认识迈出了新的历史性一步。自闭症也叫孤独症，是儿童在两岁左右发现的认知、行为障碍，为儿童期发病且核心病症（社会交往障碍、交流障碍、兴趣狭窄和刻板重复的行为方式）持续终身的广泛发育障碍类疾病，家庭承担着对患儿终身照顾的主要责任，承受着社会、经济和精神的多重压力，所以对家庭的支持至关重要。社会功能障碍是孤独症的主要核心症状之一，目前缺乏有效的干预和康复手段，社会接纳和社区融合既是孤独症患者基本的环境需求，又是重要的发展策略。自闭症的三要素是语言和沟通障碍、社会性和人际关系障碍、行为的同一性。如果不注重很好的治疗，长大后多半会被关在精神病院、寄养院或家里。

● 自闭症的行为特征是什么？

根据坎纳发表的“情感接触的自闭症障碍”论文描述，患自闭症儿

童一般未满两周岁即发病,其主要行为特征有:

一、极端的孤独,缺乏和别人情感的接触;

二、对环境事物有要求同一性的强烈欲望;

三、对某些物品有特殊的偏好,且以极好的精细动作操弄这些物品;

四、没有语言,或者虽有语言但其语言似乎不能用于人际沟通;

五、保留智能,呈沉思外貌,并具有良好的认知潜能,有语言者常表现极佳的背诵记忆力,而未具语言者则以良好的操作测验表现其潜能。

也就是说自闭症的症状一般在3岁以前就会表现出来,凡患有自闭症儿童,与正常儿童相比情绪有些反常,常以喜怒特殊的方法表现自己,回避和人的视线接触,显得十分"不合群",玩耍机械、反复、出现狭窄的同一性行为;随着年龄的增长,仍是有自我为中心、与人难建友谊等社会人际关系的明显障碍,常在社交场合做出不恰当或怪异的行为;上学读书时,注意力不集中,有记忆力差、作文句子重复、遣词不当等现象或自我伤害等攻击行为;本人沟通困难及自我照顾能力差,10%～37%患者并发身体疾病,多见于癫痫、意外伤害、皮肤伤、牙齿病、自伤,也有个别患者闹单身,对女性排斥,不结婚等。

● 有什么好办法防治自闭症?

自闭症是一种精神发育障碍性疾病,其物质基础是中枢神经系统发育迟缓。专家说,2岁至6岁是自闭症最佳治疗时机,越早治疗效果越好。有文献介绍,经半年矫治,使一个患儿的智力成长了两岁。但鉴于自闭症的神经心理机制、身体病因、病理解剖病因或遗传上的病因尚未突破,主要有神经系统损伤、脑的特定部位功能低下、多巴胺系统缺陷、遗传、病毒感染和免疫缺陷等10余种观点和假说,现代医学手段还不能从根本上治愈自闭症。治疗方法以心理干预(教育训练和心理辅导)方法和行为矫治为主,并强调家庭成员参与的重要性。其主要防治方法可从四方面入手:

(1)心理疗法:按照神经心理学的自闭症心智理论缺陷、执行功能缺陷、中心聚合缺陷三个方面的假说,有针对性地做好其心理疏通工作,帮助克服睡眠障碍、减轻病理因素影响、加强学习训练等,切不可采取不恰当的家庭教育或作精神病人封锁治疗。

（2）行为疗法：注意从观察中把握患者缺陷，在其过分或固定僵化的不同行为中，应用学习原理和发展心理学的原理，尽量协助他们把能力发挥出来，并减少行为问题。

（3）食物疗法：对自闭症患者在保证营养充足的前提下，多食用如芹菜、核桃、芝麻、瘦肉、山药、柏子仁、百合、菊花、鱼肉、金针菇、木耳、牡蛎、山鸡、草鸡、牛肉、牛心、鸡蛋、大豆、葡萄、苹果、莲子、龙眼肉、枣、杏、芡实、花生、刺梨等益智食物，也可在中医指导下服用补肾益智的中药，促进神经系统发育。

（4）训练疗法：一是凡多动症、学习障碍、语言障碍、智能不足，甚至惧学症、情绪障碍等，都可以用感觉统合训练来治疗；二是教育者注意学生的个别差异，对患有自闭症者进行评估，进行恰当的干预引导等系统的语言训练，以细化学习事物、妥善利用提示、避免一成不变的学习过程，以及必要的家庭参与和学习生活等；三是运用运动治疗、高维生素治疗、同伴作用策略、音乐疗法、放松疗法、饮食治疗、动作疗法、针灸治疗等非药物训练治疗。

世界帕金森病日

4 月 11 日,世界帕金森病日。

1817 年 4 月 11 日,这一天是帕金森病的发现者——英国内科医生詹姆斯·帕金森博士的生日。欧洲帕金森病联合会为纪念他,在世界卫生组织赞助并全力支持下,从 1997 年开始,将每年的 4 月 11 日确定为“世界帕金森日”,旨在促使帕金森病患者、他们的家人、专业医疗人员共同努力,不仅让帕金森病家喻户晓,而且要提高公众的关注程度。

帕金森病是由于大脑深部被称为黑质的一小团脑细胞功能退化所引起的,多见于中老年人。据统计,目前全球约有帕金森患者 400 万人以上,中国有近 170 万,65 岁以上人群总体患病率为 1 700/10 万,并随年龄增长而升高,成了中老年人健康的“第三杀手”。

● 帕金森病的典型症状是什么?

帕金森病最典型的表现为单侧起病的肢体不由自主地抖动、肌肉僵硬、活动困难和全身行动迟缓。随着疾病的发展,会逐渐累及对侧肢体。其他的表现还有面部表情减少,皮肤油脂分泌增加,说话声音低,眨眼和吞咽动作减少,流口水,写字越写越小,走路时患侧上肢自然摆动减少,迈步时腿会突然“僵住”,患侧脚步拖拉,姿势不稳,情绪低落等。不过,极少有病人会同时出现上述所有表现,尤其在疾病的早期,症状通常不是很典型。例如有些人仅仅感觉到手臂酸胀无力,腿有时抬不起来,容易疲劳,做一些精细的动作变得缓慢吃力,如自己不能刷牙、系纽扣或是系鞋带,说话的声音低且沙哑等。

● 哪些人易得帕金森病?

据专家研究发现,帕金森与年龄变化、遗传、环境毒素接触等多种综合因素有关,知识分子比例偏高,亦有青少年型的患者,但高龄是帕金森病发病的首要危险因素。帕金森病患者中抑郁症的非常普遍,有资料显示，30%～40% 的患者有不同形式的抑郁症状。坦率地说，目前尚没有完全揭开帕金森病的病因之谜，不同地区、不同人种、不同年龄同样患上帕金森病的患者，患病原因并不完全相同，但最终都表现出相似症状和病理改变，所谓“殊途同归”。继发性帕金森病则多由脑炎、脑动脉硬化或锰、一氧化碳中毒等原因所致。某些药物如利血平等也可引起帕金森病症状，但一般停药后即可消失。

● 帕金森病可怕吗？

帕金森病并不可怕。帕金森病是一种常见于中老人的神经系统性疾病，病变部位在中脑。该处的黑质神经元可合成多巴胺，对大脑的运动功能进行调控。当这些黑质神经元变性死亡至 80% 以上时，大脑内的神经递质多巴胺会减少到不能维持调节神经系统的正常功能，便出现帕金森病的症状。目前的研究认为，帕金森病与年龄老化、遗传易感性和环境毒素损伤大脑神经元等综合因素有关。得了帕金森病并不可怕，因为帕金森病本身不是一种致命的疾病，一般不影响寿命。随着治疗方法和治疗水平的不断创新和提高，越来越多的病人能终身维持高水平的运动机能和生活质量。

● 帕金森病如何防治？

1. 家族中有帕金森病易感基因携带者和有毒化学物品接触者是帕金森病的高危人群，这样的人应定期体检，加强自我防护。

2. 有害气体、污水和污物的排放是引起帕金森病的可能原因，应尽量避免接触有害气体，改善饮水设施，保护水资源。

3. 国外有研究显示，长期饮用绿茶和咖啡可以降低帕金森病的发病率。绿茶中主要成分咖啡因可以增加脑内多巴胺的含量，抑制神经毒素，从而对多巴胺神经元具有保护作用。

4. 早期患者要参加一定的体力劳动，加强日常生活中动作协调和平衡功能的锻炼。要保证充足的睡眠，避免情绪紧张和激动。患者应主动活动，如吃饭、穿衣、洗漱等。有语言障碍者，可对着镜子努力大声练习发音。

5. 康复与运动疗法对帕金森病症状的改善乃至延缓病程进展有一

定帮助。可根据不同的行动障碍进行相应的康复或运动训练,如健身操、太极拳、慢跑等运动,进行语言障碍训练、步态训练、姿势平衡训练等。若能每日坚持,有助于提高患者的生活自理能力,改善运动功能,并能延长药物的有效期。

6. 控制帕金森病的关键在于早期诊断、早期治疗。要重视老年病,如高血压、高血脂、高血糖以及脑动脉硬化等疾病的防治,增强体质,延缓衰老。中老年人若出现肢体不自主抖动、肌肉僵硬、动作减少等应尽早就医,若确诊要在医生指导下采取相应的治疗措施。中、晚期病人的主要目标是延缓疾病进程和控制威胁生命的并发症。要在医生的指导下进行正规药物治疗,必要时采用手术等综合治疗,以延缓病情发展;同时要积极进行非药物治疗,如理疗、体疗、针灸、按摩等。

7. 做好患者心理护理和体能护理。帕金森病患者多存在抑郁等心理障碍,抑郁是影响患者生活质量的主要危险因素之一,同时也会影响抗帕金森病治疗的有效性。因此,要重视改善患者的抑郁等心理障碍,予以有效的心理疏导和抗抑郁药物治疗并重。对于长期卧床者,家人应加强对患者的生活护理,注意清洁卫生,勤翻身拍背,防止肺炎及褥疮感染等并发症。

● 链接:欧洲帕金森病联合会《纲要》赋予帕金森病患者的权利。

1. 被介绍给对于帕金森病领域有特殊兴趣的医生的权利;
2. 接受准确诊断的权利;
3. 获得方便的帮助或服务的权利;
4. 接受长期照顾的权利;
5. 参与治疗过程的权利。

专家推荐的帕金森病患者应牢记的“三大纪律八项注意”要点:

三大纪律。坚持康复锻炼,明确诊断规范治疗,在一定时期考虑接受外科手术。

八项注意。多喝水,多说话,多交流,吃药与吃饭间隔开,自己的事情自己做,定期复查,预防并发症,联合化疗。

世界血友病日

4月17日,世界血友病日。

1998年,世界血友病联盟为了纪念世界血友病发起人——加拿大籍的法兰克·舒纳波先生对血友病患的贡献,特别选中和确定他的生日4月17日为“世界血友病日”,旨在唤起大众对于血友病的正确认知。

血友病发病人数少,以自发出血、反复出血为表现,有文献报道,血友病重度患者即使接受了治疗,也会有三成到五成的患者致残。如果不治疗,这类患者反复六次以上,就会出现严重的病变。如果孩子不经治疗,六岁可能就已经有严重病变;如果再不治疗,就有可能致残。按照血友病发病率为5～10/10万估算,预计我国血友病人数达10万左右,但当前登记在册的仅占一成左右。

● 什么是血友病?

血友病是一组因遗传性凝血活酶生成障碍引起的出血性疾病,也是一种罕见、发病人数少的疾病,它包括血友病A、血友病B及遗传性因子Ⅺ缺乏症,属凝血性障碍性疾病。其中以血友病A最为常见,以阳性家族史、幼年发病、自发或轻度外伤后出血不止、血肿形成及关节出血为特征。血友病的社会人群发病率为5～10/10万,婴儿发生率约1/5 000。血友病A、B及遗传因子Ⅺ缺乏症的比例发病率为16 ∶ 3 ∶ 1。我国的血友病中,血友病A约占80%,血友病B约占15%,遗传性Ⅺ缺乏症则极少见。

● 血友病的临床表现是什么?

血友病由于遗传、凝血因子缺乏或功能异常所致,其主要临床表现:

1. 出血。出血的轻重与血友病的类型及相关因子缺乏的程度有关。血友病 A 出血较重，血友病 B 则较轻。其出血多为自发性或轻度外伤后出血不止，且具备下列特征：①生来俱有，伴随终身，但罕有出生时脐带出血；②常表现为软组织或深部肌肉内血肿；③负重关节如膝、踝关节等反复出血甚为突出。重症患者可发生呕血、咯血，甚至颅内出血。

2. 血肿压迫周围神经可致局部疼痛、麻木及肌肉萎缩；压迫血管可致相应供血部位缺血坏死或瘀血、水肿；口腔底部、咽后壁、喉及颈部出血可致呼吸困难甚至窒息。

● 血友病如何预防和治疗？

发达国家目前已经基本做到了所有的患者及时、正规治疗，他们的生活质量都和正常人没有太大差异。我国血友病最大的问题，是治疗不规范引发致残致死，应引为全社会高度关注和重视。首先要进行一系列的实验室检查确诊。主要包括筛选试验、确诊试验和特殊检查。临床诊断标准，血友病 A、血友病 B 基本相同，只是出血程度轻重。但由于实验室试验基层医院及设备条件受限，加之一些临床医生对血友病认识不足，比如患者的出血症状常常被误诊为贫血甚至白血病等，血友病误诊和漏诊的比例非常高。

血友病一旦确诊，其治疗主要是对症处理，一是止血处理的一般治疗；二是补充缺失凝血因子的代替治疗；三是去氧加压素、达那唑、糖皮质激素、抗纤溶物药等药物治疗；四是关节出血者进行固定及理疗等处理的外科治疗；五是基因治疗。

血友病由于目前尚无根治办法，因此预防更为重要。血友病的出血多数与损伤有关，预防损伤是防止出血的重要措施之一，医务人员应向患者家属、学校、工作单位及本人介绍有关血友病出血的预防知识。对活动性出血的患者，应限制其活动范围和活动强度。一般血友病患者，应避免剧烈或易致损伤的活动、运动及工作，以减少出血的危险；建立遗传咨询，严格婚前检查，加强产前诊断，是减少血友病发生的重要方法。

世界【中国】疟疾日

4月25日，世界疟疾日。

2007年5月，世界卫生大会在第六十届会议上确定，从2008年起，每年4月25日为“世界疟疾日”，旨在推动全球进行疟疾防治。

“世界疟疾日”第一个宣传主题是：疟疾——一种没有国界的疾病。

4月26日，全国疟疾日。

我国卫生部继2008年“世界疟疾日”后，结合国内实际情况，决定从2009年起，将每年4月26日定为“全国疟疾日”，旨在进一步加大疟疾防治工作力度，宣传疟疾防控措施，确保如期实现《2006—2015年全国疟疾防治规划》确定的目标。

疟疾是全球重要的公共卫生问题之一。据世界卫生组织报告，目前全球约有40%人口受到疟疾威胁，每年有3.5～5亿人感染疟疾，110万人因疟疾死亡，每天有3 000名儿童因患疟疾失去生命，其中有92个国家和地区处于高度和中度流行。我国传染病网络报告系统数据显示，疟疾年报告病例数由2002年的2.4万增加到2006年的6.4万，2007年，全国共报告疟疾病46 988例，死亡15例，较2006年下降22.2%。目前我国仍有20多个省份的1 182个县（市、区）有病例报告，发病主要包括西南边境地区，海南省中部山区，安徽、河南、湖北等省交界地区。发病区域主要为农村，城市居民发病主要是流动人口，特别是从高发地区回来的人。

● 什么是疟疾？

疟疾是由疟原虫寄生于人体、经媒介按蚊传播、引起以周期性发冷、发热、出汗等症状和脾大、贫血等体征为特点的寄生虫病，分为间日疟、恶性疟、三日疟和卵形疟4种。

● 疟疾是如何传播的?

当雌性媒介按蚊叮吸带有疟原虫人的血液时,疟原虫随血液进入蚊体,在适宜温度条件下,疟原虫经过发育、繁殖形成子孢子。进入蚊子唾液腺的子孢子,在蚊子再吸血时随唾液进入人体传播疟疾。输入带有疟原虫的血液、使用被带有疟原虫的血液污染的注射器等也可传播疟疾。疟原虫也可经胎盘传给胎儿,但较少见。

按蚊的种类很多,但在自然情况下仅有少数种类能传播疟疾。在我国已知的60余种按蚊中,中华按蚊、嗜人按蚊、微小按蚊和大劣按蚊被公认为我国疟疾的主要传播媒介。

● 疟疾流行的特征是什么?

在全球,疟疾广泛流行于北纬60°至南纬30°之间的热带、亚热带和温带地区。当前,非洲、南美洲以及东南亚、太平洋岛国等地区疟疾流行严重,且主要为恶性疟。

在我国,历史上疟疾流行于辽宁省南部以南除西北沙漠、干旱地区和青藏高原高海拔地区外的广大地区。其中北纬33°以北仅流行间日疟,多数地区流行程度低;北纬25°至北纬33°流行间日疟和恶性疟,流行程度较高;北纬25°以南流行间日疟和恶性疟,流行程度较高。

当前,全国分为高传播地区,包括云南的边境地区、海南的中南部山区,流行仍较严重,流行间日疟、恶性疟;疫情不稳定地区,包括安徽、湖北、河南、江苏、贵州等省的部分地区,时有局部或点状暴发;疫情基本控制地区,包括除上述两个地区以外地区,疫情已得到控制,仅有间日疟散在发病。

● 疟疾有哪些典型症状?

典型的疟疾多呈周期性发作。一般在发作时先有明显的寒战,全身发抖,面色苍白,口唇发绀,寒战持续约10分钟至2小时;接着体温迅速上升,常达40℃或更高,面色潮红,皮肤干热,烦躁不安,高热持续2～4小时后,全身大汗淋漓,大汗后体温降至正常或正常以下。经过一段间歇期后,又开始重复上述症状发作。间日疟和卵形疟隔日发作一次，但间日疟在发病初期常有每日发作者；恶性症每日发作一次，但在间歇期患者体温不回复正常，呈滞留型或双峰型。

婴幼儿疟疾发热多不规则，可表现为持续高热或体温忽高忽低，在发热前可以没有寒战表现，或仅有四肢发凉、面色苍白等症状。婴幼儿疟疾高热时往往容易发生惊厥。

● 链接：疟疾的鉴别诊断与治疗。

疟疾约有 1/3 以上临床表现不甚典型的患者，需与以发热为主要症状的其他疾病相鉴别，主要有急性上呼吸道感染、败血症、假性急腹症、附红细胞体病、巴贝西虫病、急性粟粒型结核、伤寒、回归热、败血症、艾滋病、钩端螺旋体病、阿米巴性肝脓肿、病毒性肝炎、登革热、日本血吸虫病、丝虫病、黑热病等。

1. 间日疟治疗：以氯喹、伯氨喹八日疗法治疗，即氯喹（每片含基质 0.15 g）第 1 天一次服 4 片，第 2、3 天各一次服 2 片；伯胺喹（每片含基质 7.5 mg）每天一次，服 3 片，连服 8 天。

2. 恶性疟采用以下两种疗法治疗

（1）双氢青蒿素哌喹片剂：口服总剂量 8 片（每片含双氢青蒿素 40 mg，磷酸哌喹 320 mg），首剂 2 片，首剂后 6 ～ 8 小时、24 小时、32 小时各 2 片。

（2）复方青蒿素片：口服总剂量 4 片（每片含青蒿素 62.5 mg，哌喹 375 mg），首剂 2 片，24 小时后 2 片。

3. 重症疟疾选用以下几种疗法

（1）蒿甲醚：每天肌注 1 次，每次 80 mg，连续 3 ～ 5 天，首剂加倍。若原虫密度大于 15 万 /μL，首剂给药后 4 ～ 6 小时，再给予 80 mg 肌注。

（2）青蒿琥酯：每天静脉注射 1 次，每次 60 mg，连续 3 ～ 5 天，首剂加倍。若原虫密度大于 15 万 /μL，首剂给药后 4 ～ 6 小时，再给予 60 mg 静脉注射。注射时，需先将 5% 碳酸氢钠注射液 1 mL 注入含青蒿琥酯 60 mg 粉针剂中，反复振摇 2 ～ 3 分钟，待溶解澄清后，再注入 5 mL 等渗葡萄糖或生理盐水，混匀后缓慢静脉注射。配制后的溶液如发生混浊，则不能使用。

4. 基础治疗

（1）发作期及退热后 24 小时应卧床休息。

（2）要注意水分的补给，对食欲不佳者给予流质或半流质饮食，至恢复期给高蛋白饮食；吐泻不能进食者，则适当补液；有贫血者可辅以铁剂。

（3）寒颤时注意保暖；大汗应及时用干毛巾或温湿毛巾擦干，并随时更换汗湿的衣被，以免受凉；高热时采用物理降温，过高热患者因高热难忍可药物降温；凶险发热者应严密观察病情，及时发现生命体征的变化，详细记录变化量，做好基础护理。

（4）按虫媒传染病做好隔离。患者所用的注射器要洗净消毒。

世界哮喘日

5月第一个星期二,世界哮喘日,又称世界防治哮喘日。

1998年12月11日,在西班牙巴塞罗那举行的第二届世界哮喘会议的开幕日上,全球哮喘病防治创议委员会与欧洲呼吸学会代表世界卫生组织提出了开展世界哮喘日活动,并将当天作为第一个世界哮喘日。从2000年起,每年都有相关的活动举行,但此后将每年5月的第一个周二改定为"世界哮喘日",旨在使人们意识到哮喘是一个全球性的健康问题,宣传已经取得的科技进步,并促使公众和有关当局参与实施有效的管理方法。

据估计,全球每20个人中就有1个患有哮喘,约计3亿人,现在很多国家哮喘发病率超过10%。估计中国哮喘患者近2 000万。哮喘是近年来十分引人关注的全球公共健康问题,也是儿童期最常见的慢性疾病,儿童哮喘中约1/3～1/2的人可迁延至成人。我国哮喘近年来持续增长。中国儿科哮喘协作组抽样调查0～14岁儿童哮喘的患病率为0.11%～2.03%,平均0.91%。时隔10年后2000年再次进行同样调查,初步摸清了我国城市儿童哮喘"二年患病率"为0.5%～3.34%,全国平均为1.54%。2009—2010年第三次调查结果显示,二年哮喘患病率为0.42%～5.73%,平均为2.32%,比2000年增加了50.6%。

● 什么是哮喘?

哮喘是一个全球性的健康问题,是目前全球最常见的慢性疾病之一,是一种常见的慢性呼吸道疾病。作为一种非常顽固的慢性疾病,哮喘常反复发作,不管老人儿童,还是青年,都会对身体造成一定的损害,尤其会影响儿童生长发育,造成辍学,成人则影响工作能力,降低生活质量,严重者甚至可致命。"交响乐之父"贝多芬、著名歌星邓丽君等,均死于哮喘。我国哮喘近年来持续增长,发病情况不容乐观。尽管哮喘不能根治，但只要病人通过及时正确的诊断，进行以吸入糖皮质激素为主的长期规范化治疗和管理，哮喘是完全可以控制的，哮喘患者完全可以拥有一个健康和丰富多彩的生活。

● 螨虫是哮喘的元凶。

导致哮喘发病有内在因素，也有外在因素。内在因素与遗传有关。外界的致病因素则是多方面的，包括物理性、化学性、过敏性、感染性因素等。高危人群包括有哮喘家族史或过敏性疾病家族史的人，他们患哮喘的比例较高。另外，一些从事特殊职业的人员，如长期接触一些过敏原或特殊环境刺激，也和哮喘的发病有关。一般说来，哮喘患者发作前有一些征兆，先期有上呼吸道过敏的表现，比如打喷嚏、流鼻涕、流眼泪、咳嗽、咽痒等。第三次中国城市儿童哮喘流行病学调查表明，呼吸道感染是最常见的诱因。其次为天气变化和运动。其他依次为摄入某些食物、特殊气味、接触屋尘、接触花粉、情绪变化、接触宠物。哮喘发作以季节不定和换季最多，其次发作季节为冬季和秋季。

● 控制哮喘并不难。

研究证实，哮喘患者按照指南进行科学规范的治疗，约 80% 的人可以达到良好控制，获得很好的生活质量。世界卫生组织提倡对过敏性疾病的防控应包括四个方面：

1. 避免接触过敏源。

2. 合理的药物治疗。

3. 特异性免疫治疗。

4. 对患者进行教育，包括清除紧张心理，调整生活环境，改善饮食结构和适当锻炼等。

● 避免接触常见抗原和污染的策略。

避免以下情况可以改善哮喘控制并且减少药物需求。

1. 吸烟：远离烟草，患者及患者家长都不应吸烟。

2. 药物、食物和添加剂：如果已知它们会引起哮喘症状，应避免接触。

3. 职业性致敏物：减少、最好是避免接触这些物质。

建议适当避免接触以下物质，但尚无证据显示临床获益。

1. 屋尘螨：每周用热水清洗床单和毯子并烘干或在太阳下晒干，将枕头和靠垫用不透气的外套包装。把地毯换成硬质地板（尤其是在卧室）。如果条件允许，使用带过滤器的真空吸尘器，用杀螨剂或丹宁酸杀死小虫，但这些操作必须在患者不在家时进行。

2. 有皮毛的动物：把动物带离家庭，至少带离休息区域，清洗宠物。

3. 蟑螂：经常彻底地打扫卫生，使用杀虫喷雾，但使用喷雾剂时必须确保患者不在家。

4. 室外花粉和霉菌：当花粉和霉菌量多时关闭门窗并呆在室内。

5. 室内霉菌：减小室内湿度，经常打扫潮湿的区域。

● 从正确治疗入手。

1. 针对病因治疗。针对引起哮喘发作的两个直接原因，在治疗上主要应控制气道炎症和解除支气管痉挛。

2. 坚持长期治疗和观察。哮喘病具有长期性、反复性和部分可逆性等特点，通常需要坚持长期的抗炎治疗，长期进行病情监测和评价。

3. 成立医患联盟。哮喘有病情随时变化的特点，这就决定了管理哮喘的大部分日常工作需要由患者和家属主动参与，需要医生和患者之间的密切配合。

4. 实施个体化治疗原则。即根据病情的严重程度，采取阶梯式治疗方案，也就是个体化治疗方案，这样才能使用尽可能少的药物达到理想的控制目标。

5. 掌握临时缓解哮喘的喷雾引入技巧。哮喘一旦发作，即置于舒适的坐位、半卧位或用小桌子横跨于腿部，使之伏桌休息，立即吸入雾化平喘药缓解症状。病人及家属应掌握好正确的吸入技术。

● 学会评价哮喘疗效。

自行监测哮喘病人的病情，家属必须学会，在家中自行监测病情变化，熟悉哮喘发作的先兆表现，如鼻咽发痒、打喷嚏、流清涕、咳嗽等及相应处理办法，并对自身病情进行初步评定，记录好哮喘日记，以供医务人员诊治时参考。2006 年世界卫生组织新改版的全球哮喘防治创议（GINA）强调，必须以哮喘的控制程度作为哮喘治疗的依据。所以，哮喘患者可以参照附表《哮喘的控制分级表》，客观评价自己的疗效，以达到控制哮喘的目的。

国际地中海贫血日

5月8日,国际地中海贫血日。

地中海贫血于1925年由Cooley和Lee首先描述,最早发现于地中海区域,当时称为地中海贫血,国外亦称海洋性贫血。1993年,联合国世卫组织确定每年5月8日为“国际地中海贫血日”,旨在引起人们对地中海贫血病的关心与重视。实际上,本病遍布世界各地,以地中海地区、中非洲、亚洲、南太平洋地区发病较多。在我国以广东、广西、贵州、四川为多。我国广东等省份每年都在这一节日,组织开展多种形式的地中海贫血病防治知识宣传。

地中海贫血,是一种遗传性血液病,是一类由于常染色体遗传性缺陷,引起珠蛋白链合成障碍,使一种或几种珠蛋白数量不足或完全缺乏,因而红细胞易被溶解破坏的溶血性贫血。由于此病流行于地中海、中东及东南亚一带地区,故被称为地中海贫血。我国自然科学名词审定委员会建议本病的名称为珠蛋白生成障碍性贫血,习惯上仍称为地中海贫血,简称地贫。在我国广东,发病率近10%。地贫主要分两类,一类是由于血红蛋白的α链合成减少所致,称α-地贫。另一类是由于血红蛋白的β链合成减少所致,称β-地贫。两类地贫都有重型与轻型之分,对健康有明显影响的主要是重型地贫。重型α-地贫多在胎儿期,刚出生时或生后不久死去,胎儿全身水肿,肚子大,而且胎盘特别大,所以也称“水肿胎儿综合征”。重型β-地贫多见于小儿,出生时看不出异常,出生几个月后,病孩才慢慢出现面色苍白、表情呆滞、痴呆型面容、发育不良、贫血不断明显、肝脾肿大等,患儿病情很快加重,往往要靠不断输血维持生命,除非骨髓移植,一般几岁死亡,所以成年人中极少见重型地中海贫血患者。成人在验血中发现的地中海贫血大多数是轻型,偶见介于重型与轻型之间的中间型。中间型贫血严重时靠输血来改善。

● 地中海贫血的表现是什么?

地中海贫血主要表现为不同程度的贫血。典型的地中海贫血患者,从出生后幼起即有贫血且逐渐加重,常有黄疸、脾脏肿大、发育障碍,智力迟钝和骨骼畸形等,典型病例表现鼻梁凹陷,眉距增宽,颧骨突出等特殊面容。典型和严重患者常常因为贫血和心脏、肝脏等并发症于儿童期失去失命。

● 地中海贫血诊断的主要依据是什么?

地中海贫血诊断主要依据是贫血、黄疸为主,实验室检查为小细胞低色素性贫血及有靶形红细胞、网织红细胞增多,红细胞盐水渗透脆性减低。重型患者末梢血尚可见有核红细胞及嗜多色性红细胞。此外,还可作抗碱血红蛋白定量测定和血红蛋白电泳等特殊检查。

● 地中海贫血的主要防治措施有哪些?

预防。广泛有效地开展遗传咨询与产前诊断,为最有效的预防手段。尤其是在多发区普及预防宣传很重要,因为β-地中海贫血的遗传规律主要有两种:一是夫妻一方是β-地中海贫血基因携带者,他们的子女有50%的机会因遗传而成为地贫基因携带者;二是夫妻双方都是β-地中海贫血基因携带者,每次怀孕,他们的孩子将有25%的机会是正常的,50%的机会成为地贫基因携带者,而有25%的机会患上重型地贫。所以,产前诊断是预防地贫的根本举措。况且,我国产前诊断方法已达国际水平,应努力推广应用。HbH患者应避免使用如磺胺类、非那西汀类氧化剂药物,对于脾亢、白细胞减少者,应防止空气污染及交叉感染。

调理。做好生活、饮食、精神调理也十分重要,因为地贫患者往往体虚,要慎起居,适寒温,注意预防外感,多进行户外活动,呼吸新鲜空气;进行适宜的体育锻炼,如气功锻炼、打太极拳等都有助于增强体质和提高抗病能力;注意饮食调养,宜进食营养丰富的食物,凡辛辣厚味、过于滋腻、生冷不洁之物,应禁食或少食;注意劳逸结合与精神调养,保持心情舒畅、乐观。

治疗。地中海贫血患儿有特殊的地贫面容：额部隆起、鼻梁塌陷、眼距增宽。因此，一对地中海贫血夫妻所生的孩子，从小就会出现面色苍白且腹部逐渐隆起，生长发育较同龄儿落后，面貌变得比较特殊，这就要到医院进行有关地中海贫血的检查诊断。如果轻型地中海贫血一般不需治疗，重型者则应积极治疗，但目前没有特效治疗药物，平常主要靠输血为主，长期输血患者，由于体内铁的负荷增加，常常要使用排铁的药物。目前唯一能够根治地中海贫血的方法是造血干细胞移植，但移植的费用高，且有一定风险。

世界【中国】高血压日

5月17日，世界高血压日。

2005年，世界高血压联盟发起的，一个由各国公众参与、提高高血压防治知识知晓度的国际活动，同时确定每年5月17日为“世界高血压日”，旨在动员人类社会共同防控高血压疾病。我国于1989年5月12日正式成为世界高血压联盟的盟员，也成立相应的中国高血压联盟组织。

1998年，卫生部为提高广大群众对高血压危害的认识，动员全社会都来参与高血压预防和控制工作，普及高血压防治知识，决定将每年的10月8日确定为“全国高血压日”。

据统计显示，全球高血压患者达10亿以上，估计目前我国高血压患者至少2亿。卫生部《防治高血压宣传教育知识要点》称：高血压既是一种“无声杀手”的独立慢性病，又是导致脑卒中、心肌梗死、心力衰竭及慢性肾脏病的重要危险因素。血压从110/75 mmHg开始，其水平升高会带动心血管病发生危险增加，50%～60%的脑卒中和40%～50%的心肌梗死发生与血压升高有关。根据流行病学资料估算，我国每年新发脑卒中200万人，新发心肌梗死50万人，死于心脑血管病300万人，每年我国心脑血管疾病耗费约3 000亿元人民币，其中用于高血压的直接医疗费达300亿元。由此看来，防治高血压具有十分重要意义与作用。

● 血压多高算为高血压？

世界卫生组织最早提出的高血压标准曾修改过两次。1999年10月，中国高血压联盟制定的《高血压防治指南（试行本）》也把高血压标准定位≥140/90 mmHg，与世界接轨，并把正常血压定为＜130/85 mmHg。2003年，美国公布的《美国高血压预防、检测评估和治疗全国联合委员会第七次报告》，将120/80 mmHg定位高血压前期，而将原来的正常血压标准降至115/75 mmHg，这个标准在我国引起高度关注。《中国高血压防治指南》（2010年修订版）将血压水平分为：正常血压（收缩压＜120 mmHg 和舒张压＜80 mmHg），正常高值（收缩压120-139 mmHg和/或舒张压80～89 mmHg），高血压（收缩压≥140 mmHg 和/或舒张压≥90 mmHg和单纯收缩期高血压（收缩压≥140 mmHg和舒张压＜90 mmHg）。高血压中分1级高血压（收缩压140～159 mmHg和/或舒张压90～99 mmHg）、2级高血压（收缩压160～179 mmHg和/或舒张压100～109 mmHg）、3级高血压（收缩压≥180 mmHg和/或舒张压≥110 mmHg）、如果符合高血压的标准，则必须进行药物治疗。药物的选择应遵循以下4项原则，即小剂量开始，有限选择长效制剂，联合应用及个体化。

● 控制高血压应掌握哪些基本原则？

高血压是全球范围人们面对的主要杀手之一。按照世界高血压联盟顾问M.Mohsen Ibrahim博士的说法，高血压在世界许多地方已经成为一种流行病，患病人数呈增长趋势。作为高血压的常见并发症脑卒中和心脏病，已成为当今威胁我国居民健康的重大疾病，造成高血压患者人数不断增加的原因很多，从医学角度看，摄入太多盐、超重和肥胖、饮酒是我国人群高血压发病的主要危险因素。以盐为例，世界高血压联盟主席刘力生教授指出，钠盐摄入量高是高血压发病的重要危险因素。因此控制高血压的基本原则，应包括以下几个方面：

1. 解读《中国高血压防治指南》（2010年修订版），把握治疗高血压的策略与方案，坚持长期有效的血压控制。

2. 学习掌握卫生部“十年百项”计划推广项目——NAH降压治疗适宜技术。

3. 科学选择降压药。每种降压药物有其各自的药理学特点，临床上应根据患者的年龄、高血压程度和分期、有无并发症（如糖尿病、高血脂、心绞痛、心力衰竭、心肌梗死、心律失常、支气管和肺部病变等）及其他冠心病危险因素的存在与否，以及用药后有无不良反应选择用药，才能得到满意的疗效。密切注意降压药物治疗中所产生的各种不良反应，及时加以纠正或调整用药。原则上，理想的降压药应能纠正高血压所致的血流动力异常（增高的外周阻力和减少的心排血量）而不影响患者的压力感受器反射机制。

4. 重视非药物治疗。高血压患者降压，如果只是用药，不改变不良生活方式，同样收不到好的疗效。非药物治疗包括：控制体重；饮食调整——减少盐的摄入（6 克 / 天），多吃蔬菜水果，少食脂肪；戒烟、控制饮酒；适量运动，如慢跑、打太极拳等；保持积极、豁达、轻松的心境。

● 治疗高血压的终极目标是什么？

降压一定要达标。据统计，若使血压平均下降 5 ～ 6 mmHg，就可使冠心病减少 16%，脑卒中减少 38%。国内大规模降压临床研究表明，高血压患者收缩压每降低 10 mmHg，舒张压每降低 5 mmHg，中风发病的相对危险减少 40%。近年来的大量临床对照试验结果还表明，通过降压药物或非药物治疗使血压降至正常，除可减少高血压患者脑卒中的发生率和死亡率外，防止和纠正恶性高血压，也能降低主动脉夹层的病死率。故把自己的血压全天候降到既定的理想水平，这才是高血压病追求的最终目标。那么，降压的目标是什么呢？长期、有效控制血压，一般高血压患者应将血压控制在 140/90 mmHg 以下，65 岁及以上老年人的收缩压应控制在 150 mmHg 以下，如能耐受还可进一步降低。伴有慢性肾脏疾病、糖尿病或病情稳定的冠心病或脑血管病的高血压患者治疗更宜个体化，一般可将血压降至 130/80 mmHg 以下。高血压治疗的最终目标为最大程度降低心脑血管并发症发生和死亡的总体危险。

● 链接

（一）家里有高血压病人怎么办？

一是学会自测血压。根据调查显示，目前我国高血压家庭坚持自测血压的仅有 7%，而且有的测量时段、方法也不够准确或规范。为了准确把握自测血压和平稳降压水平，一般建议，每天早晨和晚上测量血压，每次测 2 ～ 3 遍，取平均值；血压控制平稳者，可每周 1 天测量血压。对初诊高血压或血压不稳定的高血压患者，建议连续家庭测量血压 7 天（至少 3 天），每天早晚各一次，每次测量 2 ～ 3 遍，取后 6 天血压平均值作为参考值。其原则和方法是：①测血压前至少休息 5 分钟；②袖带与心脏保持同一水平；③取靠背椅坐位，测血压时保持安静，不讲话，不活动肢体；④每次测血压 3 遍，取其平均值为本次血压值；⑤掌握自测血压的间期及频率。家庭血压适用于一般高血压患者的血压监测、白大衣高血压识别、难治性高血压的鉴别、评价血压变异、辅助降压疗效评价和预测心血管风险及预后等。这样可了解日常生活中血压的动态变化情况，真切地感受到服用药物、限盐、戒酒、减重等手段对血压控制的积极作用，纠正服药不规律、不重视非药物治疗的不良习惯，保持血压降到目标值。对于精神高度焦虑患者，不建议自测血压。

二是懂得家庭急救。如果家庭中患高血压的成员突然发病，家里的其他成员应能做出初步判断，并适当做些相应的处理。①血压突然升高，伴有恶心、呕吐、剧烈的头痛，甚至视线模糊，即已出现高血压脑病，要安慰病人不要紧张，卧床休息，立即使其服用降压药，还可以另服利尿剂、镇静剂等。②病人在劳累或兴奋后出现剧烈的心前区疼痛、胸闷，甚至面色苍白、出冷汗，发生心绞痛、甚至心肌梗死或急性心力衰竭情况时，应让其安静休息，舌下含服硝酸甘油一片，或打开一支亚硝酸异戊酯吸入。如备有氧气袋，可同时予以吸入氧气。③如病人突然心悸气短，呈端坐呼吸状态，口唇发绀，伴咯粉红泡沫样痰时，要考虑有急性左心衰竭，应吩咐病人双腿下垂，采取坐位，予以吸入氧气。值得注意的是，对高血压患者发病家庭急救时，一定要让病人平卧，头偏向一侧，以免意识障碍伴有剧烈呕吐时，呕吐物吸入气道。若经过上述处理，症状仍不见缓解，要及早护送病人到附近医院急诊治疗。

（二）吃低钠盐可防控高血压。

低钠盐是什么?

低钠盐是一种低钠富钾的食用盐，特点是：含钠低——钠含量比普通食盐低 30% 左右；富含钾——加入了适量的氯化钾；有助于人体钠钾平衡状态，保护心脑血管系统。在食盐中，导致咸味的是氯离子而非钠离子，因此低钠盐在口感上与普通食盐没有区别，减盐不减咸，减钠不减味。

低钠盐有什么好处?

低钠盐有利于预防高血压、保护心脑血管，长期食用可降低高血压、心脑血管疾病的风险。

低钠盐适宜哪些人群使用?

尤其适合中老年人以及患有高血压、冠心病、中风后遗症等心脑血管疾病人群,一般人群长期食用可降低高血压和心脑血管疾病风险,肾脏病患者,如尿毒症、肾功能受损等肾脏病患者不可吃低钠盐,高钾药物服用者和高钾血症患者须遵医嘱。

为减少钠摄入能做些什么?

1. 使用限盐勺,减少盐的食用量;做饭时少放酱油、面酱等富含钠的调味料,可用葱、姜、蒜、辣椒等食物提味。

2. 多吃新鲜蔬菜和水果,少吃咸菜、榨菜、咸蛋等腌制或酱制食品。

3. 选择新鲜的禽类肉、鱼肉、猪肉或其他肉类,少用或不用肉罐头、腊肉、咸肉、腊肉、熏肉及其他加工肉类。

4. 限制混合拌制食品和即食食品,包括杂拌菜、方便面、薯条等。

5. 选购食品时看看营养成分表,在喜爱的食物中找出钠含量相对低的品种。

6. 外出就餐时,选择低盐食品,或要求餐馆做菜时少放盐和酱油。

7. 选择含钾高的食品,例如土豆、西红柿、豆类和香蕉等。

世界多发性硬化日

5月最后一个星期三,世界多发性硬化日。

2009年5月27日,国际多发性硬化联盟确定每年5月最后一个星期三为“世界多发性硬化日”,旨在唤起全世界对多发性硬化症的关注,推动相关研究和医疗进展。

据北京医院多发性硬化症诊疗中心提供的数据显示,目前世界范围内多发性硬化患者约有250多万,我国至少也有3万左右。多发性硬化症平均发病年龄只有30岁,具有2个发病高峰:21～25岁以及41～45岁,21～25岁发病者更为常见。女性多发性硬化症患者是男性患者的1.5倍～2倍。亚洲多发性硬化症患病率约为十万分之五。从发病情况看,多发性硬化症主要危及对象是青壮年。

● 什么是多发性硬化症?

目前,据专家分析,多发性硬化症是一种慢性罕见的中枢神经系统和免疫有关的发炎及髓鞘疾病,主要损害患者的脊髓、大脑以及视神经。“硬化”的意思是结疤,“多发”是指神经系统的多个部位受到累及,会因神经损伤导致疤痕形成。根据损害发生的位置不同,多发性硬化的症状可包括肌肉控制或平衡感的下降、视觉障碍或言语问题。多发性硬化症患者病情早期的时候,主要临床症状表现为肢体麻木、视神经炎导致的视力下降、行走困难、性功能障碍及极度疲劳等。该病确切病因不明,目前医学界认为与人体自身免疫系统相关。此病的特点是免疫细胞错误地把自身组织视为病毒或者细菌,从而对自身组织发起攻击,引发炎症反应。多发性硬化中,自身免疫细胞袭击中枢神经系统中包裹在神经轴突外周的髓鞘,炎症反应吞噬破坏髓鞘组织。多发性硬化没有传染性。

在我国,医学专家认为,多发性硬化症病发缓慢,比较隐匿性,时有时无,难以发现或确诊。大多数患者甚至部分医务人员对多发性硬化症及其治疗缺乏足够认识，加之此病初期不容易与其他神经科疾病相区分，有相当多的患者贻误了治疗良机。同时，该病的有效治疗药品如β-干扰素依赖进口，价格较高，并且没有被医疗保险所覆盖，使我国的多发性硬化症患者较国外患者发展为残疾的比例要高。如果未得到规范诊治，大多数患者的病情会逐步加重，最终导致残废、失明，甚至死亡。

● 如何防治多发性硬化疾病？

把握诊断标准。目前，国内外对多发性硬化症已有了成熟的诊断标准，主要手段有三种，一是脑和脊髓的核磁共振检测；二是脑积液的免疫检查；三是对视觉、听觉进行诱发电位检查。另外，还要排除其他相似疾病的检查项目，以检查帮助医生作出正确诊断，从而确定正确的治疗方案。

设法控制疾病发展。临床医生要多学习，把握多发性硬化症的治疗原则，针对僵硬、痉挛、疼痛、大小便机能失常等用药物予以改善，运用干扰素减少复发次数和复发时严重程度。其选择治疗的方法非常关键：(1)皮质激素或免疫抑制可缓解症状。甲基强的松龙1 g/d静滴5～7天后改为强的松30～40 mg/d顿服，逐渐减量直至停药。硫唑飘呤(2mg/kg/d)长期治疗(平均2年)对控制病情有效。(2)神经营养药物。胞二磷胆碱(250 mg肌注1次/d)碱性成纤维细胞生长因子(DFGF 1 600 u肌注1次/d)可酌情选用。(3)蜂针疗法。(4)细胞渗透修复疗法。(5)对症治疗。对痛性强直发作、三叉神经痛、癫痫发作者可用卡马西平0.13 g/次/d，痉挛者可给安定等。

提高患者战胜疾病勇气。从预防多发性硬化症开始，一旦患上、确诊，要嘱其定期复查，避免劳累，防止感染；要对疾病持乐观态度，树立治疗信心，多方丰富日常生活；要劝告患者不必处处寻医问药，以免浪费精力和财力。

全球运动神经元病日

6月21日，全球运动神经元病日，也有称渐冻人日。

1939年6月21日，美国著名棒球明星劳·葛瑞格被确诊为运动神经元病。1997年，国际运动神经元病联盟选定在劳·葛瑞格确诊为运动神经元病的6月21日这天，举行世界范围的各种相关活动，以唤起世人对这一遍布全球的重要疾病的重视。2000年在丹麦举行的国际大会上，与会代表一致决定，将每年的6月21日确定为"世界运动神经元病日"，旨在希望更多的社会大众了解、关注和重视运动神经元病这一恶疾，积极提高应对这一重大绝症的知识水平。

据医学文献报道，运动神经元病发病率约为每年（1～3）/10万，患病率为每年（4～8）/10万，多数患者于出现症状后3～5年内死亡。其发病早期具有隐匿性，有可能在发病1年时还未被发现。劳·葛瑞格确诊运动神经元病，与之顽强抗争两年后，即于1941年辞世。另据介绍，运动神经元病根据其分型不同，多在30岁左右或40～60岁间发病，有5%～10%有家族遗传史，病程进展快慢不一。

● 什么是运动神经元病?

运动神经元病是一种神经系统慢性致死性变性疾病，是管理人体运动功能的神经细胞逐渐退化、死亡，进而引起全身肌肉萎缩无力，造成肢体功能残障。该病致死率高，目前没有治愈办法，病人非常痛苦和不幸。虽然大多数人对此病十分陌生，但是，它却是世界卫生组织开列的五大绝症之一，与癌症和艾滋病齐名。关注他们，寻找战胜病魔的法宝，一直是医生们追求的目标。

早在19世纪中期，运动神经元病就已经被发现和报道了，至今已有150多年的历史。它是人的大脑、脑干和脊髓中一些运动神经细胞（又称为运动神经元）受到不明原因侵袭而发生变性死亡所致。由于运动神经细胞控制着人运动、说话、吞咽和呼吸的肌肉活动，当运动神经细胞受损后，病人就会表现出肌肉萎缩和无力，典型的症状是开始感到手没有劲儿。例如，开门的时候手拧不动钥匙，手指不灵活，拧不开瓶盖等；手部肌肉渐渐出现萎缩，可从手指开始发展到前臂，再发展到上臂，慢慢地拿不了筷子，梳不了头，并逐渐由上肢发展到下肢，最后导致全身瘫痪，身体像被逐渐冰冻住一样，且末梢肢体无力、肌肉抽搐，慢慢会进展为肌肉萎缩与吞咽困难，直到呼吸衰竭。所以，运动神经元病患者又被形象地称为"渐冻人"。

● 运动神经元病的发病有些什么蛛丝马迹？

运动神经元病病因目前尚不清楚，也无有效的根治办法，可以说是一个神秘可怕的疾病，但发病也有一定的迹象。

肌无力和肌萎缩。病人看医生，往往是因为发现自己存在肌无力的现象，而肌萎缩常被患者及家属忽视。肌萎缩侧索硬化很少首先表现为呼吸衰竭，但多数患者出现呼吸衰竭时已经有肌萎缩。

不典型的手部肌萎缩。最初常被诊断为腕管综合征或肘管综合征。病人可出现掌面肌萎缩或第一背侧骨间肌萎缩。

肌肉跳动。过多的肌肉跳动是一个强力的信号，因为肌肉跳动经常是没有发生肌无力时就出现，此时应反复进行肌电图检查。

言语不清、进食或吞咽困难。发现这些征状，若进行仔细的神经系统检查，可能会发现肢体肌肉强直或无力的现象。

● 运动神经元病临床分型有哪些？

运动神经元病根据研究表明，可按病变部位和临床症状，分为下运动神经元型（包括进行性脊肌萎缩症），上运动神经元型（原发性侧索硬化症）和混合型（肌萎缩侧索硬化症）三型。

下运动神经元型。多于30岁左右发病，通常以手部小肌肉无力和肌肉逐渐萎缩起病，可波及一侧或双侧，或从一侧开始以后再波及对侧。颅神经损害常以舌肌最早受侵等。晚期全身肌肉均可萎缩，如病变主要累及脊髓前角者，称为进行性脊肌萎缩症。

上运动神经元型。表现为肢体无力、发紧、动作不灵。因病变常先侵及下胸髓的皮质脊髓束，故症状先从双下肢开始，以后波及双上肢，且以下肢为重。若病变累及双侧皮质脑干，则出现假性球麻痹症状，表现发音清、吞咽障碍、下颌反射亢进等，多在人成年后起病，一般进展缓慢。

上、下运动神经元混合型。通常以手肌无力、萎缩为首发症状，一般从一侧开始以后再波及对侧，随病程发展出现上、下运动神经元混合损害症状，显示上下运动神经元合并损害。病程晚期，全身肌肉消瘦萎缩，以致抬头不能，呼吸困难，卧床不起。本病多在 40 ～ 60 岁间发病，病程进展快慢不一。

● 运动神经元病防治与处理原则是什么？

目前，我国医师协会着手建立运动神经元病患者医疗救助体系，成立项目管理委员会，一方面寻求政府政策的支持，同时与民间组织和国内外慈善公益组织联系，加大对"渐冻人"这一罕见病群体的医疗救助力度。国家中医重点专科河北医大附属以岭医院肌萎缩科的一项研究结果显示，采用脐带间充质细胞移植 + 中药制剂 + 神经康复，三措并举方法治疗运动神经元病效果良好。在运动神经元病的处理原则上要做到：

1. 要高度重视患者自身的决定和自主性，要充分考虑患者及其家属的社会文化与心理背景。

2. 给予患者及其家属充分的信息和时间，以便做出对各种处理方案的选择，而且这些选择会随病情变化而改变。

3. 医务人员应给予患者连续和完整的医疗和护理。

世界【中国】卒中日

6月24日，世界卒中日。

2005年，在温哥华举行的第五届世界卒中大会上，来自美、法、中等国的100多位专家共同起草了《世界卒中日宣言》，并确定从2006年起每年的10月29日为“世界卒中日”，旨在通过宣传，引起人们对防治脑卒中的重视。

继“世界卒中日”后，我国中华医学会神经病学分会、全国脑血管病防治研究办公室和国内专家呼吁设立中国卒中日。2007年11月20日，国家卫生部门首次组织北京天坛医院、北京市脑血管防治指导办公室等联合举办大型义务咨询答疑活动，并将这次活动日的11月20日确定为“中国卒中教育日”，旨在进一步引起社会各界对脑血管病防治工作的重视，提高老百姓对脑卒中的认识。

卒中已成为世界人口的第二大死因，仅次于缺血性心脏病，如不加以控制，预计到2020年卒中病例将会增加1倍。据世界卫生组织调查结果显示，在脑卒中高发的亚太区，中国年发病率排名第一，比美国高出一倍，全球卒中新发病人的70%来自发展中国家，而后者的40%来自我国。据卫生部统计信息中心每年公布的人群检测资料显示，全国城乡居民中，脑血管病死亡已跃升为全国死因的第一或第二位。与西方发达国家不同的是，我国脑卒中的发病率是急性心肌梗死（冠心病猝死）发病率的3至4倍。从流行病学调查数据推算得出，中国每年新发脑卒中约250万例，每年死于脑卒中约150万人，存活的卒中患者有600至700万人，其中3/4患者留有不同程度的残疾。在中国，每15秒钟就有一个卒中新发病例，每21秒钟就有一人死于卒中。每年造成的各种直接和间接经济损失高达数百亿元。所以，必须对卒中引为高度重视。

● 什么是卒中？

卒中，俗称中风，又叫脑血管意外。卒中症状一般持续24小时以上，可分为出血性和缺血性两大类，包括脑梗死、脑出血、蛛网膜下腔出血等，也就是凡因脑血管阻塞或破裂引起的脑血流循环障碍和脑组织功能或结构损害的疾病都可以称为卒中。缺血性卒中占卒中病人总数的 70% ～ 80%，主要包括脑血栓形成和脑栓塞；出血性卒中占卒中病例的 20% ～ 30%，根据出血部位的不同又分为脑出血和蛛网膜下腔出血。

● 卒中的发病症象有哪些？

短暂性脑缺血发作（TIA）可视为卒中预警。如果您或您身边的人出现以下征象，要立即到神经内科急诊或就诊：

1. 突发颜面部、上下肢或单侧肢体无力。
2. 突发言语障碍或理解力下降。
3. 单侧或双侧视物模糊。
4. 突发头昏、平衡调节障碍或行走困难。
5. 突发不明原因的头痛。

● 遇有无症状性的卒中怎么办？

无症状性卒中，又称小卒中，也叫“小中风”，是卒中最常见的类型。主要病因是脑血液循环某一局部出现短暂的、可逆的供血障碍，因而引起一过性神经症状和体征。“小中风”往往表现为一侧肢体无力、麻木或说话不利索，或有眩晕、视物不清、黑矇、吞咽困难等症状，持续时间多为数分钟至 1 小时，一般在 24 小时内完全消失，所以又叫做短暂性脑缺血发作，往往不容易被人发现。然而小卒中危害大，一是预示着脑组织内已经有了不可逆转的脑血管损害；二是造成认知功能低下；三是会出现血管性抑郁。实际上，“小中风”症状虽轻，但是严重脑血管病发生的一个危险信号，后果严重，如不及时治疗和保健，许多人会在 5 年内发生严重的脑血管病变而危及生命。因此，60 岁以上的老年人，一旦出现头痛、头晕，面部和肢体麻木无力等症状，应及时到神经内科就诊，做到早发现、早治疗。其解决的办法有三：①要到医院评估一下，看看未来发生脑卒中的风险到底有多大。要检查脑血管，看大血管是不是有尚未出现症状的脑血管损害。通常用颈动脉彩超、经颅多普勒超声进行无创检查即可。另外要检查有没有血管病的危险因素。②已经发生过无症状性卒中,预示着要进行二级预防,这时候要用预防药物。药物有两类,一是与危险因素控制有关的药物,比如有高血压的,要在医生的指导下服降压药,有糖尿病的,要吃降糖药。除此以外还要用抗血小板药,如阿司匹林。③到医院检查认知功能,看看记忆力及高级神经功能是否有障碍。

● 如何防治卒中?

1. 注重科学预防卒中。医学实践告诉我们:得了卒中要终生服药。因此,预防是重中之重,其主要项目指标有:

控制血压:成年人应至少每年测1次血压,老年人更应该加强监测。血压应维持在< 140/90 mmHg。有糖尿病的患者,血压更应该控制在< 130/80 mmHg。

控制血糖:空腹血糖应< 7.0 mmol/L(126 mg/dl),必要时可通过饮食、体育锻炼、口服降糖药或使用胰岛素控制高血糖。

控制高血脂:如血脂增高,应通过控制脂肪摄入、体育锻炼或药物治疗降低血脂。

戒烟:吸烟和被动吸烟均会增加卒中的发病危险,应劝吸烟者戒烟,促进各地政府部门尽快制定吸烟法规,公共场所仅在指定地点可供吸烟,以减少被动吸烟的危害。

适度饮酒:男性每天饮酒量不超过50 g白酒,女性不超过25 g白酒,不饮酒者应继续保持。

控制体重:提倡健康的生活方式和良好的饮食习惯,成年人体重波动范围在10%以内,BMI应控制在< 28 kg/m^2 或腰臀围比< 1。超重和肥胖者采取措施减轻体重,降低卒中发病的危险。

多食果蔬:每天至少吃5种以上水果和蔬菜。

合理摄取钠钾:每天摄取钠< 2.3 g(食盐< 6 g),钾> 4.7 g。

每天适度锻炼:成年人每周至少进行3～4次适度的体育锻炼活动,每次活动时间至少30分钟(如快走、慢跑、骑自行车或其他有氧代谢运动等)。

定期体检：40岁以上成年人每年检查一次，可了解自己的心脏功能有无异常，特别是有无房颤或缺血性改变。同时也应监测血糖和血脂水平，发现异常及时治疗。

女性注意：避免使用口服避孕药；绝经妇女尽量不使用雌激素替代药物。

2. 预测短暂性缺血发作（TIA）后卒中。据流行病学统计，15%的脑卒中病人以前曾发生过TIA，在美国，每年的TIA发作人数保守估计达到20～50万，不包括未就诊的病人。研究发现，TIA造成的病灶平均为15 mm，普通的CT、MRI不利于发现如此小的病灶，而DWI加权MRI则可以鉴别这些小病灶。在出现脑部症状的早期，通过比较DWI的信号差别可以鉴别TIA和脑梗死，67%的TIA患者可以表现出DWI～MRI的信号强度改变。所以，只要及时发现，及早查明、早期采取抗凝、降纤、抗血小板等积极措施干预，就能取得早期预防的效果。

3. 防控以高血压为首要危险因素的卒中。脑卒中的危险因素有高血压、吸烟、糖尿病、肥胖、房颤等，但导致脑卒中最重要的、可改变的危险因素是高血压。国内外许多抗高血压随机临床试验证实，降低高血压患者的血压水平，可以显著降低脑卒中的发病危险，而早期、持续、有效地控制高血压是预防脑卒中的关键。患者应在医生指导下，采用已经证明可以减少脑卒中危险的抗高血压药物，更加积极地治疗高血压。治疗高血压的目标是将血压降至＜140/90 mmHg，如果能耐受，还可进一步降低血压水平。除了降低高血压患者的血压水平外，还应积极控制脑卒中的其他危险因素，如控制糖尿病患者的血糖水平，调节血脂异常患者的血脂水平，控制肥胖者的体重，对高危者进行抗血小板治疗以预防血栓形成等。

4. 特别要重视预防代谢综合征型卒中。据全国营养与健康调查显示，近5万人中有388名脑卒中患者，其中40%存在代谢综合征。代谢综合征人群患脑卒中的危险比正常人群增加了10倍。各危险因素组合排序为：高血压合并腹型肥胖（男性腰围≥90 cm、女性腰围≥80 cm）居首；其次是高血压合并高密度脂蛋白降低；再次是高血糖合并腹型肥胖，高血压合并高血糖。不同组合的危险性差别可达数倍。血压中的收缩与代谢因素密切相关。研究结果提示，代谢综合征对脑卒中的发生有预测价值，临床医生应对代谢综合征患者进行个体化分析，根据异常项目的组成客观评价卒中的发病和预后。

5. 临床救治卒中要与时间赛跑。不管是出血性卒中，还是缺血性卒中，应首选溶栓治疗，超过时间窗的可采取碎栓治疗，不管哪种治疗，时间就是生命。临床研究证明，在 90 分钟内接受 TPA 溶栓治疗的脑梗死患者，比在 90 ～ 180 分钟接受治疗的患者明显得到更多的功能恢复和遗留更少的远期残疾。经循证医学确认，救治脑卒中只有四种方法有效：第一是卒中单元，这是一种集药物治疗、肢体康复、语言训练、心理康复和健康教育、提高疗效于一体的治疗体系；第二是早期应用溶栓药物；第三是在 48 小时内给阿司匹林；第四是在发病 48 小时内给抗凝药。病人在发病 0 ～ 3 小时，主要是要进行院前急救，医务人员对病情的正确评价、诊断和转诊到有神经科的医院，这对于患者的预后和生命很重要，在这段时间，唯一有效的药物是静脉溶栓；发病 3 ～ 8 小时，可能有效的药物包括动脉溶栓、神经保护等；超过 8 小时，药物的作用就十分微弱了。因此，我们一定要建立一个科学的现代卒中理念：脑卒中是个急症，需要尽早到医院处理。记住：“失去时间，就是失去大脑！”

6. 卒中患者要树立全面管理的理念。患者一旦被确诊卒中，必须在医生指导下长期规范服药，并在规律生活、合理膳食、早期锻炼、调整情绪及并发症的预防和处理等过程中切实做到三条：一是防止再卒中发生，即卒中的二级预防，首先要掌握卒中识别要点：突然一侧面瘫，上下肢无力、麻木；突然语言、意识障碍或理解障碍；突然头晕，出现平衡障碍、步态不稳；突然单眼或双眼失明，或视力下降，或视物成双；突然出现未曾经历过的剧烈头痛。同时，要特别对血压、血糖、血脂进行监测。上述主要指标不正常或不稳定的病人，最好 2 ～ 4 周复查一次；指标稳定的病人，也应 1 ～ 3 个月复查一次。二是避免患者长期卧床。有研究发现，卒中后能够早期离开床位并获得正确活动者，合并感染的发生率为 17.87%；长期卧床不活动者，感染的发生率为 47.85%。其中约有 56% 的病人存在抑郁性的心理问题，甚至影响了卒中后神经功能的恢复或是加重原有疾病，引发新的疾病。因此，卒中后患者和家属在关注肢体治疗和康复的同时，必须注重心理问题，必要时尽早寻求心理医生的帮助。三是应重视营养管理。有统计显示,急性卒中患者中有16.3% 在入院时营养不良, 2 周后此比率为 35%,在超过 3 周的卒中患者中几乎达 50%。2007 年发布的《中国卒中患者营养管理专家共识》已明确提出: 营养管理是卒中患者(急性期和康复阶段)全面管理的一部分,应包括在医院针对卒中制定的常规工作范围内,住院后 48 小时,住院期间和出院后都应为患者制订饮食计划,指导生活照料者监测患者体重和饮食摄入,并列入随访观察指标。

世界【中国】尿失禁周

6月最后一周，世界尿失禁周，亦称国际尿控周。

2009年，国际尿控协会发起世界尿失禁周，将每年6月最后一周定义为“世界尿失禁周”，旨在世界范围内提高尿失禁防治的意识。2010年，中国也加入世界尿失禁周的行列。

2014年6月，中国健康促进与教育协会、中国健康教育中心等机构及其专家联合呼吁发起的首个启动仪式，于6月16日在北京人民大会堂举行，并确定每年6月16日为“全国泌尿健康日”，旨在引导和提醒过敏关注并重视泌尿健康。

据美国的资料统计，在美国至少有1 300万人曾发生过尿失禁，其中1 100万为妇女，年治疗费用300亿美元左右。我国部分地区开展的流行病学调查显示，在近20万名受访者中，57.3%的人出现过尿频、尿急、尿痛的症状，公众泌尿健康现状严峻，而出现症状及时到医院就诊者仅为29%，19.1%的受访者表示将不会采取任何治疗手段。

● 尿失禁及其危害是什么？

尿失禁是一种常见的多发病。尿失禁又称膀胱过度活动症（OAB），是一种以尿急症状为特征的症候群，常伴有尿频和夜尿症状，可伴或不伴有急迫性尿失禁。

根据国际尿控协会的定义，尿失禁是指“确定构成社会卫生问题，且客观上能证实的不自主的尿液流出”。

国际尿控协会最新统计表明，尿失禁已成为世界五大疾病之一。长期尿失禁会导致泌尿系统严重病变，如引发盆腔炎、膀胱炎、阴道炎、性生活障碍、膀胱癌及尿毒症等危及生命的重大疾病。在日常生活中，很多人认为尿失禁是因为年龄增大而发生的自然现象而选择默默忍受，这是一种十分错误的观点，及时向专业人士寻求治疗，就能帮你摆脱尿失禁的困扰与尴尬。

● 尿失禁的临床症状及其治疗方法有哪些?

尿失禁是泌尿系统疾病之一。尿失禁发病率较高,据估算,在我国的发病率为 18% ～ 53% 不等,老年妇女发病率高达 70%。尿失禁临床上分为五类:充溢性尿失禁、无阻力性尿失禁、反射性尿失禁、急迫性尿失禁和压力性尿失禁。造成尿失禁的主要原因,在于患病者不同根源引起的,常见的是神经内分泌系统功能发育产生一定问题,有的是深睡眠遗尿,也有的是心理及精神状态异常等。尿失禁不仅使患者带有焦虑、尴尬和沮丧等不良情绪,而且严重地影响了患者的工作与生活。

医学实践证明,绝大多数尿失禁是可以治愈,或经治疗后能有显著改善的。所以尿失禁者不能悲观,要积极治疗,克服“四个误区”:(一)对尿失禁无能为力;(二)随年龄增大后自然发生;(三)唯一治疗的方法是手术;(四)生育妇女尿失禁不可避免。治疗方法,主要有手术治疗和非手术治疗。非手术治疗包括药物、生物反馈法、电刺激、各种辅助器、磁刺激、骶椎神经刺激等。其特别值得一试的两种方法,供你选择参考:一是持之以恒的骨盆低级运动,即提肛运动,每天练 3 ～ 4 次,每次练习 20 ～ 30 次,每次收 2 ～ 6 秒,休息 10 秒再练,反复进行即可收到较好效果。二是膀胱起搏器疗法,即在体内安装膀胱起搏器。

● 如何以“OAB 云端管理平台”助力尿失禁诊治?

OAB 云端管理平台,是 2014 年中华医学会泌尿外科学分会及其下属尿控学组、中国膀胱过度活动症诊断治疗促进联盟 3 家机构,针对我国 OAB(膀胱过度活动症)患者发病率高、就诊率低、诊疗欠规范的现状,出台的最新诊管办法。

对尿失禁患者实行 OAB 云端管理平台有什么优势呢?中国康复研究中心泌尿外科主任廖利民介绍,尿急、尿频、夜尿、急迫性尿失禁是 OAB 的四大主要症状,严重影响患者的生活质量。我国 OAB 患病率较高,41 岁以上人群发病率高达 11.3%,但只有 15% 的患者主动寻求治疗,而其中仅有一半能得到正确诊治。今年 4 月发布的我国首个男性泌尿外科门诊患者下尿路症状现状调查 2 期结果显示,近五成患者在症状出现 1 年后才就诊,就诊患者中超过 95% 已是中重度。相当多的患者认为这些症状年纪大了自然会有,或羞于就诊。通过 OAB 云端管理平台,患者可定期接受疾病进展评估和相关健康资讯,享受更为专业的疾病管理服务。通过 OAB 云端管理平台,医患可以实现良性互动。患者在就诊时完成 OABSS(膀胱过度活动症症状评分量表)自测评分,由医生确诊后上传信息生成报告。医生将在患者后续的定期 OABSS 报告中,实时监控患者评分变化,提供针对性治疗。OAB 云端管理平台也有助于推动医生对该病诊疗的程序化,规范化和标准化。

● 预防尿失禁等泌尿系统疾病应注意些什么?

调查数据显示,老年性因排尿困难,有近 1/3 的 65 岁以上者,夜间因匆忙上洗手间发生过摔倒的情况。越来越多的老年男性因为尿频、尿急、夜尿增多以及排尿困难而苦不堪言,严重影响着他们的生活质量。医学上,我们把这些称之为下尿路症状,其中最常见的病因是良性前列腺增生症。如果遇到此类情况怎么办?一是要认知导致下尿路症状的主要疾病通常都很难自愈,如不积极治疗则会逐步进展。二是以前列腺增生为例,有数据显示,超过 50% 的 60 岁以上老年男性患有良性前列腺增生症,70 岁以后这个比例达到 60% ~ 70%。如果不治疗,两年之内近 3 成的轻度前列腺增生患者会出现进行性加重。另外,超过 1 年以上的有重度下尿路症状的患者会出现其他疾病,如心脏病、糖尿病、高血压等,这可能与持续紧张、压力过大等有关,有的个别患者甚至会出现严重抑郁甚至自杀的情况。三是除了前列腺增生之外,老年男性的下尿路症状还与膀胱的其他疾病,如膀胱过度活动症(OAB)及逼尿肌功能低下等有关,由于膀胱出口梗阻导致尿不出(排尿费力、尿线变细及尿分叉)。膀胱过度活动症是一种以尿急为特征的症候群,主要表现为人们常说的"憋不住"(尿急、尿频、夜尿多)。"尿不尽"和"憋不住"会给老年男性在出行、社交活动以及心理情绪方面带来严重的影响,有的还会出现抑郁、羞愧、焦虑等情绪。四是患者本人或其老伴、子女、家人等遇有尿失禁、排尿困难等情况,要尽早去医院泌尿科就诊。五是加强体育锻炼,积极治疗各种慢性疾病。肺气肿、哮喘、支气管炎、肥胖、腹腔内巨大肿瘤等,都可引起腹压增高而导致尿失禁,应积极治疗这些慢性疾病,改善全身营养状况。同时要进行适当的体育锻炼和盆底肌群锻炼。最简便的方法是每天晨醒下床前和晚上就寝平卧后，各做 45 ～ 100 次紧缩肛门和上提肛门活动，可以明显改善尿失禁症状。妇女生小孩后要注意休息，不要过早负重和劳累，每天应坚持收缩肛门 5 ～ 10 分钟。平时不要憋尿，还要注意减肥，如果有产伤要及时修复。

世界过敏性疾病日【周】

7月8日，世界过敏性疾病日，又称世界变态反应性疾病日。

2005年6月28日，世界变态反应组织联合各国变态反应机构，共同发起了对抗过敏性疾病的全球倡议，并将每年的7月8日定为“世界过敏性疾病日”，旨在通过增强全民对过敏性疾病的认识，共同来预防过敏反应及过敏性哮喘。

世界变态反应组织对30个国家过敏性疾病的流行病学调查显示：这些国家的总人口中，22%的人患有过敏性疾病，如过敏性鼻炎、哮喘、结膜炎、湿疹、食物过敏、药物过敏等。美国约有四五千万人有过敏问题，其中3 950万人患有季节性过敏性鼻炎。据世界卫生组织估计，全球有1.5亿哮喘患者，并呈逐年上升趋势，其中50%的成人及80%的儿童均由过敏因素如花粉引发。季节性过敏性鼻炎如不经治疗，25%～38%将发展为哮喘，最终成为常年哮喘、肺气肿、肺心病。世界卫生组织同时估计，每年有超过18万人死于哮喘，2005年有约25万人因哮喘病而导致死亡。全球与过敏性鼻炎相关的费用，包括药物、咨询及工作休假等每年花费超过200亿美元。全球仅抗变态反应（过敏）药物这一项的支出估计超过80亿美元。

● 过敏性疾病有些什么特点？

过敏性疾病包括过敏性鼻炎、鼻结膜炎、哮喘、特应性皮炎和接触性皮炎、荨麻疹、血管性水肿及过敏性休克、昆虫过敏、药物过敏、食物过敏等。表现为特异体质人群对正常人可耐受的外界物质（如花粉、宠物毛屑）产生的超敏反应。过敏性疾病的特点，有IgE敏感可导致最常见的过敏性鼻炎、过敏性哮喘；多有较明显病因或诱因，如药物、染发剂过敏等；过敏性疾病的症状常常来得急，去得快，一般5分钟到半小时内就可进展至高峰，病因去除后症状很快缓解；过敏反应呈发作性，一接触过敏源就发病，再次接触再次发病；某些过敏性疾病尚有“流行性”的趋势，过敏源的播散可在同一时段造成群体发病；现代生活方式引发的食物过敏、宠物过敏、药物过敏、染发剂过敏等近年来上升较快。过敏性疾病常有相似的临床表现，如鼻痒、打喷嚏、流涕、鼻塞、眼痒、流泪、干咳、喘息、胸闷，以及皮肤风团、水肿及其他皮疹，严重者可出现哮喘急性发作、过敏性休克、喉水肿等可危及生命的病变。

● 如何防治过敏性疾病？

如何预防过敏性疾病的发生，是一个世界范围内亟待解决的问题。流行病学资料表明，大气污染与过敏性疾病增加有关，减少与过敏原的接触，是减少过敏性疾病比较可靠的预防方法，可以起到神奇的治疗效果。过敏原无法避免时可以进行脱敏治疗，以延缓过敏性疾病的进程。

减少与诱发过敏反应食物的接触。调查显示，食入性过敏中，93%的食物变态反应是由8种食物引起的，其依次为鸡蛋、花生、牛奶、大豆、坚果、鱼类、甲壳类食物和小麦。儿童对牛奶、大豆、鸡蛋、小麦的过敏反应可随年龄的增长逐渐消失，但对花生、鱼、坚果和甲壳类食物等的过敏反应一般是终身的。

改善软环境挡住尘螨。尘螨是过敏性鼻、皮炎等的主要过敏源，它寄生的地方，主要是人居住的地板、地毯、床垫、枕头等床上用品，空调过滤网、家具和衣物中，很难完全彻底消灭，但可通过室内相对温度、使用包装套、床上用品每周洗、地毯窗帘定期更换、地毯真空吸尘、冷冻毛绒玩具和小件物品等方法，降低尘满过敏的发生。

运动时小心运动过敏。锻炼是一种运动，也是促进人体健康的保障，但经调查发现，不同的运动强度、运动类型、运动持续时间、身体状况等会诱发过敏。因此，过敏体质者运动前要避免摄入特定食物；在进行剧烈运动前，应随身携带可自动注射的肾上腺素和抗组胺药物；凡曾经发生过敏者应到有变态反应科的医院进行检查，以明确自己是否患有食物依赖运动诱发性过敏病；一旦发生食物依赖运动性过敏，应立即往医院救治，不得延误。

诊治要规范。过敏性疾病是全身疾病，诊治时不能头痛医头，脚痛医脚，又不能靠感觉自我诊断，也不能把化验当作唯一“金标准”，而要结合病史，慎之又慎。因为，过敏症患者可以出现多个器官受累表现，以过敏性鼻结膜炎为例，由于花粉过敏，患者可以出现鼻痒、喷嚏等鼻炎症状，眼痒、流泪等结膜炎症状及咳嗽、喘息等呼吸道症状，正确的方法是到变态（过敏）反应专科门诊查找过敏源，从根本上治疗此疾病。

世界肝炎日

7月28日，世界肝炎日。

2004年，欧洲2个肝炎患者联合发起了世界性宣传肝炎防治的活动，同年10月1日，在比利时布鲁塞尔举行第一届世界肝炎认知日。此后的2～4届，分别由不同国家或地区的肝病患者联合会、肝病学会发起，确定会议的主题与内容。2007年11月，世界肝炎联盟正式成立后，决定将延续原世界肝炎认知日活动。2008年5月19日是第一个真正意义上的“世界肝炎日”，世界肝炎联盟（WHA）将联手世界卫生组织、其他联合国组织、红十字会、开放性社会研究所（Open Society Institute）、盖茨基金会（Gates Foundation）等机构，于2008年5月19日在全球正式启动为期5年的“世界肝炎日”运动。2010年5月21日，世界卫生组织举行的第63届世界卫生大会通过决议，将第一个发现乙肝表面抗原的美国医生Baruch Blumberg的生日7月28日确定为“世界肝炎日”，旨在让更多人认识到肝炎的危害，更加重视肝炎的防治。

最常见的原因是病毒感染。病毒性肝炎分为甲、乙、丙、丁和戊型，虽然病毒种类不同，但都足以对人构成严重危害，其中乙型和丙型肝炎可以导致肝硬化和肝癌的发生，给全球带来严重的疾病负担。据估算，全世界约有20亿人已感染乙型肝炎病毒，约有1.3亿至1.7亿人为慢性丙型肝炎病毒感染，估计每年有35万人因与丙型肝炎相关的肝脏疾病死亡。我国是肝炎大国，也是乙肝高发国，乙肝病毒感染率为57.6%，携带率为9.75%，有些地区如广东的HBV携带者已超过1 000万，在传染病疫情榜上乙肝也常常高居发病率首位。

● 对肝炎绝不可轻视。

肝病是多种肝脏疾病的统称，主要包括病毒性肝炎、酒精中毒性肝炎、药物中毒性肝炎等。病毒性肝炎分为甲、乙、丙、丁、戊、己、庚七种，其中最常见的是甲、乙、丙、戊四种。甲、戊两型肝炎常经口传染，治疗效果较好，一般可以治愈，不留后遗症。多采取保肝和对症治疗来控制病情。如果病情得不到控制，就会出现肝硬化，部分病人可能演变为肝癌。因此，我们把慢性肝炎、肝硬化和肝癌称为慢性肝炎的“三部曲”。但是发生肝硬化和肝癌的人毕竟是少数，大约只占肝炎病人的 3% ～ 5%。尽管如此，绝不能对脂肪肝、酒精肝肝硬化等等闲视之。原因在于：脂肪肝的发病与长期饮酒、肥胖、糖尿病、高脂血症及药物等多种因素有关，控制原发病、调节饮食、运动、药物等综合疗法，以及不良行为干预等即可收到良好效果；酒精肝多是酒精中毒引起的肝脏器官损害，戒酒是唯一的好办法，可阻止酒精肝纤维化的进展，并改善肝炎程度及门脉高压；肝硬化最主要的病因依次是肝炎病毒感染（特别是乙肝病毒）和长期饮酒；原发性肝癌常发生在肝硬化基础上，据统计，至少 80% 的肝癌伴有肝硬化，而因肝硬化患者，特别是其中的乙肝、丙肝病毒感染者，应高度警惕肝癌的发生，尤其在收治肝硬化并发上消化道出血患者时，不可忽视其已存在的肝癌。

● 丙肝可以治愈。

目前全球超过 1.5 亿人感染丙型肝炎病毒，其中每年有 35 万人因丙型肝炎而死亡。慢性丙型肝炎可发展为肝硬化甚至肝癌。与乙肝病毒比起来，丙肝病毒有着更高的慢性化率。丙型肝炎流行最严重的地区包括中亚、东亚和北非，感染率分别为 3.8%、3.7% 和 3.6%。我国约有 4 900 万丙肝病毒感染者。

2014 年 4 月 9 日，世界卫生组织发布了第一份关于丙型肝炎治疗的指南《丙型肝炎感染者筛查、护理和治疗指南》，丙型肝炎病毒主要通过血液、母婴和性接触传播，该指南强烈建议，对丙型肝炎高流行区或有丙型肝炎病毒暴露危险的人群，即便没有症状也应进行丙型肝炎病毒相关检测。丙肝病毒感染风险较高的人群包括在感染控制不严格的医院接受过医疗或牙科干预者；接受了未行丙型肝炎病毒血清学检测的输血或在对献血员未开展常规丙肝病毒筛查的国家接受过输血；注射毒品者；在感染控制不严格的场所有过文身、穿耳或文眉、文唇等身体划痕手术的；母亲为丙肝病毒感染的儿童；艾滋病病毒感染者；

经鼻吸入毒品者；囚犯和有监禁史者。由于酒精使用会加速丙型肝炎导致的肝损害，因此世卫组织建议对慢性丙型肝炎感染者进行酒精评估，并为中高度使用酒精者提供辅导以减少其酒精摄入量。指南将迄今为止批准的6个有效治疗药物均列入推荐药物。经典的治疗药物为干扰素联合利巴韦林。干扰素包括聚乙二醇干扰素和普通干扰素。近几年在欧美已批准上市的新的治疗药物蛋白酶抑制剂，如博赛泼维、特拉普韦和西米泼维，NS5B核苷酸聚合酶抑制剂，如Sofosbuvir，而且近几年还会有新的药物陆续上市。

● 乙肝治疗之本在于规范。

乙肝是多基因遗传性疾病。乙肝病毒是经过血液传播的，传播途径，一是母婴垂直传播，二是性生活传播，三是微量注射传播，四是肌体免疫功能低下。其不会通过日常生活传播。对乙肝患者来说，社会不得歧视，自身不能有心理障碍，尤其是乙肝病毒携带者，国家已正式出台文件，入学、招工、就业不受影响，享受合法待遇。

确诊乙肝要慎重，把乙肝病毒携带者当作健康人对待有一定的片面性，而将其一律按乙肝病人对待也不科学。不典型的乙型肝炎患者以及乙肝病毒携带者，检验指标处在临界线时，极容易误诊误治。PCR检测是一种分子生物学方法，它是用特殊的仪器将非常微量的DNA扩大百万倍，虽然灵敏度高，但假阳性较多见，不能将PCR检测HBVDNA作为诊断乙型肝炎的唯一依据。对乙肝患者或“大、小三阳”乙肝携带者来说，一方面要遵循“调情志、节饮食、避风寒、防过劳、远房事、勤复查”的6句话自己保护肝脏原则，一方面则应坚持及早治疗、终身监测、长期不间断针对性治疗以及综合治疗的原则。

一是理念正确。对关键问题有一个正确、清晰的认识，比如表面抗原消失是病情缓解的最可靠指标，但这在当前临床上可行性不高，属于“可望不可及”的理想；而比较现实的疗效终点则是HBeAg血清学转换，即e抗原消失同时伴随e抗体出现，这对于“大三阳”患者而言可以说是达到了“小康社会”的理想；实在不行，还可以退而求其次，即实现病毒DNA抑制、转氨酶恢复正常的目标，也算是达到了“温饱”吧。

二是早期治疗改变预后。由于无法预测慢性乙肝的进展情况，所有存在病毒复制的慢性乙肝患者均应早期治疗，当然，决定开始治疗的时间也必须仔细权衡长期治疗的效价比、危险性以及患者的意愿、年龄、状况和肝病的严重程度，而治疗的根本目的在于阻止肝硬化、肝衰竭和肝癌的发生。

三是长期监测。对于慢性 HBV 感染，在监测中如发现 HBV 复制指标且转氨酶水平正常或低水平波动者，最好进行肝组织活检，并根据结果采取抗病毒治疗、或抗炎保肝治疗、或抗肝纤维化治疗、或暂时不用药密切观察等措施。而对于非活动性表面抗原携带者，应每 6 ～ 12 个月复查肝脏生化指标，必要时做 B 超检查，及时查明病情活动和转化，有效数据显示，B 超和甲胎蛋白的定期随访，确能使表面抗原携带者的肝癌较早被发现，能够提高疗效。

四是抗病毒治疗为“主角”。对于慢性乙肝患者宜采用综合治疗，其中抗 HBV 病毒治疗尤为重要，而且特别要强调在“指南”、“共识”范围内规范化治疗，在有经验的专科医师指导下进行。对于药物治疗应掌握好适应证、剂量和疗程，用药过程中和停药后均要加强监测，保障安全治疗，争取最佳疗效。尤其应避免没有适应证随意用药、盲目联合用药、盲目加大剂量、减少剂量或随意停药。同时，个体化治疗的原则也应贯彻，有时适当延长抗病毒治疗的疗程也有很好的效果。另外，科学设计联合、序贯的抗病毒治疗方案，也有可能提高 HBeAg 转阴率，减少复发率，在充分发挥各种药物优势的同时，减少不良反应的发生。

五是药物疗效应客观分析。目前经验证明，有效的抗病毒药物主要有普通 α 干扰素、核苷类似物，另外一些新的抗病毒药物主要有聚乙醇干扰素和新一代核苷类似物的不断出现，也可能为乙肝的治疗提供新的机会。但同时也应注意，药物对单一指标（如转氨酶、病毒 DNA）的改善结果，应给予客观全面的分析，因为在现有的医学条件下，尚无乙肝特效药物。关于乙肝病毒转阴问题，即使是目前公认的比较有效的药物，其乙肝病毒转阴率也仅为 40% 左右。由于这些药物的疗效并不令人满意，加上价格昂贵，因此，除了“大三阳”等有病毒复制的病人需要使用这些药物治疗外，对于其他人来说并无治疗意义。

●健康人群提倡接种甲、乙肝疫苗。

健康人为免患甲、乙肝，接种甲、乙肝疫苗是一个最科学、最根本的办法。因为注射甲、乙肝疫苗刺激人体产生保护性抗体，对甲肝或乙肝病毒具有免疫和抗体能力，人就不会得甲肝或乙肝了。以接种乙肝疫苗来说，0～7周岁儿童必须按计划免疫接种程序接种，15岁以下儿童实行免费接种，江苏从2009年10月开始，至2011年，分3年对1994年1月1日至1999年12月31日出生的未接种或未完成乙肝疫苗全程接种的儿童（包括常住儿童和暂住时间在2个月以上的流动儿童）进行接种。2009年，又对1994～1995年度出生的未接种乙肝疫苗的儿童进行补种。其他人员实行自费接种。在注射乙肝疫苗时，必须按照0、1、6方案实施，即注射第一针后一个月时，打第二针；六个月后打第三针，一共要打三针。注射第一针后，机体进入感应阶段，疫苗作为小剂量的特异性抗原进入人体，刺激人体产生免疫反应细胞，这期间大约30%～50%的人会出现表面抗体；注射第二针后，进入效应阶段，表现为机体细胞免疫反应增强，这一阶段，大约80%～90%的人会产生表面抗体；注射第三针后，进入加强阶段，机体细胞免疫和体液免疫处于最佳状态，大约90%～95%的人可以出现表面抗体，第三针打完2～3周后，抗体滴度达到高峰，之后滴度逐渐下降，长期维持在较低水平。一般乙肝疫苗保护的时间都在5年以上，由于个体差异较大，要求有抗体形成者，也需每年检查一次乙肝“两对半”，观察表面抗体是否消失，如果消失，还需再次注射。

国际失智症日

9 月 21 日，国际失智症日，常称世界老年痴呆日，也称阿尔茨海默病日。

1994 年，世界阿尔茨海默病协会在庆祝该协会成立 10 周年之际，将每年的 9 月 21 日确定为“国际失智症日”或“世界老年痴呆日”，旨在推动对痴呆的研究与服务，提高公众对老年痴呆的认识水平。中国 2001 年开始参加这一活动，并成立了中国阿尔茨海默病协会，传播有关预防和治疗老年痴呆的科学知识。

失智症是个不特定的概括名词，是因大脑进行性的退化，导致记忆的减退，同时伴随认知功能损害的一种疾病，最常见的病因是阿兹海默症及血管性失智。根据流行病研究，65 岁以上的人有 5% 失智症，85 岁以上则增加到 20% 以上。目前有研究显示：全世界有 2 500 万失智患者，往后每 20 年增加一倍，因此到 2040 年全世界将有 8 000 万失智人口，相当于每四秒钟出现一位新的失智患者。我国 85 岁以上老龄人口中，有近三分之一患有老年痴呆症。因此，建立一套防治老年痴呆等疾病养老体系及照料体系刻不容缓。

● 失智症的症状与分类。

失智症是一种因脑部伤害或疾病所导致的渐进性认知功能退化，并且退化的幅度远高于正常老化的进展，特别会影响到记忆、注意力、语言、解题能力。严重时会无法分辨人、事、时、地、物。其主要症状为：记忆障碍、精神错乱或人格及其行为改变等。尤其思维紊乱，注意力无法集中，狂想，行为古怪，情绪忧郁等，都可能是失智症的早期症状，应予以重视与关注。失智症可分为可逆或不可逆，视退化性、或血管性、或可治疗性等疾病成因而异。只有不到 10% 的失智症是可逆的。失智症患者也可以分为“早老性失智”或“老年失智”、“慢性”或“器质性脑综合征性”、“动脉硬化性”或“脑萎缩性”。专家指出，失智并非正常老化的现象,其症状是由异常的疾病引起的,这些疾病可以影响老年人,也可以影响年轻人。

● 纠正和克服对待老年失智症的误区。

老年人随着年龄增加,记忆的过程会明显慢于年轻人。记住同样的内容,老年人往往需要花更多的时间和精力。因此,很多人认为老人健忘、记性不好是自然衰老的现象。但医学家们认为,记性不好,记忆力减退,往往是老年性痴呆的最早表现。因此,在对待老年性痴呆上,必须克服三个误区,积极做好疾病的综合防治工作,控制疾病的发生,缓解疾病的发展。①年老必然记忆力差,逐渐减退到日常生活与活动不能自理,需要人照顾是理所当然的。②"老糊涂"是正常现象,是衰老的自然过程。③对老年性痴呆束手无策,认为老年性痴呆不能根治,而且治疗效果存在较大的个体差异。其实,老年性痴呆具有可逆性,可以早发现,可以有效干预,必须树立可防可治的观点。

● 老年人要学会对失智症的预知自测。

对60岁以上的老人,都可采用日本专家吉泽勋先生制定的"痴呆预知自测法",来诊断和确定有无痴呆症状及痴呆程度。(1)几乎整天和衣躺着看电视。(2)无论什么兴趣爱好都没有。(3)没有一个可以亲密交谈的朋友。(4)平时讨厌外出,常闷在家里。(5)日常生活中没有属于自己干的工作或在家庭中不起什么作用。(6)不关心世事,不读书也不看报。(7)觉得活着没什么意思。(8)身体懒得动,无精打采。(9)讨厌说和听玩笑话。(10)有高血压或低血压。(11)平时总爱发牢骚或埋怨。(12)将"想死"作为口头禅。(13)被人说成神经过敏,过分认真。(14)过分忧虑。(15)经常焦躁,易发脾气。(16)对任何事情都无动于衷。(17)什么事若非亲自动手便不放心。(18)不听别人的意见,固执己见。(19)沉默寡言。(20)配偶去世已有5年以上。(21)不轻易对人说"谢谢"。(22)老讲自己过去值得自豪的事。(23)对新事物缺乏兴趣。(24)都要以自己为中心,否则心理不平衡。(25)对任何事都缺乏忍耐。如果有15～25种现象符合自身情况,将来患痴呆症的可能性极高;如有8～14种现象符合,应引起高度重视。

● 加强沟通交流与及早治疗是医治失智症的最好良方。

治疗老年性痴呆症，没有立竿见影的特效药，家庭和社会应该给予患者积极的心理治疗和护理，并在以下几个方面进行交流和沟通。

回忆往事。这是鼓励老人不断思维的最好办法，尤其是回忆一些趣事和让老人有成就感的事。

增进交流。老年性痴呆患者常常存在理解困难，但对别人说话的语气非常敏感。过激的语气会令老人不安，平和的语气则让老人觉得舒服。对于老人的提问，应给予简单明了又认真的回答，不要过于繁琐，更不要敷衍了事。

语言温柔。不要和痴呆老人发生争执，不要一味坚持自己的观点，否则会使其紧张。有时老人可能不愿做一些事情，如刷牙、洗脸等，不要强迫。护理者应当温柔地对待老人，可以试着说“该刷牙洗脸了，这是您的牙刷和毛巾”等。

消除忧虑。老人常常为自己的头脑糊涂、记忆力减退等身心不适而十分苦恼，甚至悲伤抑郁，失去生活信心。这是需要心理疏导的，也是最容易收到治疗效果的时期。患病老人可能经常反复地问一个问题，应弄清楚他为什么总是问这个问题，并消除其担忧。

融入现实。老年性痴呆病人早期的主要表现是近期事情的遗忘。应该让老人适当看看电视，多带他们出去转转、逛逛公园，让老人的视野和头脑也能与时代同步。

联系医生。陪护者或家人应该定期与医生联系，及时取得医生对病人有针对性的指导。

治疗内容主要包括：一是治疗行为方面的症状，如躁动、攻击、压抑、焦虑、冷漠、睡眠或食欲改变等；二是治疗痴呆的基本症状，如记忆力减退、语言障碍、注意力不集中、定向力障碍、智能减退等；三是减慢疾病的进展速度；四是延缓疾病的发生。治疗方法包括对症治疗，乙酰胆碱替代治疗、脑代谢激活制剂和钙离子拮抗剂等其他治疗，以促进和保证取得良好效果。

国际慢粒日

9月22日，国际慢粒日，又称世界慢性粒细胞白血病日。

慢性粒细胞白血病也称为慢性髓性白血病，简称慢粒，英文简称CML。2008年，世界各地的慢粒患者机构发起了“CML认知日”，这也是世界慢粒日的由来。2010年9月22日，加拿大慢粒患者组织首创了“慢性粒细胞白血病认知日”活动。2012年底，世界慢粒患者大会决定将每年的9月22日确定为“世界慢粒日”，旨在认知、了解和防治慢性粒细胞白血病。

● 什么是慢粒?

我们日常所说的白血病实际上是几种疾病的总称，其中以急、慢性髓性白血病（急、慢粒）和急、慢性淋巴细胞白血病为主。慢粒是慢性白血病中最常见的一种类型，约占成人白血病的15%～25%，可在任何年龄发生，发病率随年龄的增长而上升。世界流行病学调查显示，慢粒发病年龄，中国在45～50岁，西方国家在60岁以上。我国每年新增慢粒患者约13 000人，估计慢粒患者已超过10万人。慢粒是人类第9对和第22对染色体末端发生交换形成BCR-ABL融合基因发病。慢粒在中青年中较为多见，会出现白细胞增多，进行性脾肿大等症状。目前，全球已有61个国家、78个慢粒组织响应并开展国际慢粒日活动。

● 慢粒患者为什么要“知晓我的融合基因”?

2014年9月，我国召开第二次慢粒患者大会，发布了《中国慢粒白皮书》，全面启动国际慢粒日活动。根据活动日报道，监测欠规范或成慢粒患者治疗瓶颈。当年8月，好大夫在线对314名慢粒患者进行了在线问卷调查，结果显示，80%左右的患者没有坚持规范检测；近90%的患者不了解融合基因检测指标意义及为何要进行基因突变检测；治疗疗效不佳时，75%左右的患者不知道要做基因突变检测，以调整治疗方案。据此,北京大学人民医院血液病研究所副所长江滨教授指出,靶向药物酪氨酸激酶抑制剂已经替代造血干细胞移植,成为慢粒的一线治疗方案。然而,由于患者对于定期进行遗传学检测及分子学检测的必要性认知不足,无法及时调整靶向药物治疗策略,使得慢粒治疗效果"事倍功半",甚至贻误最佳治疗时机。在活动日启动仪式上,江滨教授强调,定期监测 BCR-ABL 融合蛋白以及费城染色体指标是衡量疗效、决定治疗方案的"风向标",但我国慢粒患者疾病监测不规范问题严重。

世界【中国】镇痛日【周】

10月11日，世界镇痛日，又称世界疼痛日。

2003年，欧洲疼痛学会联盟发起欧洲镇痛日，宣传关注健康、远离疼痛的必要性和重要性，这项活动得到了全球关注。2004年，国际疼痛研究学会确定每年10月11日为"世界镇痛日"，并提出"免除疼痛是患者的基本权利"、"以人为本，尽快解除患者痛苦，是医护人员的神圣职责"的宣传口号，旨在号召全世界各疼痛学会及其医务工作者要着力改善疼痛患者的生活质量。

2004年，国际疼痛学会主席米歇尔·邦德写信给中国疼痛学会，建议各国在每年10月11日"世界镇痛日"的同时，根据情况，可把10月中旬的某一周定为镇痛周。中华医学会疼痛学会根据这一建议，确定当年10月第三周（10月11～17日）为第一个"中国镇痛周"，届时北京及全国的许多大医院都举行义务咨询活动。此后每年10月第三周即为"中国镇痛周"，旨在进一步提高人们对疼痛的认识以及对及时防治疼痛必要性的科学意识。

世界卫生组织于2000年就提出"慢性疼痛是一类疾病"。据权威统计数据显示，世界上每天约550万人忍受癌痛的折磨，在欧美有35%的人患有慢性疼痛，而我国对比这一数字只高不低，至少有1亿疼痛病人，城市居民中大约57%的人经历过疼痛，在医院门诊的就诊病人中，2/3的病人都曾受过疼痛的困扰。仅北京约有600万病人疼痛，其中老人占七成，65岁以上人群一半以上有慢性疼痛，严重的慢性疼痛可使病人丧失工作和社会交往能力，甚至导致残疾。有研究显示，疼痛患者失眠率约为27%，社交失能率为49%，抑郁症发病率约为60%，给家庭和社会造成极大负担。

● 疼痛也是病。

人们通常认为，疼痛是一种症状，而不是病，病好了自然就不痛了。实际上，多数慢性疼痛不能仅仅看成是一种症状，有的慢性疼痛本身就是一种疾病。例如三叉神经痛、带状疱疹疼痛等，疼痛治好了，病也就好了。其实，疼痛有好坏，急性疼痛的意义在于其警示作用，50% 以上的病人都是因疼痛而就诊，因此急诊疼痛被称为“好痛”。与此相反，持续 3 个月以上、难以治疗的慢性疼痛，对于身心健康和生活质量只能起到破坏作用，这种疼痛被认定为“坏痛”，是应该消除的。科学的发展使治疗疼痛的手段日益增多，疗效不断提高。目前，95% 的慢性疼痛都可以得到满意的治疗。在特定情况下，“针到痛除”已不再是梦想。随着经济的发展，生活水平的提高，人们有了疼痛应采取积极治疗的态度，拖延不治常会使急性疼痛转为慢性疼痛。

● 免除疼痛是患者的基本权利。

有人说疼痛是老年人的“专利”，其实，老年人也好，中青年人也好，女性也好，都会有各种各样的疼痛，一项国人疼痛调查显示，大多数人都存在颈肩背痛、急性扭伤和骨关节炎，但仅有不到 15% 的人采取药物治疗疼痛，并且近 95% 的人对疼痛原因、治疗及自我保健认知不清。

世界疼痛大会认为，疼痛是继呼吸、脉搏、体温、血压之后的“人类第五大生命体征”，具有重要的生物学意义。随着科学的发展，治疗疼痛的手段日益增多，疗效不断提高。同时，人们也逐步转变了“疼痛忍一忍，反正治不好”，“伤筋动骨一百天”等观念，确立疼痛也要治的新理念。由此可知，免除疼痛已成为患者的基本权利。

● 要注重解决慢性疼痛的困扰。

颈椎病。颈椎病是一种骨骼退行性病变，预防颈椎病要从日常生活中做起：①在看书和操作电脑时应注意保持头颈正确的姿势；②尽可能少坐多动，能走路的不要骑车，能骑车的不要坐车；③长期低头伏案工作者，要注意动静结合；④平时注意保暖，不要在电风扇和空调的正面直接受风。颈椎病大多症状不甚严重，通过疼痛科的一些非手术疗法即可得到有效缓解。症状轻微时可口服消炎镇痛药物及肌肉松弛药物；若症状仍不能控制，可采用颈部牵引治疗；如果出现疼痛和麻木等神经根症状，也可以通过神经阻滞控制疼痛；效果再不佳的还可以进行硬膜外阻滞等。

腰椎间盘突出症。注意保健防湿，疼痛治疗后还需在日常的生活中注意以下几点：①在外出长时间坐车或行走时，最好佩戴腰围，加强腰部的保护，腰围可有支撑作用，可避免腰部受伤；②注意避免长时间固定于某种姿势，以免腰背肌出现疲劳而使病情复发；③注意保暖、防寒、防潮，尤其是秋冬两季，应随天气的变化增减衣服；④除注意适当休息外，还应注意腰背肌的功能锻炼及前屈、后伸、旋转运动，同时双下肢也应进行相应的功能锻炼；⑤如腰部有不适感或不慎再次扭伤腰部时，应及时到当地医院进行诊治。

偏头痛。偏头痛是日常生活中常见的病症，注意做好以下几个方面，预防偏头痛是完全有可能的：①设法找出诱发头痛的食物，合理调配饮食；②避免和减少外界环境刺激；③调节神志；④保持良好的生活习惯，养成良好的作息制度。如果做到了上述几点，偏头痛仍有发作，可服用消炎镇痛药物。但如果头痛剧烈，就应该去医院就诊，疼痛科医生除了可使用一些常用的治疗偏头痛的药物之外，还可采取神经阻滞治疗，缓解疼痛及预防疼痛的发作。

● 特别要关爱女性的疼痛。

研究表明，女性对疼痛的反应更为敏感、程度严重、疼痛范围广泛且持续时间长。女性面临着从年轻时代的痛经直到老年慢性退行性改变，疼痛问题几乎伴随女性整个人生。而女性疼痛的问题在全球范围内并没有得到足够的重视。关注女性疼痛问题，是疼痛学科面临的重要课题，也是社会赋予我们疼痛科学的重要使命。出席中国健康教育协会的公益宣传活动专家，针对女性常见部位的疼痛提出了简单的应对之道。乳房：对于周期性疼痛，尤其是月经前的乳房疼痛，可以适当服用止痛药缓解；如果是非周期性疼痛，触摸乳房有肿块，应当就医。背部：如果发生在经期，应该多躺多坐，尽量减少站立和弯腰时间，勿吃零食，勿用冷水。如果不是发生在经期，可以适量服用止痛药，同时选择物理疗法、按摩疗法等。头部：严重时可适量服用止痛药，但关键还是放松心情给自己减压。脖子：可以服用阿司匹林，也可以适当接受正规的按摩治疗和物理治疗。臀部：经常坐在办公室的女性最好在座椅上放个小靠垫，每工作 1 小时就起来走动走动；常穿高跟鞋的女性应将鞋跟高度限制在 4 厘米以下。如疼痛严重者，必须去医院看疼痛科，进行应对性治疗。

世界血栓日

10 月 13 日，世界血栓日。

19 世纪，德国病理医学家 Rudolf Virchow 首次提出了“血栓形成”这一概念，并为促进医学界对血栓的认识和理解做出了重大的贡献。2013 年，国际血栓与止血学会（ISTH）宣布，从 2014 年起，为纪念 Rudolf Virchow 在血栓领域的贡献，将他诞辰日 1821 年 10 月 23 日，确立为每年“世界血栓日”，旨在推动世界范围内关注血栓栓塞性疾病的预防与治疗，降低该疾病的发生率与死亡率。

2014 年首个“世界血栓日”，全世界有 60 多个国家和地区，170 多个学术团体响应 ISTH 的号召，我国中华医学会血液分会在苏州举行第一个“世界血栓日”活动，由中国工程院院士、苏大附一院阮长耿牵头，500 多位国内外血栓疾病研究领域专家学者共同探讨血栓病的防治与进展。2014 年全球第一个“世界血栓日”主题：工作、生活、动起来。

国际血栓与止血学会提供的资料显示，在美国，每年有 10 万～30 万人死于静脉血栓。在欧洲，每年有 50 万人死于静脉血栓，超过艾滋病、乳腺癌和前列腺癌、高速公路交通事故死亡人数之和。在中国，静脉血栓的问题也同样严重，有研究表明，普通人群中静脉血栓发生率为（1～3）/10 000。

● 血栓及其血栓的形成。

什么是血栓？血栓即血凝块。血栓可发生在体内任何部位的血管内，静脉血栓发生率高于动脉血栓，两者的发生比例为 4 ∶ 1。静脉血栓可发生在下肢、肝脏、盆腔、阴道旁等部位的静脉中，但以下肢多见。

静脉血栓包括深静脉血栓和肺动脉血栓。血液在静脉血管里流动，就像水在河道里流动。河道有泥沙，血液有血细胞；河道有大坝拦截，血液也有瓣膜控制开关。如果河道里的泥沙俱下、集结成团，那么河里的水就会四处寻找突破口，泛滥成灾。如果血液具有血脂多、凝血因子多等凝血条件，那么血细胞就会堆积，聚集到一定程度就形成了血栓。

● 形成血栓的主要危险因素及其血栓的危害。

形成血栓的原因，血液的成分变化是一大重要因素。医学研究表明，血液的变化，分内源和外源两种。内源主要是遗传因素。外源则是由抽烟、少运动和不健康的生活习惯等造成的。因此，无论是其内源或外源，都是形成血栓的危险因素。在形成血栓的因素中，手术、长时间住院、长时间不运动，是其主要的三大外因。中华医学会呼吸病学分会主任委员、中国工程院院士王辰介绍，既往医学界通常认为静脉血栓只在欧洲高加索人种高发，但是近年来我国医学科研工作者研究发现，随着该病检出率的提高，亚裔人群的静脉血栓发生率已与欧洲人种没有太大差异。据统计，我国髋关节手术后病人静脉血栓栓塞症发生率为39%，膝关节手术病人静脉血栓栓塞症发生率超过50%。60岁以上住院病人深静脉血栓发生率达到9.7%，肺动脉栓塞发生率为1.5%，有感染、心衰等情况的重症老人发病率超过20%。

血栓可发生在体内任何的血管内，是心脏病、中风和静脉血栓症三大致死性心血管疾病的根源。所以，预防血栓可以降低和减少心血管疾病的发生率与死亡率。

● 运动是远离血栓的最有效措施。

医学研究表明，要远离血栓，特别在三个方面要引起高度重视：

（一）长时间住院会导致三分之一以上的患者出现血栓。这是可预防医院死亡的首要原因。（二）手术，尤其是髋关节或者膝关节手术，还有癌症手术，会给患者带来更大的风险。（三）长时间不运动，如卧床休息，或长途旅行没有站起来或者来回走动会增加风险。呼吸、骨科、心血管内科等领域的医学专家还强调，打麻将、坐长时间经济舱、长期卧床休息、连续坐在电脑前等都会引发静脉血栓栓塞症，预防和及时治疗格外重要。过去的几年，随着相关防治项目的开展，部分试点医院静脉血栓栓塞症病例的死亡率已从24%下降到8.7%，但是医务人员和公众对该病的防治仍然不够重视，医患双方亟待提高认识，积极防治，共同降低静脉血栓栓塞症的发生率和死亡率。

综上所述，运动是最有效的防控血栓的措施。“流水不腐，户枢不蠹”，形容血栓预防要“动”起来最为确切。长时间（4个小时）不运动，尤其是弯着膝关节都可能促进血栓形成。因此，请花一点时间站起来，伸展腿部，并且在附近走动一下。这对健康的血液循环是非常重要的。多喝水也不失为一种有效办法，强制自己去厕所，增加活动量。除此，还可以适当做一些提肛运动或脚腕活动。

世界狂犬病日

9 月 28 日，世界狂犬病日。

2007 年，在国际狂犬病控制联盟的倡议下，世界卫生组织、世界动物卫生组织及美国疾病预防控制中心等共同发起，决定从当年起，将每年的 9 月 28 日确定为“世界狂犬病日”，并首次举行活动，提出“共同努力，让狂犬病成为历史”的口号，旨在唤醒社会对狂犬病危害的认识，整合和动员社会各方力量，预防人间狂犬病，尽快使狂犬病成为历史。

据估算，世界每年有 55 000 人死于狂犬病，即每 10 分钟就有 1 人死亡，95% 的狂犬病死亡发生在亚洲和非洲。大多数人患病是因为患狗咬伤，其中 30% ～ 60% 为 15 岁以下儿童。狂犬病是迄今为止唯一的人类病死率几乎高达 100% 的急性传染病，也是 100% 可预防的疾病。我国近年的年报告狂犬病死亡人数均在 2 400 人以上，仅次于印度，居全球第二位，一直位于我国各类传染病报告死亡数的前三位。近年来，我国犬、猫的饲养量快速增加，被犬、猫伤害的人数也不断增加。根据我国人用狂犬疫苗的使用量，估计全国（不含港澳台）每年被动物伤害的人数超过 4 000 万人。

● 狂犬病的典型症状与特点。

狂犬病的典型症状是恐水，饮水时，患者会出现吞咽肌痉挛，不能将水咽下，即使口极渴也不敢饮水，故又名恐水症。狂犬病潜伏期短到 10 天，长至 2 年或更长，一般为 1 ～ 2 个月，15% 发生在 3 个月以后。发病时间视被咬部位距离中枢神经系统的远近和咬伤程度、感染病毒的数量而异。

狂犬病是人畜共患的急性传染病，病死率极高，只能预防而无法治愈。目前，全世界仅有数例存活的报告。狂犬病由狂犬病病毒引起，动物咬人时，牙齿唾液中的狂犬病病毒侵入人体，其他温血动物如猫、狼、狐等也可传播狂犬病。在南美洲，人们感染狂犬病的主要途径是被蝙蝠咬伤，蝙蝠咬伤的伤口很小，有的人甚至不知道自己被咬。有人认为，人被注射过狂犬疫苗的犬只咬伤后，不需要到防疫部门再接种狂犬疫苗，这种看法是对是错？有关专家指出，即便被注射过狂犬疫苗的犬只咬伤，也应尽快接种狂犬疫苗。哪怕是屠宰、加工狗肉也存在一定风险，因为狂犬病病毒主要通过破损的皮肤进入人体，在屠宰、加工狗肉时可能有猛烈的动作，容易产生未觉察的伤口。特别是在干燥的冬季，人皮肤容易出现未觉察的裂口，都有可能感染狂犬病病毒。因此，专职宰杀狗的人员和狗肉餐馆厨师均应规避感染风险。

● 要了解和掌握狂犬病的知识。

注重从源头上减少狂犬病发生。狗、猫等动物散养，且不注射狂犬疫苗，形不成免疫屏障，是狂犬病发生之源，要通过宣传，让群众认识和了解猫、狗是狂犬病的传播源，尽量少养猫狗或不养猫狗。养猫狗必须实行拴养和登记管理制度，统一实行免疫接种，人一旦被狗咬，必须在规定时间内标准规范地接种人用狂犬疫苗。

切实掌握狂犬病防治基本知识。

1. 被狗咬伤的伤口应立即用 20% 的肥皂水（或者其他弱碱性清洁剂）和一定压力的流动清水交替彻底清洗伤口至少 15 分钟，然后用生理盐水（也可用清水代替）将伤口洗净，最后用无菌脱脂棉将伤口处残留液吸尽，避免在伤口处残留肥皂水或清洁剂。彻底冲洗后用 2% ～ 3% 碘酒（碘伏）或者 75% 酒精涂擦伤口。只要未伤及大血管，尽量不要缝合，也不应包扎。

2. 人被狗咬后应在 24 小时立即去防疫部门注射人用狂犬病疫苗，特殊情况超 24 小时或数日数月者，只要能抢在发病前接种，能让疫苗发挥作用的还要接种，只是前一针或前两针的接种剂量要加倍。

3. 一般咬伤者狂犬病疫苗的接种程序是：于 0（注射当天）、3、7、14、28 天各注射狂犬病疫苗 1 个剂量，共注射 5 次。注射部位为上臂三角肌肌内注射，2 岁婴幼儿可在大腿前外侧肌肉内注射，禁止臀部注射。咬伤严重者不但要接种疫苗，还要同时在伤口周围浸润注射动物源性抗血清或人源免疫球蛋白。如果没有按照医生的要求注射全程，体内就有可能产生不了足够的抗体，咬伤者仍有可能发病。

4. 一般情况下，全程接种狂犬病疫苗后体内抗体水平可维持至少1年。如再次暴露发生在免疫接种过程中，则继续按照原有程序完成全程接种，不需加大剂量。全程免疫后半年内再次暴露者一般不需要再次免疫。全程免疫后半年到1年内再次暴露者，应于0和3天各接种1剂疫苗。在1～3年内再次暴露者，应于0、3、7天各接种1剂疫苗。超过3年者应当全程接种疫苗。

5. 在被狗咬伤之前接种疫苗预防，医学上称为暴露前预防。前往狂犬病地方流行区的人（尤其是儿童），都应该进行暴露前预防。

6. 狗是狂犬病的主要传染源，80%以上的狂犬病患者是因为被狗咬伤而患病的。无论大狗、小狗，都应该注射狂犬病疫苗。流浪狗或猫长期流浪在外，很可能患有许多传染病或带有狂犬病毒，不能随便收养。准备收养流浪猫、狗的人，一定要先接种狂犬病疫苗，做好自我保护。动物接种狂犬疫苗后，保护率并非100%，仍可能存在有带狂犬病毒的情况。所以，被打过狂犬病疫苗的狗咬伤后，还需要按时接种狂犬病疫苗。

7. 有病的或来路不明的狗，尤其是确认为狂犬病动物的肉不能吃；动物的尸体或内脏也不能随便处理，而应当焚烧或深埋。被患有狂犬病的动物咬伤的其他家畜，如在7天内把咬伤处的肉剔除（范围应尽量大一些），其余的肉还是可以吃的。但手上有伤口的人不要操刀，剔下的肉要烧毁或深埋。

8. 屠宰、加工狗肉要做好个人防护，如穿工作服、戴眼镜和乳胶手套等，一旦被划伤、割伤，要立即按狂犬病进行处置，最好能提前预防性接种狂犬病疫苗。市民自己在家加工狗肉，也应参照上述原则做好个人防护。此外，还应注意把生肉与熟肉分开，接触过生肉的器具要进行消毒处理。

● 加大重视灾后狂犬病防治。

防范人畜共患传染病是防止次生灾害发生、确保大灾之后无大疫的关键措施之一。灾后要大力宣传普及狂犬病防治知识，要求养犬、养猫家庭自觉按规定对猫、犬进行狂犬病疫苗接种；禁止无绳拴养犬、猫出门，对野犬实行强制性管理。同时要求地方畜牧兽医部门按规定对所有犬只实行强制性免疫。灾区各县级疾病预防控制中心要储备一定数量的狂犬疫苗，被犬只咬伤者要及时注射疫苗等。《传染病防治法》和《动物防疫法》的立法宗旨都是“保护人体健康”。《突发事件应对法》授权人民政府在自然灾害发生后，采取必要的应急处置措施，防止次生、衍生事件发生。因此在疫苗供应严重不足、无法对易感人群提供有效保护的前提下，灾区狂犬病防治应率先抓好传染源控制，采取强有力的措施，实行犬只分类管理。在人犬混居的情况下，无论犬只是否免疫，都应统一实行圈养管理。对无主野犬应就地捕杀，切实消除狂犬病。在流浪动物捕捉、防疫过程中，工作人员自身防护、被救助动物检疫、免疫等问题，都需要专业的技术手段和设备物资来提供安全保障。

世界关节炎日

10月12日，世界关节炎日。

1998年4月，在世卫组织支持下，在瑞典隆德大学举办了由70多名骨科、风湿科、骨质疏松、创伤学及理疗与康复专家参加的研讨会，会上Lars Lidgren提出将2000～2010年定为骨与关节的十年。1999年11月联合国秘书长安南和世卫组织正式签署支持“关节炎10年活动”文件，并确定从2000年起，每年10月12日为“世界关节炎日”，旨在提醒人们重视对骨性关节炎的防治。2001年4月，我国设立了卫生部关节炎防治教育计划基金，从卫生行政部门开始重视此疾病，对关节炎要早预防、早诊断、早治疗，防止致残。

目前全世界关节炎患者有3.55亿人。在亚洲地区，每6个人中就有一人在一生的某个阶段患上关节炎。估计在我国总发病率为1.3%，关节炎病人有1亿以上，发病率随年龄增加而上升。据统计，50岁以上的人群中，50%患有骨关节炎，65岁以上人群中90%患有此病。

● 关节炎的分类与症状。

关节炎是最常见的慢性病之一，共有100多种类型，其中最常见的是骨关节炎和类风湿关节炎两种。骨关节炎可影响某个关节的所有部分，引起肌肉疼痛、炎症或行动不便。该病好发于中老年人，除年龄外，体重过重、受伤和糖尿病等也是引发该病的危险因素。类风湿关节炎则可侵袭关节膜、软骨组织和骨骼，其主要症状是发炎，包括关节充血、发热和疼痛等。与骨关节炎不同的是，该病可影响全身健康，出现食欲缺乏、全身不适等症状。妇女患类风湿关节炎的概率是男性的三倍，35～50岁是该病的好发年龄段。

● 日常康复是治疗关节炎的要点。

很多骨关节病是慢性进展性、致残性疾病，尚无特效疗法。严重的骨性关节炎可使关节软骨全部脱落,导致关节畸形和关节功能丧失。因此,关节炎是一种需要长期治疗的疾病,一旦患了关节炎,除了药物治疗以缓解疼痛外,更重要在于病患关节的日常康复。(1)适度运动。一是坐直腿抬高、骑自行车等运动,增强股四头肌力量;二是专业康复锻炼可以恢复受伤关节周围肌肉力量和功能,增加关节稳定性,同时改善关节软骨的代谢。(2)多进行一些物理按摩。由按摩师或者在按摩师指导下进行,以防捏伤神经或骨折。(3)走路注意保护。在日常生活中,不要让关节长时间处于一种姿势,不要盲目地做反复屈伸,有条件可以佩戴四季兼用的关节护具。膝、踝关节的关节炎患者平日要尽量避免上、下楼梯,长时间下蹲、站立、跪坐、爬山及远途跋涉等较剧烈的对关节有损伤的运动。(4)穿鞋要讲究。平时最好穿松软、鞋底有弹性的鞋,如坡跟的休闲鞋,这样可以减轻重力对关节的冲击,减轻关节的磨损。(5)对不同受累关节进行不同的锻炼,如手关节可做抓、握锻炼,膝关节在非负重情况下做屈伸活动,颈椎和腰椎关节进行轻柔的不同方向活动。(6)超重和肥胖会增加关节负担,应保持标准体重。(7)可使用手杖、助步器等协助活动,减轻受累关节的负荷。

世界骨质疏松日

10月20日，世界骨质疏松日。

1997年，国际骨质疏松基金会赞助和支持最早由英国国家骨质疏松学会在1996年创办的世界骨质疏松日，并将每年6月24日确定为“世界骨质疏松日”。到了1998年，世界卫生组织开始参与并作为联合主办人，担当了一个非常重要的角色，并将“世界骨质疏松日”改定为每年10月20日，旨在为那些对骨质疏松症防治缺乏足够重视的政府和人民大众进行普及教育和信息传递。现在世界上已有100多个会员国家及组织均开展了这一活动。

报告显示，在过去30年中，亚洲地区因骨质疏松引发的髋部骨折发病率增加了2～3倍；随着人口增加及老龄化，预计到2050年，全球一半以上的髋部骨折将出现在亚洲地区。据调查，1990年至2006年，我国大陆地区骨质疏松所致髋部骨折的发生率增加了240%；目前，我国50岁以上人群中约有6 944万人患有骨质疏松症，每年有近68.7万人因此发生髋部骨折；预计到2020年，我国骨质疏松症患者将增至2.9亿人，髋部骨折人数将达163.82万。一个骨质疏松性髋部骨折的患者每年的直接经济负担是32 776元人民币。中国每年骨质疏松性髋部骨折的直接经济负担是1 080亿元人民币。

● 骨质疏松是什么病?

在全世界，骨质疏松是一个严重的公共健康问题。随着人口老龄化进程的加速，骨质疏松症已成为第四位常见慢性病，也是中老年人最常见的骨骼疾病。目前，医学界将防治骨质疏松症预防骨折、治疗高血脂预防心肌梗死和治疗高血压预防中风三项工作放在了同样重要的位置。

骨骼是人体的支架，健康、结实的骨骼让人们直立、挺拔、有活力、有尊严。如果骨骼变得疏松、变形甚至骨折，情况可就大不相同了。

骨质疏松症是一种全身退化性骨骼疾病。世界卫生组织对于骨质疏松症的定义为：由骨量减少、骨骼微细结构发生破坏所导致骨骼脆弱而易发生骨折的骨骼系统疾病。随着人们寿命的延长和社会老龄化，骨质疏松症已成为老年人的常见病。其特征为骨量减少，骨组织微结构蜕变，骨脆性增加，从而容易发生骨折。换句话说，就是骨强度降低，导致抗骨折能力下降，骨折危险性增加。骨质疏松症的严重后果为发生骨质疏松性骨折（脆性骨折），即在受到轻微创伤时或日常活动中即可发生的骨折。而发生过一次骨折后，再次发生骨折的风险大大增加。骨质疏松性骨折常见部位是脊柱、髋部、前臂远端。骨质疏松性骨折的危害性很大，导致病残率和死亡率的增加。

● 骨质疏松是怎样发生的？

骨骼中的骨量自出生后即随着年龄的增加而逐渐增加。当骨量流失严重，骨骼呈现疏松、脆弱且易骨折的状况时，也就是发生了骨质疏松症。

除了人体骨骼自身的代谢因素外，其他危险因素（比如饮食结构异常、不良的生活习惯以及某些药物的使用等）也会导致骨质疏松症的发生。

骨质疏松的发生是悄悄的、隐蔽的，一般无任何症状和信号，又称为无声无息的流行病骨质疏松被称为“沉默的杀手”。许多老年人在骨折发生前从未意识到自己已经存在骨质疏松，直至发生骨折才如梦初醒，此时后悔已晚。

● 哪些现象预示骨质疏松？

骨质疏松症常见于中老年人，女性多见，绝经妇女、60 岁以上老年人是骨质疏松症的高危人群。绝经后的妇女约 25% 患有骨质疏松症。骨质疏松症的发病与遗传、营养因素（饮食中钙和 / 或维生素 D 缺乏）、性激素缺乏、户外运动减少、吸烟、过度饮酒或咖啡和一些药物等有关。骨质疏松症的常见症状是骨折、脊柱变形、腰背疼痛。导致骨质疏松发病率增长的主要原因，是人群寿命延长、维生素 D 缺乏、钙摄取量过低、医生和公众缺乏对骨质疏松症的正确认知等。以下症状预示骨质疏松：

1. 测量身高时发现身材变矮，如比年轻时矮了若干厘米。

2. 逐渐出现驼背或胸廓畸形。

3. 逐渐出现腰酸背痛或全身骨痛，同时伴有腿抽筋。

4. 行走不稳，必须小心翼翼；有时轻微外力甚至咳嗽即可出现骨折。

5. 全身乏力，肌力下降。

6. 呼吸功能下降，可因胸廓畸形出现胸闷、气短或呼吸困难。

7. X 线检查时发现有椎体压缩性骨折。

● 哪些人应做骨质疏松症检查？

对怀疑骨质疏松症的患者要做两方面的检查，即实验室和影像学检查。实验室检查包括抽血化验和尿液化验，影像学检查包括 X 线、双能骨密度、超声、定量 CT 等。但目前国际上及中华医学会还是以双能骨密度（BMD）的标准作为骨质疏松症的诊断依据。若已经存在以下情况，就应到医院进行骨密度检查，以及早确诊是否患骨质疏松症。

1. 65 岁以上妇女或 70 岁以上男性。

2. 65 岁以下有一个或多个骨质疏松危险因素的绝经后妇女。

3. 70 岁以下有一个或多个骨质疏松危险因素的老年男性。

4. 有脆性骨折史的男、女成年人。

5. 各种原因引起的性激素水平低下的男、女成年人。

6. X 线摄片已显示骨质疏松改变者。

7. 已接受骨质疏松药物治疗需进行疗效检测者。

● 防治骨质疏松的主要措施有哪些？

饮食、运动、阳光，是防治骨质疏松的免费资源，在具体防治措施上，应做到“五宜五不宜”。

宜早不宜迟。骨钙的丢失开始年龄女性为 35 岁，男性为 40 岁。骨质疏松的防治越早越好。中年以后应每年检查一次骨密度。

宜动不宜静。长期循序渐进地运动，不仅可减缓骨质的丢失，还可明显提高骨盐含量。运动还能促进骨细胞的活性。

宜补肾不宜损肾。补肾方药能抑制骨细胞的骨吸收活动,还能增生成骨细胞,促进骨形成。补肾方药在一定程度上还能稳定和提高人的性激素水平。

宜健脾不宜损脾。骨组织的代谢过程中需要适量的钙、磷及维生素 D,某些胃肠道疾病引起消化吸收不良时,会影响钙及维生素 D 的吸收。

宜养血活血不宜破血耗血。老年骨质疏松症突出的症状是腰背疼痛,或伴有四肢放射痛、带状痛、肢体麻木、无力,或伴有肌肉疼痛等。

另外,人的各个年龄阶段都应当注重骨质疏松的预防,婴幼儿和年轻人的生活方式都与骨质疏松的发生有密切联系。成年后积极改善饮食和生活方式,坚持钙和维生素 D 的补充可预防或减轻骨质疏松。均衡饮食,增加饮食中钙及适量蛋白质的摄入,低盐饮食。嗜烟、酗酒、过量摄入咖啡因和高磷饮料会增加骨质疏松的发病危险。经常接受阳光照射会对维生素 D 的生成及钙质吸收起到非常关键的作用,正常人平均每天至少进行 20 分钟日照。

国际口吃日

10月22日，国际口吃日。

1997年，在美国国家卫生中心口吃基金会的科学家对口吃是否基因问题的研究、鼓舞与指导下，国际口吃协会等四个组织把每年的10月22日确定为“国际口吃日”，旨在呼吁社会公众对口吃的关注。

据统计，世界范围内的口吃患病率高达1%，全世界共有8 000万人患有口吃，而中国就有1 300万人正忍受着口吃带来的痛苦。其中，青少年的患病率为2%左右，儿童口吃的发病率要高，约达到5%，尤其在7岁组儿童中的患病率更高。口吃患者中80%为男性，男女性别比为3.9 ：1。口吃开始的年龄平均为3岁，少数发病于6岁后。

● 什么是口吃？

口吃，俗称“结巴”，医学上称“语阻”。是一种在说话过程中出现气流阻断现象而产生说不出或说话不流畅的症状。口吃被医学界认为是世界上最奇怪、最复杂的疾病之一。口吃当事者说话不流畅，断断续续，往往第一字说不出，或话说到一半时被卡住了，或者一个字、一个词要重复多遍，说话很吃力，说话使心里害怕、紧张。

口吃的产生，有研究称与第13、18染色体有关，也有说是小时候人为学出来的，还有说与有无口吃环境、心理障碍有关等。当然，口吃患者也不是一天到晚都在口吃，也不是字字句句都口吃，而是时有时无、时轻时重。自言自语及心情轻松愉快地唱歌、唱戏时一般不会口吃，但着急、恐惧、紧张时则容易出现口吃现象，有时会伴有胸闷气短、呼吸急促、心慌意乱、肌肉痉挛、面红耳赤、惧怕说话等症状，严重时，喉咙里好像塞着东西，想说的话说不出来，上气不接下气，非常吃力，用尽全身力气也不能表达自己的意思，这给患者带来了极大的不便。另一方面，由于言语表达屡屡发生障碍，很多口吃患者认为自己有缺陷，甚至是属于有残疾的人，是患了“不治之症”，从而陷入痛苦的深渊，有人甚至不止一次地产生轻生的念头。

● 口吃的成因与临床表现。

在医学上通常把口吃分为三大类：首字难发型，词语重复型，语句中断型。部分严重的口吃患者还常伴有龇牙咧嘴、肌肉痉挛以及各种伴随动作。口吃的表现变化多端，形式各异，辅音与元音口吃发生比例为5 ∶ 1，一般两者都有，96% 口吃发生在开始第一个字，首字难发。

有人问，是不是发生了口吃现象就是得了口吃病？回答是否定的。口吃的形成，除了基因或遗传因素外，还有各种原因，如模仿，这是主要的，一般在幼儿时期因好奇心强，见到什么就学习模仿，并且一学就会，久而久之形成了习惯。一项对 50 名口吃儿童调查中，有 36 名曾与其他口吃者有过交往，占 72%；577 例口吃模仿致病占 77.5%。随着年龄的增长，逐渐在思想上有了爱面子的心理，即形成了病态。又如，意识狭窄，有人偶尔惊吓口吃，被人嘲笑，脸红心跳，以后见人或说话则把精力放在说话上，不让自己口吃，结果越是想不口吃，越是意识集中在口吃上，越难矫正。再如，随着当今社会高速发展，人类的生活节奏变快，对自身的要求也变高，有的性格特别急躁的孩子也很容易形成口吃。还有的患者在思想上无这种障碍，但在言语的表现上存在大量的口吃现象，这类需矫正。

口吃的临床主要症状表象为：①呼吸絮乱；②首音难发；③肌肉痉挛；④伴随运动。

● 口吃首先从儿童抓起。

上海儿童医学中心儿科专家说，口吃有真假之分，5 岁才是鉴别真性口吃的分水岭，如发现问题务必立即就医，不及时进行矫正可能会持续到成年。对于有口吃疾病的孩子并没有特效药，需要家长更多耐心、倾听和鼓励。他还提出，口吃是儿童常见的一种语言障碍，1 ～ 4 岁的孩子口吃是正常现象。人群中口吃发生率约 1%，但 5% 的人在一生中都会有几个月的时间口吃。5 岁前，很多孩子都会出现暂时性、发育性不流利，特别是 3 岁的孩子，开始学会构造词句，但是他（她）们的神经生理成熟程度，还落后于情绪和智力活动所需要表达的内容。很多孩子的口吃随着年龄的增长，就会慢慢消失。但是，5 岁以后依旧口吃，务必进行有效矫治，否则可能会持续到成年，成为永久性口吃。

要矫正孩子口吃，家长是关键。正常情况下，家长要耐心地听孩子在讲什么，而不是听他怎么讲；对他讲话的内容作出反应，而不是对他的口吃作出反应；不要打断他的讲话，让他使用自己的词汇。与此同时，家长要保证每天至少花 5 分钟和孩子谈话，做到语速缓慢、语言简单、轻松愉快。另外，儿童最初语言主要靠模仿，因此家长本身要有很好的语言习惯。

世界银屑病日

10 月 29 日，世界银屑病日。

2004 年，欧洲最大的生物科技公司赞助来自世界各地的银屑病患者和非银屑病患者代表组成了国际银屑病协会。2006 年 5 月，国际银屑病协会在美国华盛顿召开第一次世界银屑病大会，对银屑病达成十项共识，并确定每年 10 月 29 日为“世界银屑病日”，旨在提高人们对银屑病的正确认识，给予银屑病患者应有的重视和尊重。据不完全估计，全世界约有 1.25 亿银屑病患者，在美国多达 750 万。我国调查显示，58.88% 的银屑病患者不同程度地患有抑郁症状。专家指出，银屑病是一种常见的慢性复发性炎症性皮肤病。但人们常常将该病与传染病相联系，致使该病患者产生自卑心理。

● 银屑病的病因和发病特点。

银屑病的发病原因是非常复杂的，国内外从事银屑病研究的专家学者进行了大量的研究和探索，目前尚无准确结论，但从多年的临床实践中还是能够发现银屑病与很多因素有关，比如：遗传因素、感染因素、环境因素、空气污染、农药等都可以诱发本病。还有精神因素，内分泌因素，免疫功能紊乱。再如季节、气候、外伤、某些药物等都可能诱发或加重银屑病。

银屑病俗称牛皮癣，是一种慢性炎症性皮肤病，病程较长，易复发，有的病例几乎终生不愈。该病发病以青壮年为主，对患者的身体健康和精神状况影响较大。临床表现以红斑、鳞屑为主，全身均可发病；以头皮、四肢伸侧较为常见，多在冬季加重。但目前已证实，银屑病不是传染病，是不会传染的，这一点非常明确。一种疾病是不是传染病，首先要看它是不是由特定的病原体所引起的，病原体经过各种途径再感染其他的人，使另外的人发病才能算是传染病。了解这一点，就可以消除银屑病患者自卑孤僻的心理，解除病人家属及亲友同事这方面的疑虑，减轻病人的精神压力，为病人建立一种比较宽松的康复环境。

● 银屑病的类型和临床表现。

银屑病一般分四类，一为寻常型，二为红皮型，三为脓疱型，四为关节型。在这四种类型的银屑病中最常见的一种类型是寻常型银屑病，其发病率约占银屑病的 95%，初期为红色丘疹或斑丘疹，以后逐渐扩大或融合成片，表面覆盖多层灰白色或银白色鳞屑，它的主要特征是鳞屑、薄膜、出血点。同时它还具有三个时期：进行期、静止期、消退期。红皮型银屑病多由寻常型银屑病治疗不当而引起。皮疹初发常在四肢屈侧，迅速扩延全身，还常伴有发热、畏寒、头痛、关节痛等全身症状。脓疱型银屑病是银屑病中较少的一种类型，约占银屑病的 0.69%，临床上通常分为泛性脓疱型银屑病和掌蹠型银屑病。还有一种是关节银屑病，约占银屑病的 2%，好发于女性，往往在寻常型银屑病久病之后出现，也可经反复发作症状恶化时造成。

银屑病患者外表皮肤干燥粗糙，还伴有脱屑的现象，在公共场所一些人害怕被传染，常常对银屑病人躲之不及。银屑病人即使在炎热的夏天也要穿着长裤长衣，不仅忍受着酷热，还要忍着心理上的压力。

近年来，在临床中发现有一些新的银屑病症状出现，其病情更复杂，因为患者不规范的治疗，或者是长期自行用药，或用药不当，导致引起其他的皮肤疾病以及并发症，这种情况给医生的治疗带来了更大的难度。

世界肺炎日

11月12日，世界肺炎日。

2009年11月初，一个由包括救助儿童会在内的全球近百个组织和机构组成全球消灭儿童肺炎联盟，并提议联合国设立世界肺炎日。联合国世界卫生组织根据全球消灭儿童肺炎联盟的倡议，将每年的11月12日确定为“世界肺炎日”，旨在鼓励各级政府和全社会采取措施控制儿童肺炎。

据估算，世界每年约200万名5岁以下儿童死于肺炎，平均每15秒钟就有一名儿童死亡，其死亡人数几乎超过艾滋病、疟疾病和麻疹导致死亡人数的总和。在发展中国家，每年5岁以下肺炎住院治疗儿童多达1 100万名以上。我国目前5岁以下儿童因肺炎死亡率高达773.8/100 000，已超过早产或低出生体重儿、先天性心脏病和出生窒息，位居儿童死因首位。其中，肺炎链球菌作为儿童首要病原菌，在重症肺炎儿童中感染比例高达50%。北京大学人民医院呼吸科王辉教授指出，卫生资源分布不均、治疗成本上升、细菌耐药性不断增强等因素导致儿童肺炎治疗形势严峻，其中细菌耐药性不断增强的负面影响最为明显。以肺炎链球菌为例，根据全国细菌监测网数据显示，儿童肺炎链球菌对青霉素不敏感率高达88.5%。

● 什么是肺炎？

肺炎是由细菌或病毒引起的急性肺部发炎，是一种常见的多发性的感染性疾病。肺炎的临床表现主要有发烧、咳嗽、多痰、胸痛等，重症者喘气急促、呼吸困难，可危及生命。世界卫生组织（WHO）在一份报告中指出，在全球引起发病和造成死亡的疾病中，下呼吸道感染（主要是肺炎）被列为第三位高危害疾病。我国在北京等九城市通过对60岁以上的老年人进行调查后发现，所患常见病中有26%为肺炎。北京某医院的死因分析表明，肺炎为80岁以上老年人的第一死因。引起肺炎的病因很复杂，包括细菌、病毒、支原体等多种。但由肺炎球菌引起的肺炎最为多见，达 83%，居首位。在世界范围内，有 5% ～ 10% 的健康成人和 20% ～ 40% 的健康儿童是肺炎球菌的携带者。肺炎球菌多寄居在正常人的鼻咽部，一般不会发病，当人体免疫力下降时，如感冒、劳累、慢性支气管炎、慢性心脏病、长期吸烟等，肺炎球菌即可乘机侵入人体，引起肺炎、中耳炎、鼻窦炎、脑膜炎、心内膜炎、败血症等。又由于近年来抗生素的广泛应用，使肺炎球菌对多种药物产生了耐药性，这为治疗带来了困难。所以，对肺炎万万不可轻视、忽视。

● 哪些人容易患肺炎?

肺炎的感染条件，一是有致病菌存在，二是免疫力下降或低下，三是致病菌的数量和致病力。因此，肺炎在儿童和体质较弱或患有慢性病的成年或老年人中最易发生。

要特别注重做好儿童肺炎预防，其具体措施主要有：(1)婴儿要尽量少与外界接触，避免交叉感染，家人患感冒或其他呼吸道感染性疾病，要尽量和婴儿隔离；(2)喂奶时要细心，避免呛奶和呕吐，要防止奶、食物及呕吐物误吸入肺；(3)要根据小儿的年龄、身体发育情况给予必要和足够的营养，及时合理地添加辅食，如蔬菜、豆制品、肉类、蛋类；(4)要积极预防和治疗佝偻病，因为佝偻病与肺炎的发生和程度以及治疗的效果均有较密切的关系；(5)要多到户外活动，锻炼身体，练习对寒冷气候的适应能力，多晒阳光，保持室内空气新鲜；(6)预防感冒及流感发生；(7)要做好各种预防接种，增强呼吸系统对病原菌的免疫作用；(8)患肺炎后，及时治疗至关重要。

从年龄上讲，最易患肺炎的是 60 岁以上的老年人、反复发作呼吸道感染的成年人、患有慢性疾病的人。比如心脏病、肺部疾病、肾病、肝病、糖尿病、恶性肿瘤的患者；长期住院或卧床在家的伤残患者；何杰金氏病患者；有酗酒习惯的人等，这些人往往免疫力较低，机体抵御外界有害病菌侵害的能力较弱。1988 年 3 月，世界卫生组织在哥本哈根召开的“老年人肺炎球菌疫苗免疫咨询会议”上建议，对所有老人和所有高危人群均给予肺炎疫苗接种。美国 2000 年的卫生目标中规定，包括 65 年以上老年人在内的容易并发肺炎球菌感染的高危人群，肺炎球菌疫苗的接种率应达60%以上。1996年底我国卫生部批准肺炎球菌疫苗进入中国，目前已在全国各地卫生防疫部门广泛使用。

● 防治肺炎的原则是什么？

肺炎虽"无处不在"，但也可防可治，只要不当"被遗忘的杀手"，采取有效措施，完全可以减少发生和降低死亡的。

1. 儿童肺炎的预防。要根据世卫组织和联合国儿童基金会发布的《肺炎预防和控制全球行动计划》采取三项措施，即大力推动纯母乳喂养，保证儿童获得充足的营养和良好的卫生条件；为儿童接种疫苗，保护他们免于受到造成肺炎的细菌的感染，包括肺炎球菌和B型流感嗜血杆菌；在社区、诊所和医院对儿童进行有效治疗，合理使用抗生素治疗。

2. 成年人肺炎的预防。增强体质、提高自身免疫力是最有效的途径，主要包括：（1）注意冷热，加强保暖，特别是冬春季节及节气交替的时候，尤其要注意保暖；（2）加强锻炼，适量运动，如慢跑、步行等；（3）改善环境卫生，避免有害气体、烟雾、粉尘的刺激；提倡禁烟，创造无烟环境；（4）一旦发生呼吸道感染，如感冒、咽炎、急性支气管炎时应及时治疗；（5）工作、生活有规律，劳逸结合，避免过度劳累，少饮酒。

3. 提倡接种肺炎疫苗。采用疫苗接种进行预防应成为控制肺炎的重要一环。目前我国针对儿童肺炎的预防性疫苗包括B型流感嗜血杆菌肺炎疫苗以及肺炎球菌结合疫苗，均属于自愿自费接种范畴。

4. 要注意评估严重程度。如果肺炎的诊断成立，评价病情的严重程度对于决定在门诊或入院治疗甚或ICU治疗至关重要。肺炎严重性决定于三个主要因素：局部炎症程度、肺部炎症的播散和全身炎症反应程度。对于肺炎，抗菌治疗是主要环节，而且应尽早进行。一旦怀疑为肺炎，即马上给予首剂抗菌药物，病情稳定后可从静脉途径转为口服治疗。肺炎抗菌药物疗程至少5天，大多数患者需要7～10天或更长疗程。若48～72 h体温正常，无肺炎任何一项临床不稳定征象可停用抗菌药物。

联合国糖尿病日

11月14日，联合国糖尿病日，原称世界糖尿病日。

联合国糖尿病日的前身，是世界糖尿病日，始设于1991年，由世界卫生组织（WHO）和国际糖尿病联盟（IDF）为纪念胰岛素的发现者加拿大著名糖尿病专家弗雷德里克·班廷教授的诞辰，而将他的生日11月14日确定为世界糖尿病日。2006年12月20日，联合国第83次全体会议通过了一项具有里程碑意义的决议，决定从2007年开始将原定的11月14日世界糖尿病日更名为“联合国糖尿病日”，旨在将专家、学术行为上升为各国的政府行为，促使各国政府和社会各界加强对糖尿病的控制，减少糖尿病的危害。

据统计，目前全球糖尿病患者人数已达2.46亿，紧迫的现实是，每10秒钟世界上就有1名糖尿病病人死亡，到2050年，全球糖尿病患者人数将猛增至3.8亿。我国18岁及以上成人样本中，根据国际最新临床诊断标准进行诊断的糖尿病估测患病率为11.6%，约1.139亿人。新数据进一步说明了糖尿病已经成为我国重大的公共卫生问题，必须高度重视糖尿病的防治工作。

● 正确认识糖尿病。

糖尿病是以持续高血糖为其基本生化特征的一种综合征。顾名思义就是由于血糖升高导致尿中有糖的疾病，是一组由遗传和环境因素相互作用而引起的临床综合征。因胰岛素分泌绝对或相对不足以及靶组织细胞对胰岛素敏感性降低，引起的糖、蛋白、脂肪、水和电解质等一系列代谢紊乱。如得不到很好的控制，可导致眼、肾、神经、血管和心脏等组织、器官的慢性并发症，以致最终发生失明、下肢坏疽、尿毒症、脑中风或心肌梗死，甚至危及生命。糖尿病起病时的症状是多种多样的，其典型的表现为“三多两降”，即尿得多、喝得多、吃得多，体力和体重的下降；有无症状的，只是餐前饥饿难忍，这顿管不到下顿，不吃点东西就觉得饿得心慌，甚至出现低血糖；有的因并发症而出现的，如皮肤瘙痒，容易生疮长疖，长了疖子就不容易好或胫前黑斑的表征，腿上一碰黑一块，或视力下降等症状；有的因诊治其他疾病发现的，不知糖尿病从何时开始等。以上这些蛛丝马迹的症状千万不要掉以轻心，及时到医院进行检查，千万不能耽误。

● 糖尿病危害惊人。

一个人一旦得了糖尿病，治疗过程延续一生。如果得不到及时治疗，可能导致截肢、失明、神经炎、肾衰竭以及心脑血管疾病等并发症的发生。轻者暂时卧床，重者可能终生残疾乃至死亡。因为糖尿病所具有的进行性疾病特点，其后期并发症治疗费用庞大，会给个人及家庭带来很大的经济负担。此外，这种发生率高、病情严重的慢性病，还与高血压、冠心病等其他慢性病关系密切。因此，我们应该认识到，糖尿病的危害不仅仅是对患者本人，这将是越来越沉的社会与经济负担。

● 糖尿病治疗有双目标。

糖尿病治疗的目标是通过长期控制高血糖导致血管病变的其他病因来控制糖尿病慢性并发症的发生风险。在糖尿病的常见并发症中，心血管并发症尤需警惕。在所有与糖尿病相关的死亡中，有 80% 左右与心血管疾病有关。在临床糖尿病的治疗中选择合理、经济、有效、安全和有充足循证医学证据支持的治疗方法，是提高糖尿病治疗水平和合理使用医疗资源的关键措施。2007 年版《中国 2 型糖尿病防治指南》强调，糖尿病治疗的远期目标是通过良好的代谢控制达到预防慢性并发症，提高糖尿病患者的生活质量。因此，2 型糖尿病的病人降糖治疗，应关注“双目标”，即短期控制血糖的目标和长期减少并发症发生风险的目标。通过对短期目标的不断维持，以达到长期目标。同时，糖尿病患者要控制血压、血脂，高危人群还要预防性地使用阿司匹林，并注意保持健康的生活方式，真正实现：短期目标控制血糖，实现降糖达标；长期目标保护心血管，预防并发症。

●"饮食治疗"助糖尿病康复。

饮食治疗是所有糖尿病治疗的基础，是糖尿病自然病程中任何阶段预防和控制糖尿病必不可少的措施，不良的饮食习惯还可导致相关的心血管危险因素如高血压、血脂异常和肥胖。

饮食治疗的目标和原则。

1. 控制体重在正常范围内。

2. 单独或配合药物治疗来获得理想的代谢控制（包括血糖、血脂、血压），有利于对糖尿病慢性并发症的预防。

3. 饮食治疗应个体化。即在制订饮食计划时，除了要考虑到饮食治疗的一般原则外，还要考虑到糖尿病的类型、生活方式、文化背景、社会经济地位、是否肥胖、治疗情况、并发症和个人饮食的喜好。

对于年轻的 1 型糖尿病患者，供应合适的能量和营养来确保正常的生长和发育，并使饮食治疗和胰岛素治疗得到良好的配合。

对于年轻的 2 型糖尿病患者，供应合适的能量和营养来确保正常的生长和发育，减少胰岛素抵抗，帮助患者养成良好的饮食习惯，并使饮食治疗和药物治疗、运动得到良好的配合。

对于妊娠和哺乳妇女，供应合适的能量和营养来确保胎儿正常的生长和发育并使代谢得到良好的控制。

对于老年糖尿病患者，供应合适的能量和营养并要考虑到心理社会因素。

对于使用胰岛素和促胰岛素分泌剂者，通过教育患者掌握糖尿病自我管理的技巧，减少或防止低血糖（包括运动后低血糖）发生的危险性。

4. 膳食总热量的 20% ～ 30% 应来自脂肪和油料，其中少于 1/3 的热量来自于饱和脂肪，单不饱和脂肪酸和多不饱和脂肪酸之间要达到平衡。如患者的低密度脂蛋白胆固醇水平≥ 100 mg/dl（2.6 mmol/L），应使饱和脂肪酸的摄入量少于总热量的 10%。食物中的胆固醇含量应＜ 300 mg/d。如患者的低密度脂蛋白胆固醇水平≥ 100 mg/dl（2.6 mmol/L），食物中的胆固醇含量应减少至＜ 200 mg/d。

5. 碳水化合物所提供的热量应占总热量的 55% ～ 65%，应鼓励患者多摄入复合碳水化合物及富含可溶性食物纤维素的碳水化合物和富含纤维的蔬菜。对碳水化合物总热量的控制比控制种类更重要。在碳水化合物总热量得到控制的前提下,没有必要严格限制蔗糖的摄入量。

6. 蛋白质不应超过需要量,即不多于总热量的 15%。有微量白蛋白尿的患者,蛋白质的摄入量应限制在低于 0.8 ～ 1.0 g/kg 体重之内。有显性蛋白尿的患者,蛋白质的摄入量应限制在低于 0.8 g/kg 体重。

7. 限制饮酒,特别是肥胖、高血压和(或)高甘油三酯血症的患者。酒精可引起应用促胰岛素分泌剂或胰岛素治疗的患者出现低血糖。为防止酒精引起的低血糖,饮酒的同时应摄入适量的碳水化合物。

8. 可用无热量非营养性甜味剂。

9. 食盐限量在 6 g/d 以内,尤其是高血压患者。

10. 妊娠的糖尿病患者应注意叶酸的补充以防止新生儿缺陷。钙的摄入量应保证 1 000 ～ 1 500 mg/d,以减少发生骨质疏松的危险性。

● 降糖药物应用应符合规范化的治疗方案。

要想提高对糖尿病病人的诊治水平,尽量减少并发症,就一定要做到"早预防"——从糖尿病前期开始,并更新糖尿病治疗目标概念:由单纯强调血糖控制转变为全面治疗糖尿病患者的心血管危险因素,必须全面控制以 2 型糖尿病——胰岛素抵抗为中心的代谢异常。2 型糖尿病是进展性疾病,如果不及时治疗,会延误治疗时机。因此,2 型糖尿病患者的早期强化降糖治疗、实现血糖达标就显得尤为重要。如今已有多种药物可提供个体化治疗,如促胰岛素分泌药、减缓碳水化合物肠道吸收的药物、提高胰岛素敏感性的药物、增加葡萄糖酵解的药物、控制食欲减轻体重的药物等。在权威组织制定的指南和共识中,均将二甲双胍定位成治疗 2 型糖尿病的一级用药。二甲双胍之所以得到如此高度的重视,除了其经济、安全外,还因为其能够实现双目标的科学证据。

要确保糖尿病诊断用药的实际效果,患者在医生宣教下学习自控血糖是其重要一环。平时糖尿病病友咨询最多的问题是"血糖为什么老降不下来?"归纳原因大致有四个方面:①饮食控制不当;②运动量不足;③不良情绪;④应激状态,如感冒发烧、严重感染、外伤、手术、心梗、中风等应激状态，或女性处于妊娠期、月经期等，可导致血糖居高不下甚至诱发酮症酸中毒。在用药方面则有八大因素，应引为重视：即用药不当或过量，药物用法不正确，药物继发性失效，胰岛素抵抗，其他药物干扰，气候因素影响，未识别的1型糖尿病。总之，血糖控制是一项系统工程，哪一个环节出了问题，都会影响对血糖的控制。只有医患合作，共同分析，找准原因，采取相应措施，才能使血糖达到有效控制。

胰岛素制剂品种多样，给药更趋于人性，胰岛素治疗安全有效。新近的研究表明，控制血糖不能仅满足不发生高血糖所致的急性昏迷，即使糖尿病患者的糖化血红蛋白已经达标，但若血糖水平出现波动，仍会对身体产生不良影响，进而导致并发症（尤其是心脑血管疾病）的发生，故应尽量减少血糖波动。这就要求患者得到精确化、有效而安全的治疗和管理，即采取对糖尿病患者进行个体化、全方位、综合性、全面达标的终身随访管理的治疗策略。

世界慢阻肺日

11 月第 3 个星期三，世界慢性阻塞性肺疾病日，简称世界慢阻肺日。

进入 21 世纪，经多国呼吸病专家的积极倡议，全球慢性阻塞性肺疾病创议组织（GOLD）确定，自 2002 年起，每年的 11 月第三周周三为“世界慢阻肺日（GOLD）”，并提出“为生命呼吸”的口号，旨在提高公众对慢阻肺这个全球性健康问题的了解和重视程度。

据世界卫生组织估计，全球目前有 6 亿人患有慢阻肺，平均每年约有 270 万人死于慢阻肺，目前慢阻肺为世界第四大致死原因，次于心脏病、脑血管病和急性肺部感染，与艾滋病一起并列第 4 位，但至 2020 年可能上升为世界第三大致死原因。我国约有 2 500 万慢阻肺患者，每年致死人数达 100 万，致残人数高达 500 ～ 1 000 万。慢阻肺是我国城市居民的第四大死因，在农村则是首要死因。遗憾的是，群众对慢阻肺的知晓率很低，患者常常因症状严重才就诊，而此时慢阻肺已处于中、晚期阶段。

● 慢阻肺及其临床表现。

什么是慢阻肺？就是慢性阻塞性肺疾病，英文简称“COPD”，其实就是人们常说的慢性支气管炎和肺气肿。慢阻肺主要症状为长时间咳嗽、咳痰以及气短，是慢性支气管炎和肺气肿的总称。慢阻肺是一种以气道和肺部炎症为主要发病机制，引起气道和肺部结构改变和黏液纤毛功能障碍等病变，最终导致不完全可逆性气流受限为特征的（包括慢性支气管炎和肺气肿在内）的慢性肺部疾病。长期咳嗽、咳痰、呼吸困难是 COPD 的三大主要症状。慢阻肺具有进行性、不可逆特征。临床表现为长期反复咳嗽、咳痰和喘息，久而久之将演变成肺心病，最后可能累及全身各系统。慢阻肺是一种可以预防、可以治疗的疾病。

● 如何早期发现和明确诊断慢阻肺?

首先看看你或你周围的人,是否大部分时间都在咳嗽、咳痰,与同龄人相比容易气急、目前或曾经吸烟等危险因素和主要症状,如果有,应引为重视和去医院诊断。当然,如何早期发现慢阻肺是一大难题。早期症状诸如咳嗽咯痰等并不特异,容易被忽略,并在出现明显症状之前,肺功能已逐渐下降。第12个慢阻肺日,北京国际中医院义诊把40岁以上人群列为肺功能检测重点项目。结果发现肺功能不全者竟然占到了10%,预示着患上慢阻肺的风险极大。北京国济中医院呼吸内科张凤荣主任表示,肺功能检测是诊断慢阻肺的"金标准",只要对着肺功能仪吹几口气,就能评价气道阻塞程度。45岁以上人群应像量血压一样,定期到医院进行肺功能检测。高危人群,如抽烟人士、有家族病史者更应提高警觉,即使无症状,也应从40岁开始定期做肺功能检测,这样可以尽早发现和诊断慢阻肺。

哪些人群需要接受肺功能检查?一是年龄大于40岁的吸烟者或重度吸烟者,二是与粉尘和化学物质接触者,三是长期处在室内外空气污染中的人,四是有哮喘和胸闷、气短和呼吸不畅、慢性咳嗽和咳嗽等症状者。慢阻肺早期发现和早期干预远重于治疗。

世界艾滋病日

12月1日，世界艾滋病日，亦称世界艾滋病防治宣传运动。

1988年1月，世界卫生组织在伦敦召开了一个有140个国家参加的全球预防艾滋病部长级高级会议，会上宣布把世界首例艾滋病确认日的12月1日确定为每年“世界艾滋病日”；1996年1月，联合国艾滋病规划署（UNAIDS）在日内瓦成立；1997年联合国艾滋病规划署将“世界艾滋病日”更名为“世界艾滋病防治宣传运动”，旨在使艾滋病防治宣传贯穿全年。

6月26日，世界HIV筛检日。

近年来，联合国艾滋病规划署在全球推行艾滋病资源咨询检测行动，并将每年的6月26日确定为“世界HIV筛检日”。HIV筛检是指人们在经过咨询后能够使他们对于艾滋病检测做出明智选择的过程。这一决定必须完全是求询者自己的选择，并且这一过程是完全保密的。通过像体检一样每年进行艾滋病病毒自愿检测并进行相应治疗，可在10年内使全球新增艾滋病病毒感染者减少95%。进行HIV筛检，不仅可以尽早发现、及时治疗和预防感染，为受检者特别是感染者提供心理支持，而且可以促使受检者减少危险行为，预防艾滋病病毒的传播。

3月1日，世界艾滋病零歧视日。

2014年2月，联合国艾滋病规划署执行主任西迪贝在北京参加世界艾滋病防治的中国首站活动仪式上宣布，从2014年起，每年3月1日为“世界艾滋病零歧视日”，旨在倡导全球各国人民消除对艾滋病的歧视，共同行动起来，在防治艾滋病方面取得新进展。本次首个“世界艾滋病零歧视日”的主题图案为蝴蝶，象征着蜕变、重生、美丽和自由，也代表每个人对艾滋病患者的关爱和祝福。西迪贝说，政府、社会、企业都应行动起来，制定法律和政策保护和帮助艾滋病患者。中华红丝带基金常务副理事长谷彦芬说，在艾滋病防控领域里，比病毒本身更可怕的是对艾滋病受影响群体的冷漠、误解、恐惧和歧视。只要我们怀着一颗宽容、理解、尊重、信任的心，把艾滋病人当成我们身边的普通人、正常人，歧视就会荡然无存，防治艾滋病就会取得更加积极的成果。

艾滋病毒仍然属于一个全球主要公共卫生问题，迄今已造成 3 900 多万例死亡。2013 年，全球约有 150 万人死于艾滋病毒相关病症。到 2013 年底，约有 3 500 万名艾滋病毒携带者。2013 年，全球约有 210 万人新感染艾滋病毒。中国艾滋病感染人数居全球居第十四位，且每年以 40% 的速度递增。艾滋病病毒，终生传染，破坏人体免疫力，导致免疫系统失去抵抗力，最终死于各种其他疾病。主要以性接触、血液传播及母婴传播 3 种方式。但随着传播方式的改变，性传播已经成为我国艾滋病传播方式的“绝对主力”。

● 充分认识艾滋病的危害。

艾滋病的医学全名为“获得性免疫缺陷综合征”，是人体感染了人类免疫缺陷病毒（HIV，又称艾滋病病毒）所导致的传染病。通俗地讲，艾滋病就是人体的免疫系统被艾滋病病毒破坏，使人体对威胁生命的各种病原体丧失了抵抗能力，从而发生多种感染或肿瘤，最后导致死亡的一种严重传染病。这种病毒终生传染，破坏人的免疫系统，使人体丧失抵抗各种疾病的能力。当艾滋病病毒感染者的免疫功能受到病毒的严重破坏，以至不能维持最低的抗病能力时，感染者便发展为艾滋病病人。随着人体免疫力的降低，人会越来越频繁地感染上各种致病微生物，而且感染的程度也会变得越来越严重，最终会因各种复合感染而导致死亡。国际医学界至今尚无防治艾滋病的有效药物和疗法。

有人认为艾滋病是无法治愈的，发现了也没有办法根治，甚至歧视艾滋病患者，因而不愿意进行艾滋病病毒抗体检测。实际上，早期接受检测可以获得诸多益处，如检测阴性可以减轻思想负担，化解忧虑；若及时发现 HIV 感染，可以早期接受观察、治疗，及早采取健康的生活方式，延缓向艾滋病的发展，同时可及时采取措施保护家人，防止将病毒进一步传播给他人。

●链接：关于 HIV 筛查知识问答。

什么是 HIV 筛查？

HIV 筛检,意即艾滋病病毒抗体检测,也称艾滋病自愿咨询检测。检测血液中的艾滋病病毒抗体是目前最常用的检测艾滋病病毒感染的实验室方法。一般要经过两个步骤:首先做初筛试验,如果为阳性,再做确认试验。确认试验阳性才可诊断为艾滋病病毒感染。专家认为,国际经验表明,艾滋病自愿咨询检测是开展行为干预的有效途径,对于控制艾滋病的传播十分重要。

哪些人群需做 HIV 筛检?

根据《江苏省艾滋病免费自愿咨询检测实施办法》规定,包括下列人群中自愿接受艾滋病咨询检测的人员:

1. 艾滋病病毒感染者、艾滋病病人的家属或者密切接触者;
2. 感染艾滋病病毒的母亲所产新生儿;
3. 发生职业暴露的医务人员或其他人员;
4. 男性同性恋者;
5. 共用注射器吸毒的人员;
6. 无保护的非固定异性性接触者;
7. 有偿供血、受血及血液制品史者;
8. 其他自愿接受艾滋病咨询检测的人员。

我国对 HIV 筛查做了些什么?

我国从 2004 年开始推行艾滋病自愿咨询检测工作,并出台了一系列政策文件和优惠措施。《中国遏制与防治艾滋病行动计划》提出,到 2007 年,每个县市至少要建成 2 ~ 3 个免费艾滋病自愿咨询检测点。截至 2008 年年底,我国艾滋病自愿咨询检测点已经达到 6 000 个。目前,继续开展扩点与增强技术人员工作,着力解决艾滋病自愿咨询检测还存在服务可及性、服务利用率、服务规范化、服务队伍 4 个方面的问题,尤其是咨询点难以覆盖所有高危人群,加之咨询点利用率不高、宣传不够、人员不专业,一些重要的话题,如窗口期、性伴参与、随访等只是简单涉及的问题,仍需扩大控制覆盖率。

如何筛查艾滋病病毒?

人体感染 HIV 后,一般需要 2 ~ 12 周(不超过 6 月),平均 45 天左右血液中才可检测到 HIV 抗体。因为从感染 HIV 到机体产生抗体的这一段时间检测不到 HIV 抗体,故称之为窗口期。因此,一般在发生高危行为后3个月检查HIV抗体，97%以上感染者呈阳性，极少数人6个月后呈阳性。一般抽取2 mL静脉血进行初筛，两次阳性者再由疾病预防控制中心进行确认实验。其具体步骤分为三步：

第一步：标本验收合格后，用筛查试剂进行检测，如呈阴性反应，报告HIV抗体阴性；对呈阳性反应的标本，需进行重复检测。

第二步：对筛查呈阳性反应的标本，用原有试剂和另外一种不同原理或不同厂家的试剂重复检测。如两种试剂复测均呈阴性反应，则报告HIV抗体阴性；如均呈阳性反应，或一阴一阳，需送艾滋病确认实验室进行确认。

第三步：常用的确认实验方法是免疫印迹法（WB），免疫印迹试剂有HIV-1/2混合型和单一型。一般先用HIV-1/2混合型试剂进行检测，如果呈阴性反应，则报告HIV抗体阴性；如果呈阳性反应，则报告HIV-1抗体阳性；如果不满足阳性标准，则判为HIV抗体不确定。如果出现HIV-2型的特异性指示条带，还需要用HIV-2型免疫印迹试剂再做单一的HIV-2抗体确认实验，呈阴性反应，报告HIV-2型抗体阴性；呈阳性反应，则报告HIV-2抗体血清学阳性。如需要进行仔细鉴别，可进行核酸序列分析。

怎样开展艾滋病自愿咨询检测服务？

鼓励有危险行为的人进行自愿的而不是强制的艾滋病检测，对于自愿接受检测的人员，咨询员要在检测前后为其提供有关检测、预防或治疗等咨询服务。检测前要对受检人员进行感染艾滋病病毒危险因素评估，确定是否需要检测；检测后应认真核对相关资料（人员情况、检测过程、结果），对检测结果进行科学解释，提供心理支持与帮助。

为避免不必要的重复检测，对免费咨询检测采用实名制。自愿接受咨询检测的人员，须出具本人身份证；负责登记的工作人员应做好解释工作，在征得其同意后，方可进行登记。

抗HIV治疗与其他疾病治疗有什么不同？

艾滋病的抗病毒治疗不像其他疾病的治疗那样越早越好，它强调的是早诊断、晚治疗或适时治疗。开始治疗的医学标准有三条：

1. CD4细胞计数＜200/μL；

2. 病毒载量＞5万copies/μL；

3. 出现艾滋病相关的症状或疾病。

以上三条满足一条即可，其中又以CD4细胞计数最为常见。在资源有限地区，WHO推荐可用总淋巴细胞计数代替CD4细胞检测，即用总淋巴细胞计数来粗略估算CD4淋巴细胞计数。艾滋病的抗病毒治疗已经被证实是治疗艾滋病的有效方法，并被WHO作为控制艾滋病的重要措施之一在全球推广。应该说，如果病人能够严格按照要求进行规范的治疗，是能够控制病情，并且能够像正常人一样工作和生活。

抗癌类

世界抗癌日

2月4日,世界抗癌日。

2000年2月3日,国际抗癌联盟与世界卫生组织在巴黎召开了一个世界肿瘤峰会,会议通过并签署了《巴黎抗癌宪章》,这个宪章中规定每年的2月4日为“世界抗癌日”,旨在全世界范围内同步开展肿瘤防治的宣传,倡导新的方法,促进各组织间的合作,加快癌症研究、预防及治疗等领域的进展,为人类造福。

癌症是全球一个主要死亡原因,在2012年造成820万人死亡。每年,大多数癌症死亡由肺癌、肝癌、胃癌、结肠癌和乳腺癌造成。癌症的最常见类型在男女之间存有差别。大约有30%的癌症死亡源自五种主要行为和饮食危险因素:高体重指数、水果和蔬菜摄入量低、缺乏运动、使用烟草及饮酒。烟草使用是最重大致癌风险因素,它导致全球超过22%的癌症死亡,以及全球约71%的肺癌死亡。如乙肝病毒和丙肝病毒以及人乳头瘤病毒等致癌感染导致的死亡病例在低收入和中等收入国家多达20%。全世界每年逾60%的癌症新病例发生在非洲、亚洲和中美洲及南美洲,这些地区约占全世界癌症死亡数的70%。在未来20年中,估计每年癌症病例将由2012年的1 400万上升到2 200万。中国每年新发癌症患者312万人,因癌症死亡270万人,并呈增长趋势。这是一个多么可怕的危险数字呀!因此,克服“谈癌色变,癌难发现、对癌无策、治癌无效”的认知误区,做到早发现,早诊断,早治疗癌症尤为重要。

● 什么是癌症?

癌症是一组可影响身体任何部位的多种疾病的通称。使用的其它术语为恶性肿瘤和赘生物。癌症的一个定义特征是快速产生异常细胞，这些细胞超越其通常边界生长并可侵袭身体的毗邻部位和扩散到其他器官。这一过程被称之为转移。转移是癌症致死的主要原因。

● 癌症是怎么形成的？

癌症源自于一个单细胞，从一个正常细胞转变为一个肿瘤细胞要经过一个多阶段过程，通常从癌前病变发展为恶性肿瘤。这些变化是一个人的基因因素和三种外部因子之间相互作用的结果，这些外部因子包括：物理致癌物质，例如紫外线和电离辐射；化学致癌物质，例如石棉、烟草烟雾成分、黄曲霉毒素（一种食品污染物）和砷（一种饮水污染物）；生物致癌物质，例如由某些病毒、细菌或寄生虫引起的感染。

● 癌症的预防战略要点是什么？

统计显示，目前我国四种恶性肿瘤新增病例和死亡人数居世界首位，一是肺癌，二是肝癌，三是胃癌，四是食道癌。恶性肿瘤约有 75% 以上在身体易于查出或发现的部位，早诊早治部分癌症治愈率可达 90%。过去 30 年来的肿瘤治愈率有所提高，其中甲状腺癌 95% 以上，早期乳腺癌 90% 以上，早期胃癌手术切除后 5 年生存率 90% 以上，早期食管癌 5 年生存率 90% 左右。因此摸清癌症家底，重视癌症防控体系建设，从国家层面向癌症宣战，是核心的工作内容。

积极宣传，帮助人们认识癌症是可以预防的。癌症，又称肿瘤，早期有一定征兆和症状的，这类症状包括：肿块、疼痛、持续消化不良、持续咳嗽和身体管口出血等。专家研究表明，肿瘤的发生约 1/3 与吸烟有关，1/3 与膳食有关，1/3 与感染、职业暴露和环境污染有关，仅 1% ～ 3% 是遗传导致的。可以说，90% 以上的肿瘤是人为促发的。因此，只要积极改变不良环境和生活方式，就能有效预防 40% 肿瘤的发生。癌症宣传的信息主要包括四项：①避免抽烟和二手烟伤害；②减肥、适量运动、健康饮食；③了解与病毒相关的癌症及其疫苗的知识；④适当晒太阳。一定要使健康教育持之以恒，鼓励全社会参与，并使其深入人心，让每一个人自觉遵守健康的生活行为，自觉参与肿瘤筛查和普查，真正达到降低肿瘤发病率的目的。

立足“三早”，降低癌症病死亡。癌症发现越早，防治越有效。专家认为，癌症及早发现和治疗，目标是在癌症限于局部转移前发现它。由于肿瘤早期表现隐匿，而出现明显症状就多为中晚期，因此提高疗效的关键是早发现、早诊断、早规范化治疗。只要做到这“三早”，约70%的患者能治愈。抽烟、饮食、营养、运动和晒太阳，都与癌症的发生密切相关。儿童和青少年接种疫苗，可以预防某些引起癌症的病毒感染。小时养成良好的卫生习惯对以后的生活意义重大。儿童成长中，有没有主动或被动抽烟，如何饮食、运动和晒太阳，对他们以后有很大影响。孩子养成健康习惯，父母扮演关键角色。儿童是世界的未来，预防癌症应以儿童为重点。世界抗癌宣传活动强调：在儿童时期养成健康的生活习惯有助于预防长大后患癌症。

避免感染危险因素，减少癌症发生。老龄化是癌症形成的一个基本因素，烟草使用、酒精使用以及体重超重或肥胖是癌症的主要危险因素，与某些癌症相关的感染，更是不可忽略的因素，比如病毒感染的乙型肝炎和肝癌，人乳头瘤病毒（HPV）和宫颈癌，以及人类免疫缺陷病毒（HIV）和卡波希氏肉瘤细菌感染的幽门杆菌和胃癌，寄生虫感染的血吸虫病和膀胱癌等，一定要从人力与技术层面上避免。

国际儿童癌病日

2月16日,国际儿童癌病日。

近年来,国际儿童肿瘤学会以及国际癌症儿童家长协会联盟联合发出公开信,公开称,目前癌症已经成为儿童病亡的头号死因,但其中有一个难以忽略的事实:大多数儿童没有得到早期的发现和坚持治疗,呼吁社会对癌症患儿给以高度重视,并得到及早的治疗。这一公开信,得到国际抗癌联盟的肯定和支持,确定从2014年起,每年2月16日为“国际儿童癌病日”,旨在向全世界传递出关注孩子健康,为孩子创造良好生活环境的信息,及早发现和防止儿童癌病。

据介绍,每年世界共有超过25万名儿童被诊断患癌,约9万名儿童死于癌症。白血病高居儿童癌症发病率首位。中国每年新增三至四万名儿童恶性肿瘤患者,其中1/3为白血病。癌症已成为儿童病亡的头号死因。因此,预防儿童肿瘤,母亲从妊娠期开始就要十分注意避免生物、化学和物理的致癌因素。

● 困扰儿童癌病的主要原因是什么?

尽管儿童恶性肿瘤的发病率相对较低,但不可否认,还是有越来越多的儿童患上了肿瘤。孩子为什么也会得癌症?除了遗传易感性因素外,与成长环境因素密切相关,与胎儿时期母亲接触有害物质关系也很大。比如装修污染、辐射、防腐剂、食品添加剂、激素等,这些外在环境因素都容易诱发细胞突变。目前,困扰儿童癌症治疗的再一个原因,就是病发后遭到拖延治疗,由于年轻的父母对儿童癌症知识缺乏和缺失对于孩子的监管,而照顾孩子的老人又往往不能及时发现问题。第三原因在于缺乏儿童专用的治疗药物,据国际儿科肿瘤学会介绍,和成人肿瘤治疗新药物不断问世相比,儿童癌症药物的发展较为落后,临床还在使用二十多年前研发的药物,一些药物可引起严重的副作用。

● 儿童癌病有些什么典型症状?

儿童恶性肿瘤的类型与成人有很大差异。成人主要是胃、肺、肝、乳房等脏器的恶性肿瘤,儿童主要是白血病、淋巴瘤、中枢神经系统肿瘤等。儿童实体瘤多来源于中胚叶组织,而成人的癌多来自上皮组织。所以,儿童与成年人患肿瘤的病种不太一样。特别是儿童肿瘤生长快,病情进展迅速,恶性程度较高,肿瘤并发症多,危害极大。

孩子的某些异常表现虽不典型,但也一定程度提示某种恶性肿瘤的发生。较为常见的有以下几种,应予重视。(1)当患儿有两周以上的连续发热、消瘦、苍白、食欲减退、乏力、鼻衄、紫癜等出血症状,需要警惕白血病的可能。(2)当腹部出现膨隆,或颈旁及身体任何部位发生肿块时,要考虑到恶性淋巴瘤的发生。(3)淋巴结肿大,纵隔肿块,与感染相区别,要警惕非霍奇金淋巴瘤,或霍奇金淋巴瘤,或神经母细胞瘤,或生殖细胞瘤。(4)头痛、晨起呕吐、视野受损、局部麻痹等,若非偏头痛、鼻窦炎,可考虑是否脑瘤。(5)骨痛、外损伤或感染导致的手臂或下肢肿胀,若排除骨囊肿、骨髓炎,可考虑骨肿瘤。(6)白瞳又外生先天性白内障,要谨防视网膜细胞瘤。(7)非营养不良、肾囊肿、便秘、肝脾肿大、肾结核、红白蛋白病的腹胀,应考虑肾母细胞瘤、膀胱横纹肌肉瘤、神经母细胞瘤等。出现这些情况后,应及时到医院血液肿瘤专科诊治,做必要的特殊检查,以免漏诊或延误诊断。

● 如何及早防治儿童癌病?

国际儿童肿瘤学会指出,70%的儿童癌症事实上是可以得到治愈的。目前,儿童急性淋巴细胞白血病的5年无病生存率已达85%以上,恶性淋巴瘤5年生存率也达80%左右,某些类型可达90%。实体肿瘤中肾母细胞瘤效果最好,5年生存率可达80%～85%,其他实体肿瘤5年生存率也达60%～70%左右,即便同一肿瘤,早期患者和晚期患者的治疗强度、疗效和毒副作用等都有一定差别。例如,恶性淋巴瘤Ⅰ～Ⅱ期治愈率是90%以上,而Ⅲ～Ⅳ期会降到80%左右;神经母细胞瘤早期约90%能治愈,而晚期仅30%左右的病人获得长期生存。当然,随着医学发展,这些数据还会进一步提升。所以,重视和加强儿童癌症及早防治是十分重要和必要的。

1. 把儿童癌病列入国家癌病防治公益项目，加强儿童癌病监测和防治知识的宣传，提高全社会对儿童癌病的认知度和防治水平。

2. 将儿童癌病防治知识列入孕妇产前教育学习培训内容，提高母亲看护孩子时能及时发现相应疾病的能力。

3. 以社会为单位，培训生育孩子父母、照顾孩子的老人，以及月嫂对儿童癌病等知识，并建立随访档案，发现情况，及时查治。

4. 让每一个孩子生下来就参加医保或新农合，万一得病，也可有经济支撑。

5. 加强儿童医院建设，增加儿科医生，培训儿科专业知识水平，提高对儿童癌病诊断与鉴别诊断能力。

总之，社会、家长、医生的科普与专业知识的提高以及对孩子的密切关注，有助于儿童肿瘤患者更早地获得诊断及治疗，变"不幸"为"万幸"，从而使更多的恶性肿瘤患儿重获新生。至于对儿童肿瘤的发现，父母可以从儿童一些反常行为上提高警惕。一是看，注意观察孩子活动能力的变化，比如食欲缺乏、精神萎靡等。二是摸，平时给孩子洗澡，多摸一摸孩子身上是否有肿块，特别是腹部、体形是否有变化，有无不正常的肿块出现。三是听，重视孩子的主诉，不会说话的幼儿因为病变会哭得特别厉害，或者特别没有精神；会说话的儿童会告诉家长哪里不舒服。

全国肿瘤防治宣传周

4月15～21日,全国肿瘤防治宣传周。

从1995年起,中国抗癌协会倡导发起每年4月15～21日为“全国肿瘤防治宣传周”,旨在加深对肿瘤的宣传、认识和防治。

国家卫生部《中国卫生统计提要》的数字显示,2003年以来,癌症连续在城市居民死因中位居首位,在农村居民死因中居前3位,是严重危害居民健康和生命的疾病。如果不采取任何有效的预防与控制措施,预计到2020年,我国每年的新发生癌症总数和癌症死亡总数将达300万左右,患病总数将达660万。《2013中国肿瘤登记年报》显示,2010年全国癌症新发病例约为309.3万例,发病率为235.2/100 000,其中城市地区发病率为256.4/100 000,农村地区为213.7/100 000。癌症死亡病例约为195.6万例,死亡率为148.8/100 000,其中城市地区死亡率为156.1/100 000,农村地区为141.3/100 000。其恶性肿瘤死亡第一位癌症是肺癌,每年死亡约49万人(男性占34万人,女性占15万人),其后依次为肝癌、胃癌、食管癌和结直肠癌。专家分析,当前以PM2.5为主的空气污染已成为肺癌高发的最重要诱因。

● 肿瘤发病呈上升趋势。

肿瘤有良恶之分,恶性即为癌症。当今世界,什么最可怕?癌症恐怕是答案之一。癌症的可怕主要是它能够快速剥夺人的健康乃至生命。20世纪70年代初,当时的美国总统尼克松签署“国家肿瘤法案”,并掷下豪言壮语,要动员全美国的资源,在10年内“征服癌症”。然而,时间已过去近40多年,所谓“征服”还显得遥遥无期。我国近20年肿瘤死亡率上升29.42%,严重威胁我国人民生命健康的癌症主要有胃癌、食管癌、肝癌、大肠癌、肺癌、宫颈癌、乳腺癌、白血病和鼻咽癌等。从20世纪70年代到20世纪90年代的20年里,我国癌谱以发展中国家常见的消化道恶性肿瘤为主,除食管癌的死亡率有所下降外,其他部位肿瘤均呈上升趋势。其中,肺癌的相对增幅最大,男性上升了159%,

女性上升了122.6%；宫颈癌的降幅最大，为63.6%。20世纪90年代到21世纪初，我国居民癌症相对增幅最大的为女性乳腺癌，为155.4%，其次为肺癌，男性增长112.1%，女性增长153.5%，肝癌男性增长58.4%，女性增长72.2%。癌症的发生和发展，增加了防治的难度。

● 防肿瘤体检尤为重要。

人患肿瘤的原因是多方面的，有遗传因素，环境因素，也有与吸烟、饮食、锻炼等因素有关。世界卫生组织提出，1/3的癌症可以预防，1/3的癌症可通过早期发现得到根治，1/3的癌症可运用现有的医疗措施延长患者生命、减轻痛苦、改善生命质量。要使肿瘤得以预防的关键，除改善、提高防癌的生活环境与条件外，体检显得特别重要，因为体检能早发现，早治疗。定期防癌体检项目，内容包括：常规体检、常规实验室检查、常规影像学检查，必须时做内镜检查、影像诊断、肿瘤标志物检测，还可进行乳腺癌、肺癌、结直肠癌、胃癌、贲门癌、食管癌、宫颈癌、前列腺癌、肝癌等筛查，以通过肿瘤专业人士专业技术手段和方法的检查，发现早期肿瘤或获取受检者高危因素，从而预防肿瘤发生，达到早查早发现早治疗的目的。以乳腺健康体检为例，其基本原则为：美国癌症学会（ACS）于2003年推荐了新的适用于一般女性人群的乳腺癌筛查《指南》，建议乳腺癌筛查起始年龄为40岁，40岁以上女性每年可分别接受一次乳腺确诊和筛查钼靶X线摄影。由于乳腺触诊对40岁以下年轻女性具有较好的筛查效果，而钼靶X线摄影却对年轻女性不敏感，《指南》进一步建议20～39岁女性应每3年接受一次乳腺触诊筛查。此外，根据目前乳腺癌高危女性的筛查实践经验，建议高危女性在每年一次钼靶X线摄影筛查的基础上增加超声或MRI筛查，而对一般人群不推荐MRI检查。由于各种筛查手段在单独使用时都存在一定的局限性，为了提高筛查效能，通常联合采用两种或多种方法进行筛查。筛查手段、筛查起始年龄和筛查频率是乳腺癌筛查最重要的三个问题，也是医生们正在不断探索和完善的三个问题。

● 要着力改善和提高肿瘤患者的生存质量。

据医学报道，癌症除治愈外，近80%患有不同程度的疼痛，但疼痛大多可被控制。控制疼痛，生活质量就得以改善。事实上，对癌症患者进行疼痛治疗，就像人饿了要吃饭一样，是患者最基本的一种需求。早期、持续、有效地消除疼痛刻不容缓，力争达到“睡眠不受疼痛影响、白天安静时无疼痛、站立活动时无疼痛”的标准，最大限度提高患者生活质量。比如，药物治疗可使 70% ～ 90% 的癌痛患者得到比较好的缓解。目前新一代化疗药物、内分泌治疗、新一代双磷酸盐的临床应用和分子靶向治疗药物可以有效缓解癌痛，新一代放疗技术和微创介入治疗技术可以有效控制癌痛；结合新一代口服吗啡缓释片和多瑞吉贴片，可以做到让绝大多数癌痛患者不疼痛。特别是新一代有效的物理治疗手段和化学药物、靶向药物还可以使止痛药逐渐减量，直至停药。癌痛需要包括肿瘤科、麻醉科、神经科、康复科、中西医等多学科的协同努力，把肿瘤患者 5 年以上的生存率提高到 50% 甚至 70% 以上。另外，晚期癌痛患者多伴有不同程度的精神心理疾患，精神科和心理医生的密切合作将给予癌痛患者细致的心理治疗和干预。

● 我国癌症 5 年生存率 30.9%。

来自全国 17 个统计数据达标的癌症登记处随访研究发现，我国年龄标准化后的全部癌症 5 年生存率为 30.9%。其中，女性乳腺癌的生存率最高（73%），其次是结直肠癌（47.2%），胃癌（27.4%），食道癌（20.9%）；肺癌及肝癌的生存率较低，分别为 16.1% 及 10.1%。女性的生存率总体高于男性。

研究发现，农村患者全部癌症的生存率为 21.8%，仅约为城市患者的一半（39.5%）。对于主要的癌症，除食道癌外，城市地区各种癌症生存率均高于农村。

农村癌症患者预后差，可能与农村地区医疗水平相对较低，患者发现和治疗较晚等原因有关。也有部分患者因治不起而放弃治疗。农村地区癌症患者生存率较低，迫切需要政府调整政策和投入，加强农村地区的公共医疗卫生服务，同时在医疗保险方面给予更多支持，提高农村癌症患者的报销比例。

全国胃肠间质瘤患者关怀周

8月首个完整周,全国胃肠间质瘤患者关怀周。

2014年8月3日,中国癌症基金会联合解放军总医院、北京协和医院、北京大学人民医院、解放军304医院、解放军307医院等5家医院举办了大型胃肠间质瘤患者教育活动,并提议将每年8月的首个完整周定为"全国胃肠间质瘤患者关怀周",旨在号召人们重视胃肠间质瘤的诊治,关爱胃肠间质瘤患者。

根据西方国家统计,胃肠间质瘤年发病率为1/100 000～2/100 000,约占全部肉瘤的1/5,已成为最常见的单一肉瘤类型。

● 什么是胃肠间质瘤(GIST)?

胃肠间质瘤源于胃肠道间叶组织,是一种具有潜在恶性倾向的侵袭性肿瘤。胃肠间质瘤多发于中老年人;发病部位有胃、小肠、结直肠或食道等;患病症状,中晚期呈腹痛、包块、消化道出血、胃肠道梗阻等。胃肠间质瘤具有一定的隐蔽性,临床症状与消化道疾病症状类似,诊断存在一定的难度,首次就诊的胃肠间质瘤患者中,有20%～30%已发展成为晚期;11%～47%已发生肝和腹腔转移,错过了最佳治疗时机。胃肠间质瘤在早期无症状,即使瘤体很大也不产生压迫感和出血,常在体检、钡餐、胃镜检查或其他手术时偶尔发现,确诊需依靠病理切片。

● 确诊了胃肠间质瘤怎么办?

中国人民解放军总医院普外科主任陈凛教授说,手术切除仍是肠胃间质瘤首选且唯一可能实现治愈的方法,有些患者术后还需药物治疗。高危患者术后复发率可达55%～90%,半数还同时出现肝转移。复发瘤多对放疗和化疗均不敏感。正在接受治疗或转移复发的胃肠间质瘤患者,应密切监测肿瘤反应及病情进展情况,并根据肿瘤对治疗的反应情况,及时调整或改变治疗方案。

世界淋巴瘤日

9月15日,世界淋巴瘤日,亦称世界淋巴瘤宣传日。

2004年,世界卫生组织根据国际淋巴瘤联盟的倡议,确定每年10月15日为“世界淋巴瘤日”,旨在宣传、提高防治淋巴瘤知识。首届世界淋巴瘤宣传日活动于2004年9月15日在上海、纽约、香港等十几个世界主要城市同时展开。

据世界卫生组织统计,淋巴瘤发病率年增长率为7.5%,是目前发病率增长最快的恶性肿瘤之一,全球每年约有35万新发病例,死亡人数超过20万。我国淋巴瘤发病率为0.02‰,每年新发病例2.5万人,死亡2万人,呈上升趋势。淋巴瘤的发病年龄以儿童和青壮年最为多见,是儿童最常见的恶性肿瘤之一。死于恶性淋巴瘤的患者平均年龄49.9岁,低于所有恶性肿瘤平均病死年龄58.2岁。

● 什么是淋巴瘤?

淋巴瘤,是源于淋巴网状系统的恶性肿瘤,分为霍奇金淋巴瘤和非霍奇金淋巴瘤两类,主要累及淋巴结或淋巴结外淋巴组织的恶性肿瘤。正常的淋巴细胞是我们人体不可或缺的重要的免疫细胞,因此淋巴细胞及淋巴组织在体内的分布非常广泛。淋巴瘤与胃癌、肝癌等肿瘤不同,它可发生于身体任何部位,临床表现也多种多样,这也给淋巴瘤的诊断带来一定的困难。

● 淋巴瘤的病因和诱因有哪些?

淋巴瘤属于血液系统的恶性肿瘤,常见的病因有:病毒感染、化学毒物、免疫抑制人群、细菌感染等。据北京市肿瘤防治办公室及北京市肿瘤登记处北京大学肿瘤医院的数据显示,从2001—2010年,北京市居民淋巴瘤发病率呈上升趋势,年平均增长4.9%。随着生活方式的改变、环境污染的加重、饮食结构的调整,恶性淋巴瘤发病年轻化和城市化的趋势日益加重。面对如此严峻的现状，推动淋巴瘤规范化治疗、坚持定期随访刻不容缓。

● 淋巴瘤发病有哪些早期信号或症状？

淋巴瘤虽然表现多样，但只要给予足够的重视，大多数病人还是能在早期发现它的蛛丝马迹。淋巴瘤的早期症状包括：长期发热（不明原因发热 1 周以上），盗汗（夜间睡眠后出汗），不明原因的体重减轻，皮疹，皮肤瘙痒以及耳前、枕骨后、颌下、颈部、锁骨上、腋窝、腹股沟、腘窝及浅表淋巴结肿大等，如果在这些地方发现有比较明显的肿硬结节，应该及时到正规医院就诊。

● 确诊淋巴瘤需要做哪些检查？

病理诊断是淋巴瘤诊断的金标准。获取足够的高质量的肿瘤组织是病理诊断的前提，活检虽然比较麻烦，且伴有风险，但是对于确诊淋巴瘤是必要的。在某些情况下，取材不理想，则可能需要再次活检，有少数情况甚至需要多次活检。淋巴瘤复发时也要尽量再取组织进行病理诊断，一方面是为了明确淋巴瘤是否复发，另一方面是因为某些淋巴瘤可能发生病理转化。在淋巴瘤诊断明确后应进行全面检查，对疾病进行尽可能准确的分期，并保留发病初期的基础数据。一般来说，常规分期检查包括 B 超、CT、骨髓穿刺，部分患者还需要做腰椎穿刺，以获取较好的判断价值。另外，还需要常规进行血液学、心电图及肝炎等相关检查。除少数有严重症状或者伯基特淋巴瘤患者需尽快治疗外，绝大多数患者等待 1 ～ 2 周的时间进行治疗前的全面检查是安全的。

国际乳腺癌关注月

10月,国际乳腺癌关注月。

1985年,国际上的乳腺癌慈善机构移植美国乳腺癌关注月等公益健康行为,举行乳腺癌防治宣传活动,筹集防治乳腺癌资金,为乳腺癌患者提供信息和帮助。1993年后,每年10月举行一次,并逐步发展为"'粉红丝带'乳癌防治运动"。这一活动得到了世界抗癌组织的肯定,确定每年10月为"国际乳腺癌关注月",旨在提高人们对乳腺癌的关注。

乳腺癌是很常见的一种肿瘤,全球每年有120万妇女患上乳腺癌,有50万名妇女死于这种癌症。北美、西欧是乳腺癌的高发区,我国的患病率不如西方高,但我国女性乳腺癌患病率正在逐年上升,大约为每10万人中有20到30个患者。据2014年最新数据显示,与20年相比,我国乳腺癌的发病率近5年增长3倍,死亡率平均上升6.9%。天津和北京乳腺癌患者数,目前仅次于肺癌位居第二,而且是上升最快的癌症。上海乳腺癌已经位列女性癌症中第一位。

我国乳腺癌的发病特点。

乳癌的发病和诊治在我国存在着"一快一低一差"的现象,即发病率增长快,每年以3%～4%的速度增长;早期发现率低,1期患者不超过20%,而美国为85%;普查意识差,大部分患者有了症状才去医院求治。所以掌握其规律特点很重要。

我国乳癌患者发病早。在世界范围内,乳癌占所有癌症发病率的10%,占女性癌症发病率的32%,占女性癌症死亡率的15%。值得警惕的是,我国一项乳癌多中心10年回顾性研究显示,乳腺癌发病年龄较轻,一般从30岁开始出现,40～49岁时出现高峰,患者就诊年龄平均为48.7岁,比西方白种人发病提前了10年。半数乳腺癌患者绝经期前发病。中国抗癌协会指出,亚洲和西方的乳腺癌存在流行病学和表型上的显著差别。在流行病学上,我国有半数的乳腺癌患者在绝经前发病,而欧美的发病高峰在绝经后。我国女性乳腺癌除了发病时期不同外，在表型上，雌激素受体阴性比例较高，达到约40%，而国外患者仅为30%左右。

乳腺癌是可以早期发现的。乳腺不是维持人体生命活动的重要器官，但由于乳腺癌细胞丧失了正常细胞的特征，细胞之间连接松散，容易脱落，关键要做到早期检查诊断。只要做到早发现，早诊断，早治疗，大部分可以被治愈。据医学专家介绍，乳腺癌从发病初时就表现为全身性疾病，乳腺癌从单细胞分裂繁殖到直径1厘米大小肿块，需倍增30次，历时大约要3年以上。发现乳房有肿块或异常后，及时处理对于任何一种疾病，包括乳腺癌来说都有好处。所以乳腺自检非常重要的，女性应该月经过完后的第一周找个时间平躺下来，用四根手指平着摸自己的乳房，如果发现有异常包块，最好马上找医生诊断。但是注意不要用捏着摸的方法，免得把正常组织当成异物。

患了乳腺癌易于检查诊断。自检乳房虽是个好办法，但未经专业训练，直径2 cm以下的乳房肿块是不易查出的，因此建议女性要到正规的专业检查机构进行定期体检。30岁以下2～3年检查一次，可以选择乳腺超声检查；30岁至40岁，1～2年检查一次，可以选择钼靶X光检查；对于40岁以上的女性，尤其是有高危因素的女性，可以选择核磁共振的检查。高危人群指的是，有家庭遗传史、未婚、未育、有良性乳房疾病的，或已经超过1年没有进行过检查的女性。乳腺癌患者如果到医院检查，根据临床经验，通过X线拍下来的乳房软组织结构癌变，有90%的诊断符合率。对于乳腺癌中早期的检查是非常准确的，不容易漏掉隐性癌。另外，彩色B超对于囊性的病变诊断很准确，尤其适用于乳腺组织比较密致的年轻女性患者。

● 远离乳腺癌亦有新招。

美国MSNBC新闻网刊登了美国肿瘤专家为女性朋友提出的8条建议，可以帮助人们远离乳腺癌。

控制体重，尤其避免腰部肥胖：对任何年龄的女性来说，超重、肥胖都可能埋下癌症的隐患，对已过更年期的女生来说，更是如此。科学研究显示，绝经后肥胖会使乳腺癌的风险增加50%，而且体重越高，风险越大。值得提醒的是，腰部脂肪堆积越多，风险更高。

多吃豆制品：常吃黄豆及其制品，会降低患乳腺癌的风险。一项针对7.3万名女性的调查显示，经常吃黄豆及其制品的女性比不经常吃的女性，患乳腺癌的风险低60%。

果蔬不能少：蔬菜和水果中的类胡萝卜素能够很好地预防癌症。哪怕是已被确诊为乳腺癌的女性，如能多吃蔬菜和水果，也会延长生存期，减少癌症复发或得第二种肿瘤的风险。

常饮绿茶：针对2 000名中国女性的调查发现，经常喝绿茶的女性，罹患乳腺癌的几率会降低40%。

坚持每天30分钟的运动：有积极运动习惯的女性比很少运动的女性患乳腺癌的风险低20%。但要注意，运动应保持一定的强度，不必过度劳累。专家建议，用220减去自己的年龄，得出的就是运动时不宜超过的最大心率。

尽量少喝酒：酒精能够增加乳腺癌的发病风险，并且随着饮酒量的增加或年龄的增长，风险还会增加。因此，建议女性一天一杯酒就足够了。而且，最好饮酒的同时服用叶酸补充剂，以减轻酒精对身体的伤害。

避免雌激素替代治疗：美国女性健康倡议组织研究称：持续接受雌激素和黄体酮合并治疗的女性，其患乳腺癌的风险增加28%。当然，医生同时也建议，如果更年期症状特别严重，可在医生的指导下使用激素替代治疗。

远离烟草，特别是二手烟：想拥有更加健康的身体，戒烟是明智的选择。而且即使你不吸烟，也需远离二手烟。美国加州环境保护署的一项调查显示，吸烟会增加20%的乳腺癌发病率。如果长期生活在二手烟的环境中，患乳腺癌的几率则可增加70%。

● 链接：那些人是乳腺癌高危人群？

1. 有乳腺家族史的女性。
2. 第一次生育在30岁以后或一生从未生育的妇女。
3. 习惯进食过多的动物脂肪，绝经后体重超重的妇女。
4. 月经初潮年龄在12岁之前，或停经在55岁之后的妇女。
5. 长期应用雌激素以控制更年期症状的妇女。

对于乳腺癌高危女性，采取不同于非高危女性的筛查方案非常必要性。

国际肺癌关注月

11月,国际肺癌关注月。

2001年11月,全球肺癌研究协会发起一项全球性肺癌防治知识科普宣传活动,并将此后每年的11月确定为“国际肺癌关注月”,旨在提高公众对肺癌防治知识的了解和关注。

近50年来,许多国家都报道肺癌的发病率和死亡率均明显增高,男性肺癌发病率和死亡率均占所有恶性肿瘤的第一位,女性发病率、死亡率都占第二位。据我国卫生部全国肿瘤防治研究办公室提供的资料显示,肺癌的发病率已高达61.4/100 000;更令人忧虑的是,肺癌发病率仍呈现着不断攀升的趋势。据流行病学专家预测,我国每年有60万人死于肺癌,肺癌发病率年增长26.9%,如果不控制吸烟和空气污染,到2025年,我国肺癌患者将达到100万人,成为世界第一肺癌大国。

● 肺癌的病因是什么?

目前,在我国肺癌发病率居各种癌症之首,值得注意的是,近年来临床确诊的肺癌人群中,中青年和女性患者越来越多。近期国际抗癌联盟提供的资料显示,凡是肺癌发病率呈迅速上升趋势的城市和地区,其肺癌发病年龄曲线出现前移的倾向。究其原因,一是吸烟年龄年轻化,烟龄长,肺癌危险指数高;二是现代大都市人一些不良生活方式,导致精神压力和抑郁;三是一些心理因素引起机体免疫功能失调,造成躯体或精神功能障碍引发癌症;四是与职业史、大气污染、居住环境、被动吸烟、烹调油烟、饮食、肺部慢性疾病等因素有关。专家还特别强调,空气污染是肺癌发病的主要原因之一,但比空气污染更直接的导致肺癌的原因是吸烟。如果男性吸烟者日吸烟超过30支,吸烟超过20年,患肺癌的风险为非吸烟人群的100倍。

● 肺癌早期有些什么样的症状表现?

肺癌早期多无明显症状,临床表现无特异性,可能出现的表现包括:

1. 咳嗽是最常见的症状,初期多为干咳较轻,日久加重。胸膜受累常为疼痛性干咳,上纵隔受累在平卧时出现的阵咳常为抽搐状。

2. 咯痰性质和量各异,血痰常见,约占 50%。

3. 胸疼或不适,体位改变、咳嗽、用力时加重。

4. 喘鸣,当气管、支气管部分梗阻造成狭窄时出现喘鸣。

5. 气短程度与病前肺功能、肺部病变范围及患者的耐受力有关。

6. 发热多因感染所致。久治不愈的肺炎,应考虑有肺癌的可能。

● 预防肺癌的措施有哪些?

国家卫生部门从 2006 年起,全面启动“肺癌健康知识传播激励计划”、“专家与患者共话肺癌的防治”、“远离烟草、关注肺癌”专题宣传等社会活动,帮助人们科学防治肺癌。作为每一个公民,要通过宣传学习,掌握和运用好以下预防肺癌知识,远离肺癌。

1. 戒烟,预防肺癌的关键。烟草中含有 2 000 多种化学成分,其中很多化学成分是致癌的。要关注健康,首先就应自觉远离烟草。

2. 应用环保能源,减少大气污染。

3. 注意职业防护。煤矿工、油漆工等一些特殊行业的职工应该严格做好职业防护,防止职业病。

4. 减少烹调油烟的产生,减少油炸或煎炒食品的烹饪。

5. 注意室内通风,改善室内空气质量。

6. 树立良好的饮食习惯,增加新鲜蔬菜、水果以及其他富含类胡萝卜素的食物等能够降低肺癌的危险性。

7. 重视公共卫生建设,减少肺结核的发病,重视慢性肺部疾病的诊治。

8. 早诊早治,有条件的单位和个人要定期到正规的医疗机构做健康体检。

9. 端正心态,调整、解决角色紊乱,依赖心理,焦虑情绪,精神抑郁四大“心病”。

10. 重心在社区,创造无旧习陋俗、无污染及二手烟危害等良好环境。

宣传类

国际消费者权益日

3月15日,国际消费者权益日。

1960年,国际消费者联盟组织宣告成立,1983年确定每年3月15日为"国际消费者权益日",旨在扩大宣传,促进国际范围内开展保护消费者权益的活动。

自"国际消费者权益日"之后,联合国大会于1985年4月9日一致通过了《保护消费者准则》,促使各国采取切实措施,维护消费者的利益。1984年12月26日,中国消费者协会成立,并于1987年加入国际消费者协会,1997年开展"年主题"活动,就是消费者协会在广泛宣传贯彻《消费者权益保护法》的基础上,每年突出一个方面的内容,加强保护消费者合法权益的宣传,加大保护消费者合法权益力度,使保护消费者合法权益工作不断向纵深发展。到目前为止,全世界已有90多个国家共300多个消费者组织在开展活动。我国已建立县以上消费者组织2 400多个,在农村乡镇、城市街道以及学校、机关、集贸市场、大中型工商企业中,建立各种类型的分会、联系站、监督站总计达3万多个,各级消费者组织年受理消费者投诉上万件,其中90%的问题都得到了合理解决,为消费者挽回经济损失上亿元。

● 我国消费者权益保护的现状。

中国是社会主义国家,政府、企业与消费者根本利益是一致的,这就决定了我国具有做好维护消费者利益工作的制度基础、经济基础与社会基础。尽管随着商品经济的发展,出现了一些消极因素,使消费者利益受到损害,但是政府、企业及消费者正在通过自上而下和自下而上相结合的方法,共同努力解决这些问题。目前,国家已制定了《消费者权益保护法》,各省、自治区、直辖市、计划单列市等制定和颁布了地方性的保护消费者权益专门法规,许多工商企业更是积极开展自我监督,做好保护消费者利益的工作。全国人大修订的新版《消费者权益保护法》从 2014 年 3 月 15 日正式实施,这是消费实施 20 年来的首次全面修改。新消法规定,网购 7 天无理由退货,网络交易平台视情承担先行赔付责任或连带责任;首次明确产品召回义务,经营者负担因召回支出的必要费用;与纠纷商家有举证责任,杜绝霸王条款;经营违法广告可追责,明星代言虚假广告要负连带责任;食品认证机构虚假认证欺诈消费者需担责。工商总局网站显示,2013 年全国工商机关共处理消费投诉 101.64 万件,这是 1999 年开通 12315 电话以来首次突破 100 万件,已办结 96.9 万件。从中国保护消费者利益的发展实践可以看出,在短短的几年内,中国完成了资本主义国家几十年甚至更长时间才能做到的事情。综上所述,消费者运动经历了一个从自发的个体活动到有组织的群众性活动;从政府的行政干预到运用法律保护消费者利益;从生产者、经营者对保护消费者的放任状态到积极参与的历史过程。随着消费者维权意识的提高,以及媒体对于行业潜规则、霸王条款等问题的重点曝光,经营者规范经营、诚信经营蔚成风气。

全国“12320”卫生热线主题宣传日

3月20日，全国“12320”卫生热线主题宣传日。

早在2003年“非典”期间，为方便公众报告突发公共卫生事件和传染病疫情、解答公众的各种健康问题，卫生部在全国启用了统一的热线电话“95120”。但95120本身是电信部门的收费电话，仅在SARS这一特殊时期作为卫生行业的政府公益热线，SARS之后，便恢复为收费电话。“非典”之后，卫生部积极与信息产业部协商，结合“120”医疗急救号码，在“123”后面选择了“20”，确定“12320”为卫生行业政府热线，并于2005年12月9日开始在全国启用。

2006年9月，为推动全国各地12320的建设工作，国家卫生计生委下发《卫生部关于做好“12320”全国公共卫生公益电话建设工作的通知》(卫办发〔2006〕376号)，同时成立由原主管副部长任组长，有关业务司局为成员的12320工作领导小组并下设办公室，与设在中国疾病预防控制中心的全国12320管理中心合署办公，提出“先行试点，稳步推进”的建设工作原则。该中心首先在北京、石家庄、上海、南京等城市探索开展“12320”卫生服务热线的试点，在取得成功的基础上，于2012年在全国卫生系统推广，并将推广年的3月20日确定为“全国‘12320’卫生热线主题宣传日”，旨在接诊、宣传、解答求助、推介系列服务等方面，满足群众健康需要的卫生目标。

12320属于卫生行业政府公益热线，是卫生系统与社会和公众沟通的一条通道，是社会公众举报投诉公共卫生相关问题的一个平台，是向公众传播卫生政策信息和健康防病知识的一个窗口，它是卫生部门贯彻落实以人为本的执政理念，实行政务信息公开，进一步密切政府与人民群众联系，改进工作作风的一项重要举措，最终是为了提高人民群众的健康水平，更好地为人民的健康服务。

据报道显示，从 2012 年 6 月至 2014 年 3 月，“12320” 卫生热线已在全国 28 个省（市、区）开通，覆盖 9.6 亿人。从最初单一的公共卫生公益电话，扩展到以健康为中心，涵盖电话、网站、微博、微信、数字电视、自助终端等的全方位医疗卫生综合服务平台。

全国 “12320” 卫生热线和各省（市、区）“12320” 卫生热线联动服务，全心为民，作用凸显。

1. 导向公众健康需求。公众看病就医，可以直接拨打 “12320” 预约挂号，仅 2012 年 6 月至 2014 年 3 月，“12320” 卫生热线提供了 156 万件次的预约治疗服务，约占同期人口受理总量的 49.7%。

2. 开启卫生对话之门。“12320” 是连接群众与卫生计生部门的桥梁，公众可以通过拨打 “12320” 热线，投诉举报医疗卫生服务、卫生行风等方面问题，对卫生政策、卫生管理等提出建议；卫生行政部门则通过热线开展突发公共卫生事件与重大卫生活动的舆情监测和风险沟通，对医改政策的实施情况、医疗行风监督、住院病人医疗卫生服务的满意情况实施电话调查。统计显示，2013 年各地 “12320” 卫生热线受理量突破 227 万人次，比 2012 年增长 75.1%。

3. 当好健康信息把关人。全国卫生 “12320” 的微博微信内容主要来源于 3 个方面：一是依托于国家级全国 “12320” 健康信息资源库，提供传染病、食物中毒、职业中毒、慢性病、营养和食品卫生、环境卫生、卫生法律法规等 18 个专题的卫生知识，同时根据各地 “12320” 新增特色内容以及公众咨询的热点问题不断补充和更新；二是中国疾病预防控制中心发布的公共卫生相关信息；三是通过专家针对网友提出的问题进行回答，再经编辑汇总成健康知识集锦，在网上定期发布。公众可关注 @ 全国卫生 “12320”，获取健康资讯；在手机上订阅全国卫生 “12320” 微信，每天都能收到健康信息。

4. 化解医患求助的矛盾。北京等 “12320” 领导通过体验咨询员接话，督办协调等岗位工作，建立咨询员—专家—协调督办三级化解机制，加强与各单位的信息沟通，强化诉求化解能力和督办协调能力，目前 “12320” 受理的投诉 40% 可以通过协调员积极安抚、倾听、解释和沟通而化解。甘肃省 “12320” 卫生热线工作人员还向广大市民讲解该服务热线的拨打方法、功能和作用，向现场群众讲解卫生法律法规与政策知识，介绍医患纠纷解决途径，答疑各类健康防病问题。如有投诉，可拨打“12320”卫生热线进行维权。同时确定3月20日为甘肃患者权益维护日，2014年的宣传活动主题为“健全患者维权体系，依法解决医疗纠纷”。

5. 上线运行微博公众平台。辽宁省“12320”设置了“权威发布”、“计划生育”、“疾病防控”、“卫生监督”、“药械信息”、“曝光台”等十余个栏目，创建了“健康咨询”、“投诉举报”、“居民健康卡”等多个在线服务功能模块，逐步实现即时在线受理群众诉求。“12320”微信公众平台设置了“本周热点”、“政策解读”及“在线服务”3个版块，有针对性地发布百姓关注的热点健康信息和政策资讯，截至2014年3月，粉丝已突破45万人。

6. 健康服务进入新时代。新开通的健康上海“12320”微官网汇聚热线介绍、就医指南、在线访谈、政策解读、经典案例、健康视频等栏目，旨在为市民提供一个全方位、立体式的权威健康资讯服务平台，在介绍卫生热线相关服务的同时，也通过上海市三级医院微官网推荐，帮助市民了解各家医院的服务信息，标志着健康服务进入门户网站与自媒体融合的新时代。

国际幸福日

3月20日,国际幸福日。

2012年6月28日,第66届联合国大会宣布,追求幸福是人的一项基本目标,幸福和福祉是全世界人类生活中的普遍目标和期望,决议将今后每年的3月20日定为"国际幸福日",旨在公共政策目标中,采取更包容、公平和平衡的经济增长方式,以促进可持续发展,消除贫穷,增进全体人民的幸福和福祉。

2012年,首个"世界幸福日"的倡议指出,世界幸福日的确定,是人类文明的一大进步。我们生活在同一个星球,生态环境日益恶化,濒危生物相继灭绝,拯救地球已经成为人类共同的历史使命。然而,利益纷争、弱肉强食、战火和硝烟从未在这里平息过。在这个发展与博弈并存的时代,"平安、和谐、幸福"应该是人类共有的追求;保护环境,维护和平,造福人类,是每一个地球公民应尽的责任和义务。倡议最后强调:"全世界人民团结起来,杜绝战争,美化地球,创造人类共同'平安、和谐、幸福'的生活,实现'世界共同幸福'这一全人类最伟大的目标"。联合国秘书长潘基文呼吁:各国要以世界幸福日为契机,创造性地开展幸福指数提升活动,"进一步致力于包容且可持续的人类发展,重申我们帮助他人的承诺,在投身公益的同时,我们自身也会得到充实。善心会带来幸福,并有助于建设我们向往的未来。"

● 什么才是幸福?

幸福是因人、因时、因事而异,不是一成不变的,但其信仰、信心、毅力是关键。只有确定自己的幸福观,那样才能永远觉得社会是幸福的,工作是幸福的,人生是幸福的,生活是永远快乐幸福的。幸福的重要元素之一,实际上应是一种和谐的观念,这就是幸福的正确观,它包括人与社会的和谐,人与人之间的和谐和人自身的和谐三个层面。人自身和谐很重要,你如果自身不和谐,怎么可能跟别人和谐?比如我看到一个人开的车比我好,我就很不和谐,我很生气,然后我就要骂两句;我看到一个人房子住得比我大,我也要骂两句;我看见崔永元、孟非的名气比我大得多,就恨得要死。这就是人自身不和谐所造成的。因此,人自身和谐,要靠文明和教养来维系。一个人如果文化与文明脱节,教育与教养脱节,正确的幸福观必然滑坡。所以,没有文明没有教养的人,以及由这些人组成的群体,是难以拥有真正的幸福的。幸福有很多种,但有一种幸福,是必须生活在一种文化的、文明的、有教养的快乐之中。

全国职业病防治宣传周

4月最后一个星期,全国职业病防治宣传周,又称全国职业病防治法宣传周。

2001年10月27日,《中华人民共和国职业病防治法》(以下简称《职业病防治法》)经第九届全国人民代表大会常委会第二十四次会议正式审议通过,自2002年5月1日起施行。为搞好《职业病防治法》宣传活动,卫生部决定从2002年起,每年4月最后一周为"全国职业病防治宣传周",旨在加强职业病防治宣传,普及职业病防治知识,提高用人单位和劳动者职业病防治法律意识,维护劳动者职业健康权益。

据统计资料显示:目前,全球有劳动能力的人口26亿,每年发生与职业病有关的各种职业性事故12亿起,其中死亡超过22万起。从全球范围看,约有10万种化学物质会对健康产生严重危害,另约有50种物理因素、200种生物因素和20种有害人体的工效条件及难以统计的心理社会因素造成的危险,使工作失去安全感,损害从业者良好的身体和精神状态。专家呼吁:时刻警惕职业病危害,保护劳动者健康。

● 我国对职业病的定义。

职业病的发生和发展规律与人类的生产活动及职业病的防治工作好坏直接相关。因此,很多国家对职业病防治都有较完善的法律和规章,有经过审批的专门治疗职业病的医院。

我国《职业病防治法》对职业病的定义,是指企业、事业单位和个体经济组织的劳动者在职业活动中,因接触粉尘、放射性物质和其他有毒、有害物质等因素而引起的疾病。按照我国的有关政策规定,被确诊的职业病患者享有工伤待遇。

根据《职业病防治法》的规定,卫生部会同劳动和社会保障部发布了《职业病目录》。目录规定的职业病有尘肺、职业性放射性疾病、职业中毒、物理因素所致职业病、生物因素所致职业病、职业性皮肤病、职业性眼病、职业性耳鼻喉口腔疾病、职业性肿瘤和其他职业病共 10 类 115 种疾病，属法定职业病。

● 职业病发病的趋势与特点。

据卫生部 2009 年通报，全国 2008 年新发各类职业病 13 744 例。职业病病例数列前 3 位的行业依次为煤炭、有色金属和建设行业。通报显示，目前我国职业病危害形势依然十分严峻，主要表现在 3 个方面：一是尘肺病发病居高不下，群发性尘肺病时有发生，发病工龄缩短。根据各地职业病上报情况，2001 年以来，尘肺病新病例占职业病报告总例数的比例均在 75.11% 以上，最高达到 82.64%。2008 年各地职业病报告中，诊断尘肺病新病例数超过 100 例的群体性病例报告有 13 起，尘肺病新病例平均接尘工龄为 17.04 年，比 2007 年缩短 2.35 年，实际接尘工龄不足 10 年的有 3 420 例，占 31.58%。二是职业中毒呈现行业集中趋势。急性职业中毒以一氧化碳、氯气和硫化氢中毒最为严重，主要分布在化工、煤炭、冶金等行业。慢性职业中毒以铅及其化合物、苯和二硫化碳中毒较为严重，主要分布在有色金属、机械、化工等行业。三是中小企业职业病发病率高。2008 年职业病报告数据显示，超过半数的职业病病例分布在中小企业，特别是 69.85% 的慢性职业中毒病例分布在中小企业。

中国职业病呈现五大特点：(1) 接触职业病危害人数多，患病数量大；(2) 职业病危害分布行业广，中小企业危害严重；(3) 职业病危害流动性大、危害转移严重；(4) 职业病具有隐匿性、迟发性特点，危害往往被忽视；(5) 职业病危害造成的经济损失巨大，影响长远。

世界安全生产与健康日

4月28日，世界安全生产与健康日。

1989年，美国和加拿大的工人源于工人纪念日的理念，发起并建议4月28日为纪念死亡和受伤的工人纪念日，后来，国际自由工会联合会和全球工会联盟将它发展成一种全球性活动。2001年4月24日，国际劳工组织宣布，将4月28日作为“世界安全生产与健康日”，旨在关注和保护工人的生产安全与职业健康。国际劳工组织还响应国际自由劳工联盟的号召，将4月28日作为联合国官方纪念日。

安全与健康是全球普遍存在的一个共性问题，战争、暴恐、灾害等各类不安全的因素和不健康行为造成的疾病等，每时每刻都有新发生。针对中国是一个正处在工业化进程中的发展中国家，受生产力总体发展水平和区域、行业发展不平衡等因素的制约，影响安全生产和职业安全与健康的突出矛盾依然存在。据全国伤害预防与控制学术会议披露，目前我国上海所致经济损失和社会负担，远远超过任何一种慢性非传染性疾病，居民死因排序20世纪70年代居第7位，90年代以来居第5位。数据显示，我国伤害死亡率占人口总死亡率的11%，潜在寿命损失年数占24%，疾病负担占17%，均显著高于癌症和心血管疾病，必须引为高度重视。

● 全面贯彻职业安全生产方针。

我国是经批准加入国际劳工组织《职工安全卫生和工作环境公约》的成员国。自“世界安全生产与健康日”以来，党和政府更加重视职工劳动安全和健康，总结事故多、职业病危害重、安全生产形势严峻、人民健康遭受损害的情况，结合国情，认真贯彻落实科学发展观和安全发展指导原则，坚定不移地贯彻执行“安全第一，预防为主，综合治理”的安全生产方针，以宣传贯彻《职业安全卫生与工作环境公约》精神为契机，进一步加强职业安全健康监督管理，加大政府部门联合执法力度，扩大国际交流与合作，努力提高我国安全生产和职业安全健康水平。我国企业联合会成立可持续发展工商委员会与全球契约办公室，在职业安全和健康领域每年都举办多个研讨会和培训班，涉及清洁生产、改善工作环境，提高企业效率、职业安全与健康、工作场所预防艾滋病、安全投入分析、安全文化等内容，培训企业超过500余家，覆盖职工数十万人。全国总工会及各级工会一直十分重视职工的安全健康权益工作，加强与政府有关部门的合作，共同促进企业不断改善劳动条件和作业环境，反对以任何理由与形式降低劳动安全卫生标准，最大限度地维护职工的安全健康合法权益，促进实现体面劳动。全国各级劳动和社会保障部门、社会保险机构以及相关部门，严格进行工伤保险基金的监管，加强工伤认定和劳动能力鉴定，保证工伤职工和患职业病的职工获得医疗救治和经济补偿，促进工伤预防和职业康复。国家建立健全了与《职业病防治法》相配套的职业卫生法规、标准和技术规范，职业病防治法律法规标准体系已经建立；开展职业病危害专项整治，严厉打击职业病防治违法犯罪活动；广泛开展职业病防治法的宣传普法活动；加强职业卫生监督队伍建设；加强职业卫生技术机构建设和管理，规范职业病的预防、控制、诊断和治疗；探索县及以下职业卫生服务和监管模式与工作机制；依法开展建设项目职业病危害“三同时”审查。国家卫生部门会同各有关部门在预防和控制职业病方面，特别是《职业病防治法》颁布实施以来，对安全和健康进行有效监管，全国职业病防治工作取得了重大进展。

● 认真落实职业健康理念。

要保证职工健康，关键在改善职工劳动条件，规范职业健康体检机构的服务行为，为劳动者的职业健康权益提供保障。

1. 劳动企业用人单位在申请进行职业病体检之前，必须经过卫生监督机构确认危害因素、体检项目及体检人员，以保证职业健康体检更具有针对性。

2. 根据职业健康体检机构的服务范围及服务能力，由卫生监督机构根据法律规定，进一步确定特定的服务对象，保证体检的合法性及有效性。

3. 对所有职业健康检查机构采用统一的体检表格。对健康检查机构出具的体检总结报告,实行固定的报告格式,并明确异常情况的报告时限及报告程序。

4. 对农民工、劳务工等流动性大的非固定用工劳动者的职业健康体检,统一实行《职业健康检查合格证明》准入制度,有效期为两年,在各单位都有效,保证职业健康合格的劳动者从事流动性作业。

5. 对职业卫生服务机构加大管理力度,实行考核评分、分级管理、分类服务等办法,将考评工作做到可操作、量化推进。

6. 建立职业卫生服务机构联席会议制度,定期通报服务信息,加大各部门之间的沟通力度,及时解决职业卫生服务过程中的技术性问题。

● 具体实施职业安全健康举措。

1. 对安全生产监管体制进行改革创新,健全各级安全生产监管机构,形成"政府统一领导,部门依法监管,企业全面负责,群众监督参与,社会广泛支持"的工作格局。

2. 加强安全生产法制建设,进一步实施《安全生产法》《矿山安全法》《劳动法》《职业病防治法》《工伤保险条例》等相关法律、法规,贯彻安全生产的国家标准和行业标准,形成安全生产和职业健康方面的法律法规体系。

3. 在事故多发的煤矿、道路交通、危化品、公众聚集场所消防等重点行业和领域集中开展安全生产专项整治,整顿关闭一批不具备安全生产条件的矿山企业和网点。

4. 认真落实安全生产责任制,加大对企业责任主体安全监督执法力度,依法严肃查处重特大事故,查处事故背后的失职和腐败行为。

5. 制定一系列包括加大科技创新和安全投入的政策措施,加大隐患治理,提高企业安全水平,建立安全生产长效机制。

6. 加强安全生产应急管理工作,组织编制发布《国家安全生产事故灾难应急预案》和涉及事故灾难的专项应急预案,增强应急反应和处置能力。

7. 大力推进安全文化建设,广泛开展安全生产宣传教育活动,提高人们的安全意识,营造全社会"关爱生命、关注安全"的舆论氛围。

世界微笑日

5月8日,世界微笑日。

第一次世界大战后,由于战争给世界各国人民带来巨大的灾难和痛苦,欧洲捷克斯洛伐克红十字会提出倡议每年举行3天的"红十字休战日"活动,以借机宣传红十字会的人道主义思想,增进各国人民的相互了解、友谊和合作。这个倡议历经波折,1948年,国际红十字会正式确定:以国际红十字会创始人亨利·杜南的生日——5月8日为世界红十字日,也即"世界微笑日"。这是世界唯一一个庆祝人类行为表情的节日,旨在通过微笑促进人类身心健康,同时在人与人之间传递愉悦与友善,增进社会和谐。

一项关于和谐社会的调查显示,八成以上民众认为微笑最能展示一个地方的和谐程度。世界微笑日,一个幸福的日子,这一天会变得特别温馨,在对别人的微笑中,你也会看到世界对自己微笑起来。让我们都露出自己最真挚、最幸福的笑,向自己认识的或陌生的人笑,让每一个人都感受到微笑的美丽,微笑的意义。

● 微笑的力量与作用。

微笑是人类最好的心态,微笑是人类最靓的表情,微笑是人类最美的语言。微笑能让绷紧的脸庞舒缓,皱紧的眉宇打开,让微笑在脸上绽放,才能融化人们彼此之间的冰霜和风寒。世界微笑日的启示是:世界需要平和发展,在和平中,大家如果能够以善良、诚恳、谦虚、宽容的态度,彼此相对待,阻隔在人与人之间的高墙——冷漠与猜忌将消失;如果人人互相信赖,互相友爱,不再吝啬付出关怀、自扫门前雪的深沟高垒亦将消失无形。当每个人每天笑容洋溢,开心喜乐,没有纷争,没有烦恼,人心洗涤了,心灵净化了,社会因此而祥和,国家因此而安康。

1."笑一笑,十年少。"笑,是生活和生命的重要组成部分,它对人体的健康至关重要。笑,不仅仅使人心情舒畅、精神振奋,而且能够消除忧虑、稳定情绪，可以使动脉弛缓，加快血液循环，起到与胸部、肠胃、肩膀周围的上体肌肉运动一样的效果。研究表明，笑有强心健脑、促进呼吸、有助美容、改善消化、缓解疼痛、降压健身和防治疾病等多种保健功能。

2. 微笑，不单是种表情，更是一种感情，是拉近人们之间距离的法宝，是融洽人际关系的催化剂。微笑是无声的问候，它是心灵相通的阳光，传递着亲切与尊重的讯息，为深入沟通与交往创造温馨和谐的氛围。譬如，父母的微笑传递着慈爱，老师的微笑传递着鼓励，朋友的微笑传递着真诚，同事的微笑传递着热情，领导的微笑传递着亲善，天使的微笑传递着健康。

3. 微笑，传递给人的是愉快和友善的情感信息，它犹如春风与美酒，滋润着人们的心灵，沟通着人们的情感，化解着人际之间的矛盾，代表着和美的道德指引。微笑是人生最好的名片，谁不希望跟一个乐观向上的人交朋友呢？真正甜美的微笑，是和蔼的体现、亲切的象征，往往比言语更真实、更富魅力，也是一个人良好综合素养的自然流露。

4. 笑可以延缓衰老，愉悦心情。经调查研究，皱一下眉头需要牵动 20 块肌肉，而笑一笑只需要牵动 13 块肌肉。微笑以其独有的温馨和魅力，为我们生活的这个世界增添了很多温暖。微笑同生活中的阳光、空气、水分一样重要。

国际甲状腺知识宣传周

5月第四周,国际甲状腺知识宣传周。

2009年,国际甲状腺联盟(TFI)首次发起全球性甲状腺知识宣传活动,并将每年5月的第四周确定为“国际甲状腺知识宣传周”,旨在科普甲状腺知识。

根据相关统计显示,目前,全球约有3亿多人罹患甲状腺疾病。我国近年的一次全国性流调结果显示,全国现有至少9 000万甲减患者、1 000万甲亢患者、1 000万甲癌患者和2亿甲状腺结节患者,更令人担忧的是整体治疗率不足5%。甲状腺病男性与女性之比是1 : 5,更偏爱女性,特别是育龄期及准备妊娠的女性要关注自己的甲状腺健康。

● 什么是甲状腺疾病?

甲状腺被喻为“身体的发动机”,控制着人体代谢活动,影响人体的每个器官功能。甲状腺疾病俗称“大脖子病”,是内分泌领域的第二大疾病。甲状腺疾病比较常见的是甲亢和甲减。尤其是甲减,由于症状隐匿而容易对患者造成更大的健康危害。据统计,我国至少有1 000万名原发性甲亢患者和超过4 000万名的原发性甲减患者。但由于甲状腺疾病的公众认知度较低,甚至被认为是“亚健康”。尤其是甲状腺功能亢进患者的临床表现,发病初期不易自察,往往只有烦躁易怒、多食善饥、体重下降、疲乏无力、手震等,只有等到颈部出现肿大包块时才紧张就诊。医学专家讲,“与其他的疾病相比,甲状腺疾病的特点总体来说比较‘隐匿’。”为此,在防治甲状腺疾病上,要解决三个误区:一是甲状腺功能异常是“亚健康”,二是健康人群摄入加碘盐因噎废食,三是核医学碘-131治疗甲亢伤害大,真正做到科学防治甲状腺疾病。

● 甲状腺疾病高发人群。

1. 年龄超过 50 岁或绝经期妇女。

2. 怀孕和分娩后的女性。女性较男性更容易得甲状腺疾病，大约5% 的女性在妊娠期间发生甲状腺功能减退。

3. 男性、儿童和青少年容易得甲状腺疾病者为：

（1）有甲状腺炎家族史。

（2）患有 I 型糖尿病或其他自身免疫性疾病。

（3）曾经接受过甲状腺手术。

（4）患有唐氏综合征或特纳综合征。

（5）曾经接受过放射性碘治疗。

（6）颈部接受过大剂量 X 线放射治疗。

● 甲减危害更大。

甲减，即甲状腺功能减退。当甲状腺分泌的甲状腺激素水平低下时，患者的甲状腺不能产生足够的甲状腺激素来满足自己身体的需要，使得能量代谢水平减退，就会引发一系列健康问题。

危害成人健康。甲减患者在初期会有精神不振、贪睡、记忆力下降、不明原因的水肿或体重增加等症状。如未及时治疗，患者会进一步出现心率减慢、血脂紊乱、便秘和抑郁症状。育龄期女性会增加不孕的几率。最终可能会导致心肌梗死，心脏、肾脏等器官衰竭及老年痴呆症。

对孕妇及其后代的负面影响极大。

1. 增加发生胎盘早剥、早产、死产的危险。

2. 造成胎儿智力和成长发育障碍。

3. 新妈妈在分娩后一年内面临着较高的甲状腺炎的发病风险。

● 要学会和掌握防治甲状腺疾病的“两个要领”。

1. 学会甲状腺功能减退自查要领。

（1）感到乏力，常常犯困，体力和精力不足。

（2）大脑思维迟钝，注意力很难集中，记忆力下降，行为和反应变慢了。

（3）体重增加了。

（4）皮肤变得干燥，指甲变得很脆、灰白、易折断。

（5）常常觉得冷。

（6）有许多负面的想法，感到情绪低落、心情郁闷。

（7）肠道功能和代谢水平变弱、变慢了，有时候会便秘。

（8）感到肌肉和骨骼僵硬疼痛，手感到麻木。

（9）血压增高或心跳变慢了。

（10）胆固醇水平增高了。

以上情况如有 5 项或者 5 项以上为“是”，就应该到医院的分泌科就诊，并检测甲状腺素。

2. 掌握甲状腺疾病蛛丝马迹的要领。

（1）计划怀孕的育龄妇女在受孕或妊娠前 3 个月检测甲状腺功能。

（2）所有 35 岁以上的女性定期检测甲状腺功能。

（3）怀疑自己有甲减症状时应进行促甲状腺素化验检查。

● 甲状腺肿物千万别拖到癌变再治疗。

据医学专家介绍，甲状腺疾病最直接有效的预防方法，就是每年进行例行体检，做一个 B 超和验血，就可以进行甲状腺功能测定。同时，日常应注意规律的生活作息，不要长时间处于紧张兴奋状态，保持情绪稳定和心情愉悦，慎吃碘过多的食物，勿贪食海鲜等。如果发现以下情况或在体检中发现甲状腺肿物，就应尽早找专科医生进一步检查，以防发生甲状腺癌的可能：

1. 颈部有肿大淋巴结。

2. 甲状腺结节短期内突然增大。

3. 肿物硬实，表面不平。

4. 男性与儿童患者单发实性结节，患甲状腺癌的可能性达 50%，应提高警惕。

5. 产生压迫与侵犯症状，如呼吸困难、声嘶、吞咽困难等。

6. 肿物活动受限或固定，不随吞咽上下移动。

7. 甲状腺术后又出现甲状腺肿物或颈部肿大淋巴结。

8. B超提示肿物界线不清、包膜不完整、肿物内部不均质、有丰富血流、细沙砾钙化、有乳头结构等。

根据检查结果，有选择地进行科学治疗。如是甲亢，目前医学上常用的治疗方法有三种，包括外科手术治疗、内科药物治疗和核医学科碘-131治疗。对甲状腺肿物定性，一般超声检查特异性高，且无创伤，是一种较理想的检查方法，其治疗手术方式可以多样，早期治疗效果较好。这样，可以延长生命和生存质量。

中国环境与健康宣传周

6月的第一周,中国环境与健康宣传周。

2008年9月,由中国农工党中央委员会、国家教育部、环境保护部、科技部、水利部、卫生部、国家广播电影电视总局等部门联合发起、主办的首届“中国环境与健康宣传周”活动在京正式启动。活动倡议并确定每年6月第一周举办一期“中国环境与健康宣传周”活动,旨在提高国民环保意识,增强人民群众投身环保与健康事业的力量和信心,建立人与自然和谐相处的健康环境。

据世卫组织2006年发布的研究报告显示:全球接近1/4的疾病由可以避免的环境暴露引起的,每年超过1 300万的超额死亡归因于可预防的环境因素,在最不发达的地区,接近1/3的死亡和疾病归因于环境问题。我们在治理环境污染源、保卫健康防线、抗击环境污染中应做些什么?从哪里做起?概括地说,就是向污染宣战,保卫健康。

● 治理污染土地保住餐桌安全。

2014年,据国家环境保护部和国土资源部《全国土壤污染状况调查公报》(以下简称《公报》)显示,全国近1/5的耕地受到污染,耕地的点位超标率高达19.4%,污染物主要为砷、镉等13种无机污染物和多环芳烃等3种有机污染物。《公报》还显示,全国土壤环境状况总体不容乐观,部分地区土壤污染较重,耕地土壤环境质量堪忧,工矿业废弃地土壤环境问题突出。工矿业、农业等人为活动以及土壤环境背景值高,是造成土壤污染或超标的主要原因。耕地受到污染,首当其冲受到威胁的就是食品安全。根据食品安全风险监测结果来看,粮食和蔬菜污染的范围和污染物种类与土地污染的情况相似。镉、铅、汞等重金属元素也是食品中最常见的检出污染物。

上述情况告诉我们:人为活动是耕地污染主要原因。耕地污染已威胁到餐桌安全与人体健康。然而,污染容易治理难,要降低风险,必须全党动员，全民参与，人人负责，守住降低风险的关口。一是土壤污染治理，主要治理工业污染物；二是加强环境和食品检测，及时发现和评估危险因素，有针对性地降低食品危害健康的风险；三是从食品污染到形成健康危害有3个关键环节，首先是环保部门对环境的监测，控制源头污染是根本；然后是对食品中污染物的监督监测，及时发现和控制食物链污染；最后是我们对污染物可能造成的健康危害进行评估，采取制定限量标准等措施，将风险控制在安全水平，保障餐桌安全。

● 拯救“生命之源”保障饮水卫生。

水被誉为“生命之源”，然而现实是从千家万户的水龙头里流出的却可能是威胁公众健康的“生病之源”。环保部公布的《2013年中国环境状况公报》显示，无论是地表水还是地下水，我国的水环境几乎被污染步入绝境——全国十大水系有28.3%的监控断面为Ⅳ类或更差的水质，这些水都不适合用于生活饮用水的水源，黄河、松花江、淮河等知名的母亲河覆盖的流域均被列入污染严重名单，另一方面全国有近六成的地下水处于较差或极差等级，并且有63.6%的监测点显示水质还在变坏。特别是湖北、广东、甘肃等地不断爆出的自来水问题，与人们生活与健康息息相关的水，成为公众关注的热点。虽然水环境被污染逼入绝境，但水卫生防线不能节节败退，而要找软肋，切实加以解决，“生命之源”还是能拯救的。拯救的办法，包括控制水源污染，降低减少污水排放；用水水源地的选择及取用水的设施符合制定标准，即使水源污染，控制措施要跟上；平时监管是否有力，发现问题能否及时解决……其实，环保部门做好水源保护，制水企业做好质控，卫生部门做好末梢监督，解决生活饮用水安全并不困难，因为绝大部分自来水厂都是大型企业，从管理到监督相对容易。一句话，只要政府能像重视食品安全一样重视水的安全，许多问题都可迎刃而解。人们可以选择食品，却不能选择水，如果水的安全还不能得到足够重视，人们恐怕是守不住和水污染斗争的最后防线了。

● 净化大气环境告别雾霾伤身。

2013年是中国大气环境最为“灰暗”的一年，因为平均雾霾日数达到35.9天，为1961年有监测记录以来雾霾日天数最多的一年。在这一年里，雾霾可谓让国人“刻骨铭心”。2013年1月和12月的两次大范围雾霾几乎横扫全国。1月，大范围雾霾污染过程持续17天，造成74个城市发生677天次的重度及以上污染天气，其中重度污染477天次，严重污染200天次。京津冀及周边地区成为重灾区，特别是河北南部地区，石家庄、邢台等为污染重城市。雾霾所到之处，各种污染物纷纷爆表，受波及城市的医院随之爆满，呼吸系统和心血管系统疾病的患者激增，雾霾对健康的危害可见一斑。

下大力气治理大气污染，改善空气质量是避免雾霾危害健康的唯一途径。2013年10月，国务院印发《大气污染防治行动计划》（简称《大气10条》），提出了10条35项综合治理措施。为了督促各地将《大气10条》落到实处，国务院办公厅还公布了《大气污染防治行动计划实施情况考核办法（试行）》，包括考评方法、考核指标、问责力度、惩戒措施等。同时，为了保证政策执行，京津冀及周边地区、长三角地区还建立了大气污染防治协作机制，统筹推进区域大气污染联防联控和部门协作配合。重点行业整治、产业结构调整、优化能源结构、机动车污染治理等综合措施连续出台。作为保障，中央财政设立大气污染防治专项资金，2013年安排50亿元支持京津冀及周边地区大气治理项目，启动实施“清洁空气研究计划”。政策的保障和经费的到位后，只有各地政府真正将治理空气污染当做一场“战争”，才能给“吸霾伤身”画上句号。向空气污染宣战离不开每一个人的参与，只有政府、企业、公众都积极行动起来，保卫我们赖以生存的家园，用蓝天白云装扮美丽中国的梦想就一定能实现。

全国安全生产月

6月，全国安全生产月。

“全国安全生产月”是经国务院批准，由国家经委、国家建委、国防工办、国务院财贸小组、国家农委、公安部、卫生部、国家劳动总局、全国总工会和中央广播事业局等十个部门共同作出的决定，于 1980 年 6 月确定当年及今后每年 6 月为“全国安全生产月”，旨在使之活动经常化、制度化，不断夯实安全生产基础，持续提供安全生产保障。

安全涉及机关、部队、学校、医院等每一个部门和单位的安全生产，更涉及矿山、水下、陆上等各种作业场所和气候、交通、地震等环境影响因素。如果意识不强，保障措施无力，随时都有发生生产、生活和生命的安全事故。以交通安全来说，据中国疾控中心 2011 年报告，我国共发生道路交通事故 210 812 起，造成 62 387 人死亡，237 421 人受伤，直接经济损失超过 10 亿元。由此可见，安全是何等的重要。为做好医院安全，从 2007 年起，中央综治办、卫生部、中宣部、公安部、民政部、国家工商总局、中医药局等七个部委在全国范围内开展创建“平安医院”活动，后根据工作需要，又增加了最高人民检察院、司法部和保监会作为成员单位，以维护和保障创建推进医院的平稳发展。

● 安全生产应重抓什么？

安全生产是一项基础工程，任重而道远，务必牢固树立安全第一、预防为本、综合治理的思想，进一步创新思路、落实责任、细化措施，群策群力，共同行动，形成人人讲安全、人人懂安全、人人抓安全的工作局面。做到全社会各界参与，形成浓烈的安全生产氛围；时时处处筑牢安全“防火墙”，切实降低安全风险；部门和单位完善安全生产责任网，将安全责任落实到每个层面、每个环节、每个岗位。安全生产，重在领导重视，各级政府要坚持属地管理责任，落实行政首长负责制和“一岗双责”责任制，把安全摆在工作的第一位，在做决策和办事情的过程中，优先考虑安全问题。要加大人力、物力和财力的投入，加强安全生产基层基础建设，配齐安全监管机构，配足配好基层安监人员和装备，确保安监工作有人做，能做好。不断实现安全监管重心下移、关口前移，各级负有安全监管责任的部门和单位，要按照"谁主管、谁负责"的原则，全面落实专业监管、行业管理和指导职责，充分发挥重点行业（领域）联席会议制度，加强联合执法，形成监管合力。各生产经营单位要全面落实安全生产主体责任，要严格执行领导现场带班制度，健全安全生产规章制度，加强安全管理机构和一线班组建设。扎实开展安全标准化，细化现场安全管理，强化员工安全培训教育，提高安全设施的配备标准，定期排查整治事故隐患，落实防范和应急处置措施，不断提升安全管理的标准化和规范化。

全国食品安全【卫生】宣传周

6月第三周，全国食品安全宣传周。

2011年6月，国务院食品安全委员会办公室确定每年6月第三周举办一次“全国食品安全宣传周”活动。这一活动依据《中华人民共和国食品卫生法》、国务院《关于加强食品安全工作的决定》和全国《食品安全宣传教育工作纲要（2011—2015）》的决定，通过搭建多种交流平台，以多种形式、多个角度、多条渠道，面向社会公众，有针对性地开展风险交流，普及科普知识，旨在达到公众树立健康、安全饮食理念，提升监督管理、守法经营、放心消费和科学应对风险的能力。

民以食为天。2014年首次修订的《食品安全法》，从原有法律104条增加到159条，用最严格的监督、最严厉的处罚、最严肃的问责，建立健全“餐桌污染治理体系”，重点治乱，力保民众“舌尖上的安全”。新修订出台的《食品安全法》有“五大看点”：看点一，增设失职地方政府负责人引咎辞职情形；看点二，增加对网购食品、保健食品、婴幼儿食品的规定；看点三，鼓励建立安全责任保险制度；看点四，建立统一食品安全信息平台规范信息发布；看点五，完善食品安全监督管理体制，避免“九龙治水”。从而，推进食品安全社会共治格局。

11月第一个星期，全国食品卫生宣传周，又称全国《食品卫生法》宣传周。

1995年10月30日，《中华人民共和国食品卫生法》经第八届全国人民代表大会常委会第十六次会议正式审议通过并颁布施行。为搞好《食品卫生法》宣传活动，卫生部决定从1996年起，每年11月第一周为《食品卫生法》宣传周，旨在不断加大食品卫生宣传监管力度，保证食品安全。

食品具有营养，是人类赖以生存的能源和发展的物质基础。食品卫生则是创造和维护有益人类健康的产品，它是一门应用卫生科学，与食品的加工、制备和处理有关。根据我国《食品卫生法》第六条的规定："食品应当无毒、无害，符合应当有的营养要求，具有相应的色、香、味等感官性状。""无毒、无害"是指正常人在食用情况下摄入可食状态的食品，不会造成对人体致病、危害。但食源性疾病是食品安全的最大威胁。什么是食源性疾病呢？据介绍，食源性疾病是指食品中致病因素进入人体引起的感染性、中毒性等疾病。我国每年由致病菌引起的报告病例数约占食源性疾病报告人数的 40% ～ 50%。按世界卫生组织（WHO）对发展中国家食源性疾病漏报率在 95% 以上的估计原则，保守估计我国每年发生的食源性疾病爆发事件数十万起，发病人次上千万。因此，关注食品安全，是保障全民健康和生命安全的一件大事。

● 我国食品生产有什么特色？

尽管中国出口食品的合格率多年来一直保持在 99% 以上，最新的数字显示，中国出口到美国、欧盟的食品合格率分别为 99.1%、99.8%。日本统计的数字显示，中国输日食品合格率为 99.42%，高于欧盟和美国。但是，中国的出口食品安全依然受一些国家和境外媒体的指责。国内食品也先后出现过"红心鸭蛋"、"问题奶粉"、食物中毒等事件，这就告诉我们，食品卫生仍有安全隐患，而且呈有三个显著特色：

特色一，我国有两亿多户分散生产的农户和数以十万计的食品小企业、小作坊，这些初级农产品的安全很难监管，因而可能成为食品生产的源头污染。我国也有为数不多的出口农产品生产基地，完全可以保证按标准 100% 无污染，但在我国的经济条件下，农产品不可能全部这样生产。

特色二，食品加工经营企业数量多、素质不一。从质检部门的产品质量抽查结果可以看出，中小企业的产品质量相对较差。举个例子说，某省报告大概有 10 多万个食品加工生产企业，可实地考查时专家被告知，食品加工企业绝对不止 10 多万个，许多小作坊都不在统计之内。食品安全问题往往就出在这些不在统计之内的小企业、小作坊。

特色三，不断改进提高生产工艺和修订公布安全标准。仅 2014 年 2 月，国家卫计委就公布了《特殊医学用途配方食品通则》《特殊医学用途配方食品良好生产规范》《食品中致病菌限量》《预包装特殊膳食用食品标签》等4项新食品安全国家标准，其中2013年7月1日正式实施的《食品中致病菌数量》对肉制品、水产制品、粮食制品等共11大类预包装食品分别制定了沙门氏菌、单核细胞增生李斯特氏菌、大肠埃希氏菌O157：H7、金黄色葡萄球菌、副溶血性弧菌5种致病菌的限量规定。标准还明确提出控制食品中微生物污染的根本理念，结合食品、致病菌特点，设定了“致病菌—食品”组合，同时还按照生物性污染的规律，采用了分级采样的方案。该标准的发布实施完善了我国食品安全标准体系，有助于有效控制食品中的致病菌污染，从而预防微生物性食源性疾病的发生，保证食品安全。

● 食品立法有什么进步？

食品卫生最重要的是什么？是安全。正如世卫组织总干事陈冯富珍指出的：“政府对医药产品的质量和安全有多关注，就要对食品安全有多关注。不是人人每天都需要吃药，但是人人每天都需要食物。”在原《食品卫生法》基础上拟订的《中华人民共和国食品安全法》（以下简称《食品安全法》），针对当前食品安全监管中的薄弱环节，对食品卫生安全制度作了重要的补充和完善。

《食品卫生法》和《食品安全法》只是一词之差，却反映出我国在食品立法上的进步。其主要表现在，依据《食品卫生法》，食品只要卫生就行了。但从这几年发生的许多食品安全事件来看，卫生的食品不一定安全。就拿阜阳“劣质奶粉事件”来说，这个奶粉不存在卫生问题，但却由于缺少婴儿必要的营养而导致了“大头娃娃”。如此食品能说不是对社会的一种危害吗？能说这样的食品是安全的吗？但是，安全的食品就应该是卫生的。

食品安全事件的不断出现，与食品安全监管力度不够有关。从《食品卫生法》到《食品安全法》，实际上对监管部门来说，就是扩大监管范围，对食品进行全过程的监管，不单单是追求卫生，更要做到安全。从农田到餐桌都要纳入监管范围，这是《食品卫生法》难于做到的，食品可以在食物链的各个环节受到污染，因此不能靠单一的预防，不能仅仅靠卫生来确保所有的食品安全。在《食品安全法》里，对食品卫生安全制度作了许多重要的补充和完善，如建立食品安全风险监测和评估制度，建立食品生产、加工、包装、运输、储藏和销售等各个环节的质量安全相关制度，健全食品安全监管体制等。有了这些补充和完善，我国食品的监管力度会更大，那些企业利用《食品卫生法》的漏洞生产或销售不卫生或卫生但不安全的食品现象将无法存在。

● 食品卫生在安全方面侧重明确了哪些内容？

食品不安全是增加疾病负担的主要原因，食源性疾病是当前世界上最广泛、最常见的疾病之一。有研究显示，越来越多的妇女更年期紊乱、孩子性早熟、男性生育能力降低、肿瘤等都与人们吃了用激素喂养的畜肉、生长激素催长的鱼虾、农药残留的蔬菜等有关，因此《食品安全法》对食品卫生内容提出了“六个明确”：明确从农田到餐桌的食品安全；明确企业是食品质量安全的第一责任人，加强对企业食品质量安全的有效监管；明确各级政府要加强对食品安全工作的领导，确保当地的食品安全；明确有关行政执法部门严格执法，依法办事，把监管工作落到实处；明确加大对食品安全的社会监督，包括舆论监督和广大消费者对食品安全的监督；明确对于假冒伪劣、掺杂使假的食品生产企业的负责人要追究其法律责任，对监管部门和政府工作人员的渎职失职行为要追究责任，直至追究法律责任。

原卫生部长陈竺在一次全国食品安全整顿工作会议上指出：当前，我国农产品和食品行业多、散、小的客观情况还存在，食品生产经营整个链条的风险和隐患尚未得到根本解除，仍处于食品安全风险隐患凸显和事故高发阶段，各级相关监管部门务必把整顿工作作为一项严肃的政治任务，将任务和责任落实到岗位和个人，并通过整顿总结经验，逐步建立长效监管机制。

支持酷刑受害者国际日

6月26日，支持酷刑受害者国际日。

1948年，国际社会在联合国大会通过的《世界人权宣言》中谴责酷刑及其他残忍、不人道或有辱人格的待遇。1975年，大会响应非政府组织的积极活动，通过了《保护人人不受酷刑和其他残忍、不人道或有辱人格的待遇或处罚宣言》。

1980年代和1990年代，在制定法律标准和文书以及在实施禁止酷刑方面取得了进展。联合国大会于1981年设立了联合国援助酷刑受害者自愿基金，以对援助酷刑受害者及其家庭的组织提供资助，并于1984年通过了《禁止酷刑和其他残忍、不人道或有辱人格的待遇或处罚公约》，该公约于1987年生效。为切实发挥《禁止酷刑公约》作用，1997年，联合国大会12月12日第52/149号决议，根据经济及社会理事会第1997/251号的建议，确定每年6月26日为联合国"支持酷刑受害者国际日"，旨在支援世界各国不仅有义务防止酷刑，而且也有义务向所有酷刑受害者提供迅速有效的补救、赔偿和适当的社会、心理、医疗及其他形式的康复。

据了解，世界上每天都有男女老少等很多人遭受酷刑和虐待的案例，其中许多人已经死亡。此外，还有来自津巴布韦等当地很多康复机构的信息，说现在很多人因为酷刑和暴力而接受治疗，呼吁国际社会进一步消除和防止酷刑、惩处实施酷刑者并保证酷刑受害者，特别是妇女和残障人士，获得公平、足够的补偿。

● 什么是酷刑？

酷刑是指蓄意使某人在肉体或精神上遭受剧烈疼痛或痛苦的任何行为，而这种疼痛或痛苦是由公职人员或以官方身份行使职权的人所造成或在其唆使、同意或默许下造成的。纯因法律制裁而引起或法律制裁所固有或附带的疼痛或痛苦不包括在内。

● 国际社会对酷刑者施行人道的要求。

酷刑为国际法规定的一种罪行。根据所有有关文书，酷刑受到绝对禁止并且在任何情况下均不得为其辩护。对酷刑的禁止是习惯国际法的一个部分，这意味着，它对国际社会的每一个成员都具有约束力，而不管该成员是否批准了明确规定禁止酷刑的国际条约。经常地或广泛地施加酷刑的做法构成危害人类罪。

《禁止酷刑公约》要求各个国家将酷刑视为犯罪，并起诉与惩罚犯罪者。并明确指出，任何高层的命令或例外情况都不能开释该犯罪。

国际禁止酷刑委员会、人权高专办等在内的六个联合国相关机构发表联合声明，敦促尚未批准《禁止酷刑公约》的国家尽快做出承诺。声明指出，妇女和残障人士遭受酷刑的问题尚未得到国际社会足够关注，相关国家必须提供有效的司法、行政、立法等手段，确保他们不遭受任何形式不人道、残忍或有辱人格的待遇或处罚。

联合国援助酷刑受害者自愿基金支持数百个组织和实体在世界各区域向酷刑受害者及其家人提供援助，还要求世界各国不仅有义务防止酷刑，而且也有义务向所有酷刑受害者提供迅速有效的补救、赔偿和适当的社会、心理、医疗和其他形式的康复。并强烈敦促各国建立支持康复中心或设施。

联合国秘书长潘基文在支持酷刑受害者国际日致辞中指出："我敦促所有会员国加入和全面执行《禁止酷刑公约》并支持联合国援助酷刑受害者自愿基金。让我们共同努力，在世界各地消除酷刑，确保各国能够向受害者提供赔偿。"他还表示，每天都有男女老少受到酷刑和虐待，目的是要摧毁他们的尊严和作为人的价值。有些时候，这是精心制定的用于制造恐惧和恫吓人民的国家政策。值此国际日，我们要对世界各地成千上万遭受这种痛苦的酷刑受害者及其家人表示声援和支持。

世界避孕日

9 月 26 日，世界避孕日。

拉丁美洲人 Saludy y Mujer（CELSAM）和拜耳公司于 2003 年在乌拉圭成立“防止青少年意外妊娠日”的时候，没有人会想到这将会发展为一个牵动全球的活动。但是很快的，阿根廷，墨西哥，哥伦比亚，厄瓜多尔都加入进来。2007 年，由人口理事会、玛丽斯特普国际组织、欧洲避孕和生殖健康学会、国际妇女儿童联合会、亚太避孕协会、拉丁美洲妇女健康中心 6 家国际非政府组织（NGO）发起，得到美国国际发展署、国际计划生育联合会、德国人口发展基金会、泛美健康教育基金会等更多政府和非政府机构的支持，共同开展国际性避孕活动，并为纪念毕生致力于围产期学的乌拉圭的 Roberto Caldeyro-Barcia 教授的 9 月 26 日生日，确定每年 9 月 26 日为“世界避孕日”，旨在提高年轻人的避孕意识，促进年轻人对自己的性行为与生殖健康做出负责任的选择，提高安全避孕率，改善生殖健康教育水平，从而促进年轻人的生殖和性健康。世界避孕日目前得到了全球超过 70 个国家，12 个国际非政府组织、科学医药团体的支持。2009 年中国首次加入世界避孕日的宣传活动，并提供了世界避孕日中国官方网站支持。

根据有关资料显示，全球每年约有 2.1 亿人怀孕，其中 38% 为意外怀孕，有 22% 会采取人工流产；15% 的年轻人采用类似体外射精等不安全避孕方式；不采取任何避孕措施的女性每年有 85% 会意外怀孕；在全球，年轻人初次发生性关系的平均年龄为 16.6 岁，婚前性行为的数量逐渐升高，其中 80% 的年轻人在首次发生性关系前不会向医生、家长或同伴讨论避孕知识，25% 的年轻人在首次发生性关系时不采取任何避孕措施。我国每年在公立医院进行人工流产手术的有 1 300 万女性（此数据不包含私立医院流产人数），进行药物流产的女性有 1 000 万名；流产的女性中有 50% 是由于未采取任何避孕措施导致意外怀孕，其中 65% 为 20 ～ 29 岁未婚女性。由此可见，避孕效果不尽理想，不但对女性健康伤害很大，而且对计划生育、控制人口增长极为不利，必须引起全社会和各级政府的重视。

● 避孕知识需进一步宣传推广。

目前，全世界已有超过70个国家和地区在每年9月26日前后举办相关的活动。我国是2009年首次加入“世界避孕日”宣传活动的，并提供了“世界避孕日”中国官方网站支持，倡导年轻人就避孕问题自信和坦然地交流，进行正确方式的引导，促进年轻人选择有效地避孕方式避免意外怀孕。在参与世界避孕日全球调研中，中国数据显示：56.5%的15～24岁年轻人初次性行为发生在19岁以前；只有10.3%的15～24岁年轻人认为自己对生殖健康及避孕方面的知识非常了解。由于年轻人在生殖健康方面自我保护意识薄弱，避孕知识水平低，由此带来的意外怀孕、炎症、性病、甚至不孕等种种危害十分严重。且年轻人缺乏获得正确避孕知识的权威渠道，难以获得正确的避孕知识，这些都给年轻人的生殖健康带来风险。近年来，中国性学会在一次7 000人的问卷调查中再次表明，对避孕问题，一半以上的答卷者选择了两人共同商量决定避孕措施，60%的答卷者选择了目前最为提倡的安全套和短效口服避孕药的方式避孕，近一半的答卷者对避孕药的作用机理和服用方法有一定程度的了解。但仍有1/3的人选择了体外排精、紧急避孕和安全期避孕的方式，而这三种方式均可能引起意外妊娠、月经不调、性功能障碍，甚至不育等问题。有多达50%以上的答卷者曾在近一年内使用过紧急避孕药，说明人们对避孕药的了解尚需进一步提高。各级政府、部门和社会团体，根据调查的结果，坚持用科学的方法指导性生活，可以使进入婚姻关系的男女在性行为中更好地保护自己，降低人工流产的不良后果和性传播疾病的风险。

● 积极推行有效避孕措施。

避孕措施应因人而异，安全第一，有效第一。在具体使用以下避孕方法时，既要考虑方便、适用，更要考虑安全系数，必要时可咨询专业医生。

宫内节育器　宫内节育器位置隐蔽，不影响性生活，也不影响激素分泌，因此不会干扰性欲和情绪。宫内节育器有效使用期长达5～10年。

不仅价格低廉,且取出后可很快恢复生育力,是绝大多数需采取长效避孕措施的育龄妇女首选避孕方法。但有痛经或患有乙肝的女性不适用。

避孕药　避孕药有两种。一种是短效避孕药。目前使用的短效避孕药不仅安全可靠,而且能使妇女有更多的自主权,适用于经产妇、未生育妇女,尤其是有痛经症状的妇女。但肝病、心脏病、高血压、糖尿病及甲亢等女性患者不适用。另一种是紧急避孕药。它是一种补救措施,不能频繁使用。一般来说,一年内使用的次数最好不要超过两次,每次间隔半年以上。

屏障避孕法　即是运用避孕工具。一是男性避孕套。随着工艺的改进,避孕套趋于薄、牢,且外观新颖,种类多样,不但对男性的感觉影响越来越小,而且可以给女性增加额外的性刺激。避孕套还具有治疗作用,使患早泄的男子减缓射精速度而感到满足。同时,性生活过程中戴避孕套可起到预防性传播疾病的作用。因此,绝大多数人可选用避孕套避孕,特别是一方患有乙肝或生殖道感染等其他传染性疾病者必须选择此法避孕。一是女性阴道隔膜和子宫帽等。阴道隔膜如果使用不当容易发生移位而引起性生活不快。子宫帽固定在宫颈上,较为牢靠,不会因阴道扩张而移位,因此对性生活的影响较小。

绝育术　俗称结扎。从理论上讲,女性输卵管结扎术和男性输精管结扎术均不干扰性激素的产生和分泌,不会对性欲和性行为产生不良影响,而且因不再担心受孕而增强了性感受。有些男性或女性在手术后确实会出现性功能减退或障碍,原因可能在于两方面:一是心理因素,自认为手术会对性功能产生影响;二是手术并发症,如女性子宫周围粘连、感染、出血等,男性手术后出血、感染、局部硬结等。但绝育手术属于微创手术,既不损伤和影响身体的生理功能,也不影响健康和性生活,适用于无生育需求的夫妇。

非安全性避孕　包括安全期避孕法和体外排精。安全期避孕法的效果差,失败率达 20% ～ 30%。由于安全期并不那么安全,所以容易导致失败,尽量不用。体外排精避孕效果也差,影响性生活的自然性和规律性,易导致性功能障碍。

补救措施　主要指人工流产。人工流产是上述避孕方法失败后的补救措施,手术本身有一定的损伤和感染风险,因而产生的心理恐惧和躯体伤害会对远期性行为造成不利影响。

国际【中国】减灾日

10月13日，国际减灾日。

国际减灾十年是由原美国科学院院长弗兰克·普雷斯博士于1984年7月在第八届世界地震工程会议上提出的。此后这一计划得到了联合国和国际社会的广泛关注。联合国分别在1987年12月11日通过的第42届联大169号决议、1988年12月20日通过的第43届联大203号决议，以及经济及社会理事会1989年的99号决议中，都对开展国际减灾十年的活动作了具体安排。1989年12月，第44届联大通过了经社理事会关于国际减轻自然灾害十年的报告，决定从1990年至1999年开展"国际减轻自然灾害十年"活动，规定每年10月的第二个星期三为"国际减少自然灾害日"(International Day for Natural Disaster Reduction)。1990年10月10日是第一个"国际减灾十年"日，联大还确认了"国际减轻自然灾害十年"的国际行动纲领。2001年联大决定继续在每年10月的第二个星期三纪念国际减灾日，并借此在全球倡导减少自然灾害的文化，包括灾害防治、减轻和备战。2009年，联合国大会通过决议改为每年10月13日国际减轻自然灾害日。

"国际减轻自然灾害十年"行动的目的是：通过一致的国际行动，特别是在发展中国家，减轻由地震、风灾、海啸、水灾、土崩、火山爆发、森林大火、蚱蜢和蝗虫、旱灾和沙漠化以及其他自然灾害所造成的人命财产损失和社会经济的失调。其目标是：增进每一国家迅速有效地减轻自然灾害的影响的能力，特别注意帮助有此需要的发展中国家设立预警系统和抗灾结构；考虑到各国文化和经济情况不同，制定利用现有科技知识的适当方针和策略；鼓励各种科学和工艺技术致力于填补知识方面的重点空白点；通过技术援助与技术转让、示范项目、教育和培训等方案来发展评价、预测和减轻自然灾害的措施，并评价这些方案和效力。

根据国际减灾日的精神，结合我国汶川地震的实际，2009年由民政部发起，经国务院批准，确定每年汶川地震发生日的2008年5月12日为“全国防灾减灾日”，一方面顺应社会各界对我国防灾减灾关注的诉求，另一方面提醒国民前事不忘、后事之师，更加重视防灾减灾，努力减少灾害损失。2009年5月12日是我国第一个防灾减灾日。

世界上的灾害多种多样，不管你信不信或愿不愿意发生，它随时都可能发生，特别是在发展中国家，减轻由地震、风灾、海啸、水灾、土崩、火山爆发、森林大火、蚱蜢和蝗虫、旱灾和沙漠化以及其他自然灾害所造成的生命财产损失和社会经济的萧条，然而实践证明，防灾可以减灾。

国际消除贫困日

10月17日，国际消除贫困日，亦称世界灭贫日。

1992年，联合国组织在12月22日会议上通过47/196决议，确定从1993年起，把每年的10月17日定为“国际消除贫困日”，用以唤起世界各国对因制裁、各种歧视与财富集中化引致的全球贫富悬殊族群、国家与社会阶层的注意、检讨与援助。旨在提高全球的灭贫意识，提醒所有人持续为2015年实现靠每日不到1美元为生的人口比例减半、挨饿的人口比例减半这“两个减半”目标而努力。2014年国务院将其设立为我国首个“扶贫日”。

贫困问题是当今世界面临的最严峻的挑战之一。联合国发布的有关数据显示，全世界在脱贫方面取得了积极进展，但是各国在减少贫困人口、提高卫生条件等方面仍然任重道远。全球仍有10亿人生活在极端贫困线以下，8.52亿人处于饥饿状态，每年约500多万儿童因饥饿和营养不良而夭折。全世界有6亿人生活在危害健康和生命的环境中，11亿人无法得到安全饮用水，26亿人缺乏基本的卫生条件。

10月17日，全国扶贫日。

从2007年至2013年连续7年，我国在“国际消贫日”与联合国驻华系统、联合国开发计划署联合主办减贫与发展高层论坛。各地也在同一天举办各种活动。2014年8月1日，国务院关于同意设立“扶贫日”的批复明确，从2014年起，将每年10月17日设立为“扶贫日”。旨在响应联合国“国际消除贫困日”决议的具体行动，引导社会各界更加关注贫困问题，关爱贫困人口，关心扶贫工作，进一步动员各方面力量，齐心协力打一场新的扶贫攻坚战，共同创造一个无饥饿、无贫困、可持续发展的社会。

全国消防宣传日

11 月 9 日,全国消防宣传日。

我国过去的火警电话是“09”,因为在 20 世纪 70 年代以前,我国特别通讯是“0”号。20 世纪 70 年代后期,我国通讯服务号码由“0”改为“11”,根据标准化管理的要求,火警电话号码统一定为“119”,是汉语“要要救”的谐音。11 月 9 日的月日数恰好与火警电话号码 119 相同,而且这一天前后,正值风干物燥、火灾多发之际,全国各地都在紧锣密鼓地开展冬季防火工作。为增加全民的消防安全意识,使“119”更加深入人心,公安部在全国一些省市进行“119”消防活动的基础上,于 1992 年确定每年 11 月 9 日为“全国消防宣传日”,旨在增加全民消防安全意识,使“119”更加深入人心。

火灾无情。每年全国各地都有一些单位、部门或家庭发生不同程度的火灾,医院也不例外,人员伤亡,财产损失十分严重。为提醒人们注意消防安全,设立消除宣传日,选用“119”为火警信号,强化消防管理,可以最低限度减少火灾损失。

● 为什么把火警电话号码定为“119”?

“119”的“1”在古时候念“幺”(yao),它跟“要”字同音,“119”就是“要要救”的意思。就世界范围和我国国情讲,火警电话设 119 的原因,还在以下几点:

1. 国际标准化管理的需要。70 年代国际电报电话咨询委员会根据国际标准化管理的要求,建议世界各国火警电话采用“119”号码;

2. 为了避免火警电话用“0”号开头与其他通讯服务相互影响;

3. 火灾具有突发特点,为保证通讯畅通无阻,应将其并入“11”号开头的特别服务中去;

4. “119”号码便于记忆,发生火灾时,想到“要、要”,以便联想到“119”拨火灾报警电话。

5. 当发生灾害时，需要冷静准确的与接线员对话，老式转盘拨号电话拨越大的数字转盘反回原位的时间越长，这样就有稳定的短暂时间稳定情绪。虽然现在电话都换成了按键式，但人们已经习惯了号码，故号码一直没变。

● 拨打“119”应注意些什么？

拨打火警“119”时，一定要沉着冷静，关键是要把情况用尽量简练的语言表达清楚。

1. 要记清火警电话——“119”。

2. 电话接通以后，要准确报出失火的地址（路名、弄堂名、门牌号）、什么东西着火，火势大小，有没有人被困，有没有发生爆炸或毒气泄漏，以及着火的范围等。在说不清楚具体地址时，要说出地理位置，周围明显建筑物或道路标志。

3. 将自己的姓名、电话或手机号码告诉对方，以便联系，并注意听清接警中心提出的问题，以便正确回答。

4. 打完电话后，立即派人到交叉路口等候消防车，引导消防车迅速赶到火灾现场。

5. 如果火情发生了新的变化，要立即告知公安消防队，以便他们及时调整力量部署。

国际消除家庭暴力日

11月25日，国际消除家庭暴力日，亦称国际消除针对妇女暴力日。

1960年11月25日，3位多米尼加女性——米拉贝尔三姐妹在多米尼加惨遭杀害。为了纪念这一事件，1981年7月，第一届拉丁美洲女权主义大会宣布把11月25日作为“反暴力日”。1999年11月3日，联合国大会正式通过由多米尼加共和国提出、60多个国家支持的建议，将每年的11月25日确定为“国际消除家庭暴力日”，旨在呼吁并积极反对、干预对妇女的家庭暴力。

有关调查显示，世界范围内至少有1/3的妇女在其一生中遭受过暴力、性虐待和虐待，而大多数施暴者是她的家庭成员。2006年“全国农村妇女权益状况和维权需求调查”显示，有11.6%的农村妇女近一年内和配偶之间曾有过动手打架的行为，女性农民工的这一比例更是高达13.5%，而且被调查对象中近一半的人认为主要是丈夫对妻子的暴力。全国妇联的一项调查表明，中国2.7亿个家庭中，约30%存在不同程度的家庭暴力，其中施暴者九成是男性。近年我国仅妇联系统每年接到的家庭暴力投诉就多达5万件之多。

● 什么是家庭暴力?

1993年11月25日，联合国发表了《消除针对妇女的暴力宣言》，将“对妇女的暴力行为”定义为：在公共场所或私人生活中，对妇女造成或可能造成身心或性行为上的伤害和痛苦的任何基于性别的暴力行为。对此，国际专家做了专门解释，家庭暴力，顾名思义，是发生在有婚姻或亲密关系、血缘和法律而联系在一起的家庭成员之间的暴力，包括身体、精神、性、经济方面的暴力和威胁施加此类暴力的行为。尽管“家庭暴力”一词明显带有中立性，它没有标明是男性针对女性抑或是女性对男性的暴力，但无论是依据官方还是学术界的调查研究，家庭暴力几乎始终表现为一种针对性别的犯罪，受害者多为女性，施暴者多为男性。

家庭暴力是一个全球性的问题，之所以受到特别关注，是因为它不仅是一个突出的社会问题，而且极大地危害社会治安，是对妇女人权和基本自由的侵犯，它不仅会造成婚姻解体、家庭破裂，还严重摧残着妇女的身心健康。2014 年 2 月，中国最高人民法院通报指出：我国四分之一家庭存有暴力，大约 24.7% 的家庭受到不同程度的暴力，其中涉及凶案的占总杀人案的 10%。所以，家庭暴力如果得不到及时有效的遏制，往往会逐步升级，演变为恶性事件，同时引发众多的民事案件和刑事案件，影响社会的安宁与稳定。

● 国际组织十分重视消除家庭暴力。

1979 年联合国通过了《消除对妇女的一切形式歧视公约》，明确反对并积极干预对妇女的家庭暴力。1981 年 7 月，拉丁美洲召开第一届女权主义大会，持续半个月宣传反对对妇女的暴力行为。1985 年，第三次世界妇女大会通过了提高妇女地位的《内罗毕前瞻性战略》，突出强调了针对妇女的暴力问题。1993 年 11 月，联合国发表了《消除针对妇女的暴力宣言》。1995 年，在北京举行的第四次世界妇女大会上将反对家庭暴力列为一项重点内容。1999 年 3 月，联合国妇女发展基金会在联合国大会上举行了以反对家庭暴力为主题的全球电视会议，并在非洲和太平洋地区、加勒比海地区发起了一系列消除对妇女实施暴力的宣传活动。同年 11 月，联合国大会正式通过有多米尼加共和国提议，设立国际家庭暴力日。2008 年 6 月，国际社会组织一致通过了关于妇女、和平和安全的第 1820 号决议，要求世界冲突地区交战各方立即停止针对妇女的暴力行为，并采取更加有力的措施保护女性免受此类攻击。近年，联合国等国际组织和世界各国，又先后出台了反对暴力、保护妇女的有关政策和法律法规，使家庭暴力逐步得以控制。

● 我国采取立法与执法联动机制保护女性权益。

我国政府十分重视妇女权益，不仅在《宪法》中明确了女权保护规定，还专门制定了《婚姻法》《劳动法》《母婴保健法》《妇女权益保障法》《未成年人保护法》《女职工劳动保护规定》等法律法规。在《婚姻法》总则中将“禁止家庭暴力”上升为基本原则；在裁判离婚的法定理由中，将配偶一方“实施家庭暴力或虐待、遗弃家庭成员”，作为法院对夫妻感情确已破裂，调解无效的离婚案件，作出准予离婚的法定理由之一；在救助措施与法律责任一章，规定了对家庭暴力受害人的救助措施与施暴者的民事法律责任。例如，第46条规定，配偶一方因实施家庭暴力或者虐待、遗弃家庭成员而导致离婚的，无过错方有权请求赔偿等。在女职工的合法权益中，包括女职工的劳动权益、女职工的特殊保护、女职工婚姻家庭、未成年人保护、社会保障、女职工自我维护的行政和法律途径、劳动争议、职工法律援助等方面，工会和妇联组织保护妇女政治、经济、文化、生活、社会的地位。2009年公安部、全国妇联等7部门联合制定出台的《关于预防和制止家庭暴力的若干意见》明确规定：公安机关应当设立家庭暴力案件投诉点，将家庭暴力报警纳入110出警工作范围，并按照《110接处警规则》的有关规定对家庭暴力求助投诉及时处理。卫生部门还在医疗上从人文理念出发，在诊查、手术等系列服务过程中，注重保护妇女隐私权。我国的一系列保护妇女政策，在全社会得到了较好落实。

生态类

世界湿地日

2月2日,世界湿地日。

1971年2月2日,18个国家在伊朗的拉姆萨尔签署了一个重要的湿地公约——《关于特别是作为水禽栖息地的国际重要湿地公约》,又称《拉姆萨尔公约》或《湿地公约》。1996年10月,《湿地公约》第19次常委会决定将此公约签署的纪念日2月2日定为每年的"世界湿地日",旨在利用这一天,呼吁政府机构、组织和公民采取各种行动来提高公众对湿地价值和效益的认识,共同保护湿地。

《湿地公约》是一个政府间公约,是湿地保护及其资源合理利用国家行动和国际合作框架。目前,有158个缔约方,共有1754个湿地列入国际重要湿地名录,总面积约1.61亿公顷。据统计,我国湿地近6亿亩,仅当年红军长征经过的四川松潘的若尔盖湿地就达1 800平方公里。

● 什么是湿地?

湿地与森林、海洋并称为全球三大生态系统,孕育和丰富了全球的生物多样性。湿地是环境保护的重要领域,不同的国家和专家对湿地有不同的定义。我国科学家对湿地的定义是:陆地上常年或季节性积水(水深2 m以内,积水达4个月以上)和过湿的土地,并与其生长、栖息的生物种群构成的生态系统。常见的自然湿地有:沼泽地、泥炭地、浅水湖泊、河滩、海岸滩涂和盐沼等。

● 我国湿地的现状怎样?

我国是1992年加入《湿地公约》的,我国自然湿地占国土面积 3.77%，经过多年努力，目前已基本形成以 41 处国际重要湿地、550 多处湿地自然保护区、400 多处湿地公园为主体的全国湿地保护体系。

据联合国环境署的权威研究数据表明，湿地的碳汇功能、蓄水功能和其他生态功能都非常重要，一公顷湿地生态系统每年创造的价值高达 1.4 万美元，是热带雨林的 7 倍，是农田生态系统的 160 倍。实践告诉我们，湿地具有很强的调节地下水的功能，它可以有效地蓄水、抵抗洪峰；它能够净化污水，调节区域小气候；湿地还是水生动物、两栖动物、鸟类和其他野生生物的重要栖息地。人类从湿地获得食物、清洁的水源、药材等直接受益，而湿地管理不当造成的负面影响也将直接危害人类健康。湿地也因此被人们比喻为“地球之肾”。人类需要通过全球各国政府间的共同合作，以保护湿地及其生物多样性，特别是水禽和它赖以生存的环境，千万不可随意开垦湿地或改变其用途，以保护生态平衡，促进人与自然、社会和谐发展，不断提高和保持湿地对人类健康的正面影响。

世界【中国】林业节

3月21日,世界林业节,又被译为世界森林日。

1971年,在欧洲农业联盟召开的特内里弗岛大会上,西班牙倡议把3月21日定为世界林业日,得到会议一致通过,同年11月,联合国粮农组织正式确定每年3月21日为“世界林业节”,旨在重视植树造林,加大森林与陆地绿化率,改善、提高生态环境。

3月12日,全国植树节。

新中国成立以来,党和国家十分重视绿化建设。20世纪50年代中期,毛泽东号召“绿化祖国”、“实行大地园林化”。1956年,我国开始了第一个“12年绿化运动”。1979年2月23日,在第五届全国人大常委会第六次会议上,根据国务院提议,决定每年3月12日为“全国植树节”,旨在绿化祖国,改善环境,造福子孙后代。

有专家预测,假如地球上失去了森林,约有450万个生物物种将不复存在,陆地上90%的淡水将白白流入大海,人类面临严重水荒。森林的丧失会使许多地区风速增加60%～80%,因风灾而丧生的人将达上亿。

● 植树造林是保护和改善生态的重大措施之一。

森林是“地球之肺”,湿地是“地球之肾”,生物多样性是地球的“免疫系统”,只有不断“强肾润肺”、增强“免疫功能”,才能保障地球的“健康”。目前我国有43亿亩林地,还有3亿亩可治理的沙地。森林有涵养水源、固土、保肥、固碳、释氧、滞尘等六项生态服务功能。森林是大地之衣,没有植被遮蔽的土地必然是有雨则泥沙俱下,遇风则沙尘肆虐。森林对减少水土流失和泥石流及沙尘暴等自然灾害具有重要的作用。据有关方面测定,在年降雨量300～400毫米的地方,有林地的土壤冲刷量仅为60公斤/公顷,而裸地则高达6 750公斤/公顷,两者之比是1 ∶ 110。森林通过光合作用可以吸收二氧化碳,放出氧气,这就是森林的碳汇功能。每增加1立方米的森林蓄积量,就相当于固定了1.83吨二氧化碳,释放出1.62吨氧气,可见森林对净化空气、减缓温室效应有着重要的作用。2009年,胡锦涛总书记在联合国气候变化峰会上提出,中国要大力增加森林碳汇,争取到2020年森林面积比2005年增加4 000万公顷,森林蓄积量比2005年增加13亿立方米。这是我国经济社会长远发展的内在要求,也是对国际社会的庄严承诺。应当看到,实现这个宏伟目标必须付出艰巨的努力。

● 必须持续加大植树造林的力度。

目前,我国生态安全形势十分严峻。全国水土流失面积达356万平方公里,占国土面积的1/3以上;全国有荒漠化土地面积39.54亿亩,影响到4亿人口的生产生活;我国人均水资源仅为世界平均水平的28%,不少城市人口基本生活用水难以得到保证;全国旱涝灾害频繁发生,每年都有近4亿亩农田受到不同灾害的影响,生态问题确实已经成为影响我国经济社会发展的严重问题。因此,从全国而言,必须全面推进集体林权制度改革,切实加强生态文明建设。坚持科学发展,把建设生态文明作为发展林业的首要任务,把应对气候环境作为发展林业的战略选择,把解决“三农”问题作为发展林业的重要途径,努力把林业建设好、发展好。

世界【中国】水日【周】

3月22日，世界水日。

1993年1月18日，第47届联合国大会根据联合国环境与发展大会制定的《21世纪行动议程》中提出的建议，确定自1993年起，将每年的3月22日定为“世界水日”，皆在唤起公众的水意识，建立一种更为全面的水资源可持续利用的体制和相应的运行机制，1996年，由水问题专家学者和相关国际机构组成的世界水理事会成立，并决定在“世界水日”前后每隔3年举行一次大型国际水日论坛，以进一步推动对水资源进行综合性统筹规划和管理，加强水资源保护，解决日益严峻的缺水问题。

3月22～28日，中国水周和5月15日所在的那一周，全国城市节水宣传周。

我国政府水行政主管部门自1988年《中华人民共和国水法》颁布起，就确定每年的7月1～7日为“中国水周”。考虑到“世界水日”与“中国水周”的主旨和内容基本相同，从1994年开始，把“中国水周”的时间改为每年的3月22～28日，并确定每年5月15日所在的那一周为“全国城市节水宣传周”，以此进一步提高全社会关心水、爱惜水、保护水和水忧患意识，促进水资源的开发、利用、保护和管理。

联合国水事报告指出：世界上的水是继石油之后的下一个危机，水环境的恶化更加严重。目前，全世界每年约有4 200多亿立方米的污水排入江河湖海，污染了3.5万亿立方米的淡水，这相当于全球经流总量的14%以上。我国环保部门2014年研究结果显示，全国有2.5亿居民的住宅靠近重点排污企业和交通干道，2.8亿居民使用不安全饮用水，一些包装水生产企业对水质量的管理和控制还存在一定问题，所以，饮水安全是百姓关注的话题。

● 水资源促进社会可持续发展。

水是一切生命赖以生存，社会经济发展不可缺少和不可替代的重要自然资源和环境要素。1977 年召开的“联合国水事会议”，向全世界发出严重警告：水不久将成为一个深刻的社会危机，石油危机之后的下一个危机便是水。原因在于现代社会的人口增长、工农业生产活动和城市化的急剧发展，对有限的水资源及水环境产生了巨大的冲击。在全球范围内，水质的污染、需水量的迅速增加以及部门间竞争性开发所导致的不合理利用，使水资源进一步短缺，水环境更加恶化，严重地影响了社会经济的发展，威胁着人类的福祉。因此，开发利用水资源和防治水害，关系到国脉民运，必须依法治水、管水和用水。1988 年，《中华人民共和国水法》的颁布，标志着中国开发利用水资源和防治水害走上了法制轨道。除了已颁布的《水法》《中华人民共和国水土保持法》《中华人民共和国水污染防治法》和《取水许可和水资源费征收管理条例》《河道管理条例》等法律法规外，各地也先后颁布了大量的地方性法规，在中国历史上首次建立起符合中国国情、具有中国特色的比较科学、配套的水法规体系，使水资源的可持续利用体制和运作机制更加完整合理。

● 水事关人的生存质量。

水，不仅是社会可持续发展的自然资源和主要因素，也是人的生命和健康重要保障。据 2013 年国家环境院研究成果显示：我国有 2.8 亿居民使用不安全饮用水，1.1 亿居民住宅周边 1 公里范围内有石化、炼焦、火力发电等重点关注的排污企业。因此，要提高人的生存质量，必须保障饮用水安全。以人的需水量来说吧，一个成年人体内的水约占体重的 70%，人每天需水量为 3 ～ 6 升，剧烈运动时需求更多。水能维持恒温，让肾脏行使排泄功能，使人拥有清醒的头脑，使心脏正常跳动。若没有食物，生命可维持三周，但没有水，人活不过三天。再说，水与疾病相关极大，人们当前的饮水习惯将决定 10 年后的健康状况。世界卫生组织调查发现，人类疾病的 80% 与饮水有关。发展中国家 80% 的疾病和 1/3 的死亡是由饮水不洁造成的，每年因此死亡的人数达 2 500

万。新的研究表明，慢性、轻度脱水和液体摄入差影响身体健康和机能，具体表现为身体功能、精神机能减退，罹患多种疾病，如肾结石、尿道癌、结肠癌、乳腺癌、儿童肥胖和二尖瓣瓣膜脱垂等。以色列、英国和美国开展的研究发现，液体的摄入与一些癌症的发生有直接关系。如果摄入的水分充足，发生膀胱、前列腺、肾脏、睾丸、输尿管、肾盂、结肠和乳腺等癌症的风险会降低。美国西雅图和华盛顿等地的研究发现，一天喝水多于5杯的妇女比一天喝2杯或更少水的妇女患结肠癌的风险降低45%；男性一天喝水多于4杯比喝1杯或更少的水的男性患癌症的风险降低32%。英国进行的一项研究发现，饮水充分的妇女患乳腺癌的风险降低79%。另一项对14名心脏功能正常的健康妇女开展的试验表明，轻度脱水会引起二尖瓣瓣膜脱垂，补充水可以使其得到恢复。

● 每个人要学会科学饮用水。

学会用水，保持人体水分充足。①不要等到口渴才喝水。应该养成口渴前就饮水的习惯。②经常少量多次饮水，而不是一次大量饮水。③活动后称体重，每损失体重0.45公斤体重应补充2～3杯水。④注意尿液的颜色和气味，量少色深表示已经处于脱水状态，应及时补水。⑤不要用咖啡、茶、苏打水或酒精饮料代替水。咖啡因和酒精有利尿作用，增加排尿，损失水分。⑥睡眠时身体也会丢失水分，在一天开始和结束时均应饮用一杯水。⑦天气温暖时，饮用凉开水是保持体内水分的最好方法。凉水比热水吸收更快，冷却身体更有效，可减少出汗。

● 链接：不同的人怎么补水？

青少年　如果运动中出汗量大，比如在0.5～1升，可补充含有电解质和糖的运动饮料。

老年人　老年人运动量一般不大，出汗量也不多，有的人还伴有某种慢性病，没有必要补充运动饮料，可以适量补充矿泉水、白开水、茶水、绿豆汤、牛奶等。

肥胖者　对于肥胖者，运动的目的之一是减体重，消耗体内多余的能量储备。因此不要补充含能量物质的饮品。如果出汗多,可补充含有电解质的无糖饮料。

高血压患者　高血压患者进行锻炼应避免大强度运动,防止血压的大幅度波动。如果出汗量较大,应补充钠离子浓度较低的饮料,以防止钠离子摄入过多对血压的负面影响。

糖尿病患者　糖尿病患者应进行有规律、累计时间较长的低强度运动,帮助控制血糖;同时避免大强度的运动,防止血糖的大幅波动。如果出汗量较大,可补充低糖或无糖的饮料,避免血糖快速升高引发的损害。

国际气象节

3月23日,国际气象节,又称世界气象日。

1951年,世界气象组织在其《世界气象组织公约》生效一周年的3月23日,由非国际组织成为政府间的国际气象合作机构,并与联合国建立关系。为纪念这一节日,世界气象组织执行委员会决定,每年的3月23日为“国际气象节”,旨在推进气象为人类服务。

我国是世界气象组织的创始国之一,1972年恢复在该组织的合法席位。我国最早的气象台是1872年建成的上海徐家汇观象台及其预报系统。说起当时的天气预报,只有“全国风向不定、天气多变、可能有雨”等既模糊又简单的内容。1980年7月,中央电视台播报了我国第一次的电视天气预报。如今大家看到的天气预报已经运用了卫星、雷达等高科技手段,不仅有一两天的短期预测,还有跨季度、跨年度的长期气候预测和实时系统预报。

气象似乎看不见、摸不着,但要了解它、认识它和把握气象为人类服务的主动权,必须掌握以下几点:

● 涉及气象的几个基本概念。

什么是气象? 气象指的是大气的状态和现象,如冷、热、干、湿、风、云、雨、雪、雾等。

极地地区气候对全球的影响是什么? 极地地区是气候系统的冷源,对全球气候变化至关重要,据气象组织《2006年全球气候状况》报告,2007年到2100年,全球气候可能升高1.8～4℃,海平面可能升高18～59 cm。保护极地,即是保护人类。

PM2.5与人体健康有关系吗?2014年,据北京大学公共卫生学院一项有关大气PM2.5来源与人体健康关系研究,初步阐明了在较高污染水平下,大气PM2.5及其30余种化学成分对人体呼吸和心血管健康的短期影响。雾霾则是PM2.5影响人们呼吸道健康的又一例证,一位网友调侃的“世界上最远的距离，不是生与死，而是我牵着你的手，却看不见你”这句话，成为雾霾天气的真实写照。随着中国100多座大中城市陆续出现不同程度的雾霾天气，雾霾已逐渐进入人们的视野并成为关注的焦点。2012年2月，国务院同意发布新修订的《环境空气质量标准》，新标准增加了细颗粒物（PM2.5）和臭氧（O_3）8小时浓度限值检测指标，决定2012年在京津冀、长三角、珠三角等重点区域以及直辖市和省会城市开展细颗粒物与臭氧等项目检测，2013年在113个环境保护重点城市和国家环境保护模范城市开展监测，2015年覆盖所有地级以上城市。国家减灾办、民政部在通报2013年自然灾情中也首次将雾霾天气纳入其中。对于所有的中国人来讲，雾霾已经成为人们生活中的一种常态天气，雾霾给我们带来的危害也被大家所认识。

气象上应知晓哪两个常识性的用语？ 一个是相对湿度。相对湿度是气象台站近几年推出的一个新的为群众服务的一个预报项目，也就是指空气中水汽的饱和程度，它与人的健康关系很大，如果相对湿度很高，比如说达到百分之一百，那么你就会感到非常闷热。另一个是风向标。这在电视天气预报里是大风的标志。一道杠是两级风，三道杠是六级风。那么气象上，是平均风速大于等于六级风称为大风，所以它是个大风的标志。

国际生物多样性日

5月22日,国际生物多样性日。

1992年,在巴西当时的首都里约热内卢召开的联合国环境与发展大会上,153个国家签署了《保护生物多样性公约》。1994年12月,联合国大会通过决议,将每年的12月29日定为"国际生物多样性日",旨在提高人们对保护生物多样性重要性的认识。2001年5月17日,根据第55届联合国大会第201号决议,将"国际生物多样性日"改为每年5月22日。我国1992年已成为世界上首先批准《生物多样性公约》的六个国家之一,并成立了生物多样性保护委员会,制订了《中国生物多样性保护行动计划》。

生物多样性是地球生命经过几十亿年发展进化的结果,是人类赖以生存和持续发展的物质基础,它提供人类所有的食物和木材、纤维、油料、橡胶等重要的工业原料。35亿年前,从地球上有生物出现时起,就不断地有新的物种产生与灭绝。迄今为止,地球上存在的生物约有300～1 000万种以上,有记载的有150万种,而人类研究和被利用的生物只是其中一小部分。中国是一个生物多样性特别丰富的国家,以高等植物为例,约有3万种(美国与加拿大两国之和约为1.8万种,整个欧洲则有1.2万种),特别是我国的中草药,绝大部分来自生物,直接和间接用于医药的生物已超过3万种。但随着环境的污染与破坏,比如森林砍伐、植被破坏、滥捕乱猎、滥采乱伐等,如今世界上的生物物种正在以每小时一定的速度消失,而物种一旦消失,就不会再生。消失的物种不仅会使人类失去一种自然资源,还会通过生物链引起连锁反应,影响其他物种的生存。因此,人类保护生物多样性尤为重要。

● 充分认识保护生物多样性的价值与作用。

科学家指出,人们对生物多样性概念有许多误解,这不是一个关于野兽和植物的简单概念,而是一个事关人类生活质量和发展质量的重要概念。联合国前秘书长安南说：生物多样性是人类生命支柱之一，对稳定气候和恢复土壤起着重要作用，是人类实现可持续发展和联合国千年发展目标的重要保障。联合国环境规划署高级顾问沙伊也指出，生物多样性是可持续发展的基础，保护生物多样性以及生态系统，对经济发展、消除贫困、水土保持和污染控制都有帮助。他说，全球生物多样性每年产生的价值约在3万亿美元左右，而整体的生态系统每年经济效益则高达33万亿美元，几乎与全球国民生产总值相当。因此，保护多样性生态体系对人类的生存至关重要。

● 落实保护生物多样性主要措施。

1. 建立保护区。建立自然公园和自然保护区，已成为保护自然生态和野生动植物免于灭绝并得以繁衍的主要手段。我国的神农架、卧龙等自然保护区，对金丝猴、熊猫等物种的保护和繁殖起到了重要的作用。

2. 建立珍稀动物养殖场。由于栖息繁殖条件遭到破坏，有些野生动物的自然种群将来势必会灭绝。为此，从现在起，就必须着手建立某些珍稀动物的养殖场，进行保护和繁殖，或划定区域实行天然放养。

3. 建立基因库。为了保护作物的栽培种及其可能灭绝的野生亲缘种，必须建立全国性的基因库网。如今，大多数基因库贮藏着谷类、薯类和豆类等主要农作物的种子，就是一个很好的办法。

世界无烟日

5月31日，世界无烟日。

1987年11月8日，世界卫生组织总干事马勒博士在东京举行的第六届吸烟与健康的国际会议上提出倡议：把4月7日世界卫生组织成立纪念日作为“世界无烟日”，并从1988年开始执行。世界卫生组织考虑到每年的这一天，都要提出一项保健要求的主题，为了不干扰其他卫生主题的提出，决定从1989年起将每年的5月31日确定为“世界无烟日”，中国也将该日作为“中国无烟日”，旨在引起国际社会对烟草危害健康的重视，呼吁吸烟者为了全社会健康，在这一天停止吸烟，以此作为减少吸烟量以至戒烟的第一步，呼吁出售香烟者在这一天拒绝做烟草广告，而且要把这一天行为和精神延续成一周、一个月，以至永不间断。

烟草是生长在南美洲的一种野生植物，直到20世纪，人类才开始认识到烟草对人类的危害。香烟中含有1 400多种成分，吸烟时产生的烟雾里有40多种致癌物质，还有十多种会促进癌发展的物质，其中对人体危害最大的是尼古丁、一氧化碳和多种其他金属化合物。一支烟所含的尼古丁就足以杀死一只小白鼠。香烟烟雾中大量的一氧化碳同血红蛋白的结合能力比氧大240～300倍，严重地削弱了红细胞的携氧能力。有关医学研究表明，吸烟是心脑血管疾病、癌症、慢性阻塞性肺病等多种疾患的行为危害因素，吸烟已成为继高血压之后的第二号全球杀手。据统计，全球每年有500万人死于与吸烟有关的疾病，如果不加控制，这一数字到2020年时将达到1 000万。有资料表明，长期吸烟者的肺癌发病率比不吸烟者高10倍至20倍，喉癌发病率高6至10倍，冠心病发病率高2至3倍，循环系统发病率高3倍，气管类发病率高2至8倍。被动吸烟的危害更大，每天平均1小时的被动吸烟就足以破坏动脉血管。一些与吸烟者共同生活的女性，患肺癌的几率比常人高出6倍。

我国对控烟采取了哪些有益行动？

2003年5月21日，第56届世界卫生大会一致通过《烟草控制框架公约》（以下简称《公约》）。我国于2003年11月10日签署《公约》，2005年8月28日第十届全国人大常委会第十七次会议正式批准成为第89个承认《公约》的国家，2006年1月9日，《公约》在我国生效。我国是《公约》生效后第一个举办奥运会的国家，2008年北京奥运会原总理温家宝要求把“无烟奥运”纳入“绿色奥运”，北京各大餐饮业全面开展控烟活动，奥运签约饭店、奥运场馆及奥运村的餐厅在2008年6月前达到全面禁烟，各大、中型餐饮经营场所提倡全面禁烟，不能达到全面禁烟的餐厅，75%的面积设为无烟区。2013年12月，中办国办下发《关于领导干部带头遵守在公共场所禁止吸烟的规定》，国家卫计委为落实这一通知精神，带头将卫生机构全部纳入无烟环境创建，2014年出台禁止室内公共场所吸烟条例，制定无烟机关标准，同时积极争取通过全国人大立法控制烟草危害。

在全国范围内的报刊、媒体等禁止烟草广告和促销，加强控烟工作网络与能力建设，积极开展“无烟医疗卫生机构”、“无烟公共场所”等创建活动，积极组织戒烟大赛，支持医院戒烟门诊建设，鼓励各地医疗卫生机构提供戒烟服务。学校、托幼机构开展创建“无烟校园”活动，学校教学区域内不得设吸烟室、吸烟区。各级工商管理部门依法严厉查处违法发布的烟草广告，特别是利用法律明令禁止发布烟草广告的媒介和场所发布的烟草广告，以及含有未成年人形象鼓励吸烟内容的违法烟草广告。

戒烟良方是什么？

据介绍，我国吸烟人数已超过3亿，7.4亿非吸烟人群遭受二手烟危害。目前阻碍国家控烟进程最主要的因素，就是公众对烟草危害的认识还不够。只要认识吸烟有害健康，若能采取以下措施，相信你能戒烟成功。

1. 戒烟从“心”开始。调查表明，在普通烟民中，有2/3的戒烟者在戒烟两天后重新吸烟；戒烟的1年复吸率为97.5%；经临床治疗的戒烟者复吸率约73%。戒烟只要个人想戒,在家人的关爱和帮助下,掌握相关知识,采取三个对策即可办到。一是认识戒烟初期症状,给予心理安慰和必要的治疗;二是帮助戒烟者反复强化戒烟动机,增强心理自控力;三是改善复吸高危环境,减轻各种心理压力,有耐心、有毅力地戒断心理烟瘾,坚持到底,最终会完全把烟戒断。

2. 避免烟草诱惑。为了推销烟草,烟草公司常在烟盒上标明"低焦油"、"含中草药,具有保健功能"或有"橘子味、香蕉味"。有的烟草公司还在青少年中开展宣传活动,传播"吸烟是成年人的选择,青少年不要吸烟"的理念。但实际上,每个青少年都希望尝试成年人所能做的事情,并不真正了解吸烟的危害—— 一旦成瘾,戒烟很难,危害很大。因此需要学校、家长和社会共同努力,避免让青少年受到诱惑。

3. 选择适合自己的戒烟方法。戒烟方法多种多样,这里提供几种供吸烟者选择。(1)扔掉吸烟用具,诸如打火机、烟灰缸、香烟,减少对你的条件反射。(2)告诉别人你已经戒烟,不要给你敬烟,也不要在你面前吸烟。(3)写下你的戒烟理由,如为了自己的健康、为家人着想、为省钱等,随身携带,当你犯烟瘾时可以拿出来告诫自己。(4)制订戒烟计划,每天减少吸烟数量。(5)安排游戏、跑步、钓鱼等体育活动,避免花较多的心思在吸烟上。(6)戒烟初期多喝些果汁,帮助戒除尼古丁的成瘾性。(7)有想吸烟的冲动时,用喝水来控制,先慢慢地喝上一杯水。(8)若单独使用行为疗法难以促成戒烟,采用如口香糖等尼古丁替代法或非尼古丁药物疗法常会帮助戒烟成功。(9)当你真的觉得戒烟很困难时,可以找专业医生寻求帮助,取得家人和朋友的支持,对于成功戒烟也至关重要。(10)敢于向自己和吸烟者说"不",即使一时戒不掉或戒不彻底者,也得明白吸烟害己害人,做个文明吸烟人,并逐步实现戒掉的目标。

4. 实施成功戒烟三部曲:第一步,从认识、思考、准备到进入戒烟状态;第二步,确定目标戒烟日,寻求帮助戒烟;第三步,提醒自己,预防复吸,从而确保成功戒烟。

世界【中国】环境日

6月5日，世界环境日。

1972年6月5日在瑞典首都斯德哥尔摩召开了联合国人类环境会议，会议通过了《人类环境宣言》，并提议将每年6月5日为"世界环境日"，同年10月，第27届联合国大会通过决议接受了该建议，正式确定从1974年起，每年6月5日为"世界环境日"，旨在提醒全世界注意全球环境状况和人类生活对环境的危害。

6月5日，中国环境日。

我国从2005年起，与"世界环境日"同步确定中国宣传主题，结合国情宣传环境，保护环境。2014年4月，全国人大常委会审议修订的《环境保护法》于2015年1月1日实施。《环境保护法》将联合国大会确定的世界环境日写入法律，并规定每年6月5日为"中国环境日"，同时在法律中增加规定公民应当采用低碳、节俭的生活方式，应当遵守环保法律法规，配合设施环保措施，按规定对生活废弃物进行分类放置，减少日常生活对环境的污染和损害，旨在进一步规范国人用法律保护生态环境。

当今，威胁人类生存的世界性环境问题，主要有十个方面：(1)全球气候变暖，(2)臭氧层的耗损与破坏，(3)生物多样性减少，(4)酸雨蔓延，(5)森林锐减，(6)土地荒漠化，(7)大气污染，(8)水污染，(9)海洋污染，(10)危险性废物越境转移。环境污染，从大卫生角度讲，给人的健康带来极大危害。世界卫生组织儿童卫生合作中心主任戴耀华在国际生命科学学会举办的早期儿童发展定位和方向研讨会上说："全球每年5岁以下儿童死亡人数为1 090万，其中470万名儿童死亡的根本原因为饮用水和卫生设施的缺乏、室内空气污染、意外伤害及其他的环境危险因素。"据世界卫生组织估计，全球有1/3的疾病负担可归因于自然环境的威胁，而超过40%的这些负担由5岁以下的儿童在承担。全球每年死于急性呼吸道感染的210万名5岁以下儿童中,有超过一半其死因可能与空气污染有关。儿童时期所经历的环境危险因素也是终身疾病和残疾的原因。而仅是改善饮用水及卫生保健设施就可以将儿童死亡率降低65%。因此,保护环境,降低环境危险因素,可减少超过40%的5岁以下儿童的死亡。

● 国家将保护环境列入生态文明的基本国策。

我国城乡居民环境暴露行为模式包括4个方面,一是人体生理特征,二是人接触空气、水等环境介质中污染物的时间、频率、途径和方式,三是人居环境中污染源分布情况,四是人对暴露风险的防范行为。国家环保部门研究成果显示,我国城乡居民环境暴露行为模式有以下特点:一是与国外居民存在较大差异。在水中污染物浓度相同的情况下,我国居民经口饮水暴露的健康风险是美国的2.4倍,经皮肤暴露水的健康风险是美国的40%。二是地区、城乡、性别和年龄差异明显。在大气污染浓度相同的情况下,我国城市居民暴露于大气污染健康风险是农村居民的70%。三是现代性和传统型环境健康风险并存,传统型风险仍占主导地位。我国有1.1亿居民住宅周边1公里范围内有石化、炼焦、火力发电等重点关注的排污企业,1.4亿居民住宅周边50米范围内有交通干道。此外,我国有5.9亿居民在室内直接使用固体燃料做饭,4.7亿居民在室内直接使用固体燃料取暖,2.8亿居民使用不安全饮用水。四是具有环境暴露防护意识并采取防护行为的人数比例偏低。为解决好环境暴露的生态健康,近年来,党和政府出台了系列生态文明建设政策,并与各个省市签订了环境保护责任状,工业、农业、水利、冶金、气象等部门与地方政府协同作战,重抓森林、湿地、荒漠、大气、水等治理,并限期改进提高。国家环保总局在"世界环境日"期间,发布中国环保日主题和中国环境状况公报,倡导人人参与环境保护,在全社会牢固树立生态文明观念。

● 卫生部门加大环境与健康治理力度。

卫生部自2009年起,新增环境与健康监测体系建设专项经费支持环境与健康工作,继续积极推进《国家环境与健康行动计划》,与环保等部门共同落实相关行动策略,以饮用水监督管理和重金属污染健康危害治理为重点，不断加大环境与健康工作力度。一是不断加强饮用水卫生监督管理工作，抓紧建立国家、省、地市、县四级城市饮用水卫生监测网络，实施全国农村集中式饮用水安全工程水质卫生监测，组织开展全国饮用水卫生专项调查和饮用水消毒剂卫生安全专项监督检查；二是以落实国务院颁布的《重金属污染防治综合实施方案》为重点，按照部门任务分工，建立完善重金属健康危害诊疗和监测制度；三是积极探索建立环境与健康风险评估、预警工作机制和国家环境与健康监测数据信息交流机制，努力做到对环境污染健康危害事件早发现、早应对；四是深入开展爱国卫生运动，加强卫生监督服务，大力促进环境卫生工作；五是医院等医疗单位对涉及环保的控感染事件遵循“提前预见、早期发现、及时纠正、杜绝扩散”四条战略，绷紧思想工作之弦；抓住感染管理科、消毒供应室和临床微生物室“三个着力”科室，按标准做到实处，不马虎，不出差错，确保医疗器械物品无菌合格率 100%；弹好医教部和护理部“二部协奏”曲，把控感染措施抓细、抓实；突出临床“一线把脉”的有效防范措施，最大限度减少医院感染的发生或暴发，真正以“四三二一”战略，把医院防辐射、控感染的环保工作抓到实处。

● 社会上每一个人必须摒弃污染环境的不良习惯。

开展生态创建，推进生态文明是深入实践科学发展观的必然选择，是实现伟大中国梦的重要内容。对我们每一个公民来说，加强环境保护和生态建设，是一项功在当前、福荫子孙的系统性工程，事关全局，意义重大，需要全社会的共同努力。每一位党员干部、每一个社会公民、每一个家庭都要成为宣传者、实践者和推动者。让我们携起手来，共同建设生态宜居的家园，共同打造可持续发展的良好环境，推进全国步入生产发展、生活富裕、生态良好的文明和谐发展之路，不断开创生态中国建设新局面。我们能做的、举手之劳的事主要有：用节能灯泡替代白炽灯，装潢房间使用御寒保暖材料，室内保持合理通风，减少食用冷冻食品，使用环保绿色家电，控制塑料袋“白色污染”，合理使用交通工具，对垃圾分类存放，人走或休息关灯，让电脑休息等，让文明环保生活更快地进入我们的生活。

国际保护臭氧层日

9月16日，国际保护臭氧层日，又称世界保护臭氧层日。

1995年1月23日，联合国大会通过决议，为纪念1987年9月16日联合国环境规划署在加拿大蒙特利尔主持召开的国际臭氧层保护大会上通过的《关于消耗臭氧层物质的蒙特利尔议定书》，确定从当年起，把每年的9月16日定为“国际保护臭氧层日”，并提出控制全球破坏臭氧层物质的排放量和使用具体要求，旨在唤起各国保护臭氧层的意识与行动。

臭氧层是指距离地球25公里至30公里处臭氧分子相对富集的大气平流层。它能吸收99%以上对人类有害的太阳紫外线，保护地球上的生命免遭短波紫外线的伤害，因此被誉为地球上生物生存繁衍的保护伞。保护臭氧层就是保护蓝天，保护地球生命。

● 臭氧层的保护现状如何？

随着科学技术的发展和对舒适生活的追求，制冷剂、发泡剂和喷射剂等化学制品被大量使用，这些制品中含有大量消耗臭氧物质（ODS），如氟氯烃和含溴氟烃等，它们的大量排放对臭氧层构成严重威胁。20世纪80年代，科学家发现了南极上空的臭氧层空洞。2003年时，该空洞面积一度达到2 900万平方公里的历史最高纪录。因此，联合国环境规划署自1976年起，陆续召开各种国际会议，通过了一系列保护臭氧层的决议，在全球范围内限制并逐步淘汰消耗臭氧层的化学物质。自1987年9月16日联合国环境规划署在加拿大蒙特利尔主持召开的国际臭氧层保护大会以来，到2007年9月已有191个国家签约，中国已于1991年在议定书上签字，共同达成缔约协议，主要消耗臭氧层物质将于2030年前在全球范围内彻底停止生产和使用。

● 保护臭氧层的措施有哪些？

臭氧层虽然可以停止损耗甚至自身恢复，但保护不好，人类社会自身遗殃。保护的方法包括：

（1）采用分步走的方式。考虑到有关经济和技术因素，对 ODS 的淘汰，规定了不同国家有不同的淘汰速度和淘汰的最后期限。

（2）建立多边基金。考虑到发展中国家的特殊要求，在《蒙特利尔议定书》伦敦修正案中加入了建立多边基金这一条款，中国代表团对该资金的建立做出了不可磨灭的贡献。多边基金每三年进行增资，由多边基金执委会决定各国项目资助额。

（3）开发和使用 CFCs 的代替品——绿色环保制冷剂。臭氧层已遭到前所未有的破坏，为了人类的共同家园，为了我们的子孙后代，我们的出路只有一条，就是停止生产和使用 CFCs 制冷剂，开发和使用绿色环保型制冷剂。

● 保护臭氧层与卫生有什么关系？

臭氧层耗减的直接结果，是过量的紫外线辐射可使农作物叶片受损，抑制其光合作用，改变细胞内的遗传基因和再生能力，导致农产品减产或质量劣化。过量的紫外线还会杀死水中的微生物，造成某些物种灭绝。大气层中的臭氧含量每减少 1%，地面受太阳紫外线的辐射量就增加 2%，人类患皮肤癌的患者就会增加 5% ～ 7%，直接影响人类的健康。

关联类

世界地球日

4月22日,世界地球日。

1970年4月22日,在美国民主党参议员盖洛德·尼尔森和哈佛大学学生丹尼斯·海斯的倡议和组织下,美国数十万群众参与了声势浩大的地球日活动,呼吁创造一个清洁、简单、和平的生活环境。这项活动得到了联合国的肯定,第63届联合国大会一致通过决议,决定将地球日发起日——4月22日确定为今后每年的"世界地球日",旨在唤起人类爱护地球、保护家园的意识,促进资源开发与环境保护的协调发展,进而改善地球的整体环境。中国从20世纪90年代起,每年都在4月22日举办世界地球日活动。

"世界地球日"总主题:只有一个地球。

世界地球日的标志,是白色背景上绿色的希腊字母Θ。它是由约翰·麦克尔于1969年为首届地球日活动设计的,这面旗帜是环境保护运动的象征。第63届联合国大会的决议指出:地球及其生态系统是人类的家园,人类今后和未来要在经济、社会和环境三方面的需求之间实现平衡,必须与自然界的地球和谐共处。但人类的活动却对地球造成了严重的破坏,生物赖以生存的森林、湖泊、湿地等正以惊人的速度消减;煤炭、石油、天然气等不可再生能源因过度开采而面临枯竭;能源燃烧排放的大量温室气体导致全球气候变暖,由此引发的极地冰盖融化、海平面上升等问题威胁到人类的生存发展。因此,保护地球资源环境,寻求可持续发展模式已刻不容缓。

努力寻求和应对威胁人类生存的地球环境问题。比如土地荒漠化，大气、水、海洋污染、森林、湿地锐减，生物多样化减少，臭氧层破坏，全球气候变暖，危险性废物增多等，可从重视人类和地球福祉的高度，把爱护地球和保护环境作为共同责任，担当起来。

积极开展爱护地球的环保行动。每一个人都应坚持从自我做起，从衣食住行的点滴做起，从执行环保法规做起，参与形式多样的环境保护宣传活动，呼吁改善地球整体环境，开展地球日网络计划行动。(1)消除人类对化石能源的依赖性，致力于可再生能源的开发利用，创造一个无碳的未来；(2)承诺个人消费习惯与可持续发展要求相符合；(3)建立“绿色经济”，通过为贫困人群创造“绿色岗位”使其脱贫，并将全球教育体系转变为环保型。

国际家庭日

5月15日,国际家庭日。

1989年12月8日,第44届联合国大会通过一项决议,宣布1994年为国际家庭年。1993年2月,联合国社会发展委员会在纽约特别会议上作出决定,从1994年起,每年5月15日为“国际家庭日”,旨在提高各国政府和公众对家庭问题的认识,促进家庭的和睦、幸福和进步。

20世纪80年代以来,全世界家庭数目急增,目前已达10.3亿个;家庭规模日趋缩小;离婚率普遍上升,美国每2对结婚者中有1对婚变,西欧有1/3的婚姻以离婚告终;人口老化问题日益严重,全世界65岁以上老人已达3.5亿,欧洲60岁以上的老人已占总人口的1/5;人们的家庭观念也在发生变化。这些家庭问题给社会带来巨大冲击,日益为国际社会所关注。

● 什么是家庭?

家庭具有特殊的意义和地位。家庭是应人的需求而出现的。人根据其本能的特征,需要同类的关怀和怜悯,而家庭就是为满足人的这一天性需求建立的一个集体。因此,家庭是人类社会的最主要组成部分,也是对人类社会产生重要影响的个体单位。所以,家庭是社会的“基本细胞”。

● 维护家庭应做些什么?

注重沟通,推进相互融合与代际团结。社会发展要求现代家庭更加注重家庭教育与父母素质,包括优生优育,提高出生人口素质,更加关注生育、养育、培育的“三育”服务和全面提升生育、生命、生活的“三生”质量,要积极营造尊敬老年人的社会氛围,重视流动人口与居住地城市社区户籍人口的文化融合。

民主平等,提高人们家的责任感和归属感。特别在有家庭暴力的户主和打工长期分居的家庭，要注意兼顾感情与家庭、工作、关系，创造条件，在经济上和情感上支持家庭。

勇于担当，扮演好家庭主角。和谐社会的构建离不开千千万万父母的付出。夫妻间共同关心的婚姻家庭、房屋政策、劳动就业政策、低保政策、老年人权益、家庭教育、心理健康、健康保健等问题都应该得到一个合理的咨询渠道，这样才能保证在这个竞争日益激烈的社会站稳脚跟，履行自己的工作职能，扮演好丈夫与妻子的角色。在我们的一生中，父亲的影响至关重要，甚至超过母亲。父亲与孩子交流越多，孩子越少暴力倾向。感受到父爱的孩子人格更健全。有心理学家将父亲的影响力比作“粒子”，在孩子的成长过程中，会持续不断地发生裂变、释放“能量”，帮助孩子形成完备的人格。因此，要把好的家风传给孩子，给孩子树立榜样，如在公共场合不吸烟、不随地吐痰、遵守交通规则、对家庭负责、努力工作等，这会让男孩子从小就知道什么是真正的男人，让女孩子从中获得安全感，为孩子的健康成长创造良好的家庭环境。

关心自己，正确处理好事业与健康关系。身体是支撑家庭的基石，爱家首先要爱护身体，做到无病早防，有病早治，为家庭祖父辈和孩子创造幸福，千万不能歧视或不顾及患有特殊疾病的家人，确保残障或重症者充分享受正常人能享受的权利、尊严与社会的繁荣。平时，还应根据家庭人员的健康状况，有针对性地准备少量比较安全有效的常用药物，并学会科学合理的使用。比如解热镇痛药：如阿司匹林、去痛片、消炎痛等，再如治感冒类药：如扑尔敏、康泰克、感冒通、强力银翘片、白加黑感冒片等，还有止咳化痰、助消化、通便止泻等内服药和外用消炎消毒、止痛药等。

健康测评，创造邻里和谐的健康家庭。为让更多的人知道幸福的家庭应该是健康的家庭，按照家庭结构、家庭关系、邻里关系、生活习惯、不良嗜好、休闲生活、卫生及周围环境、运动健身、营养状况、知识水平、疾病及心理状况等 12 个方面的健康家庭的综合指标，对家庭健康水平自测打分，并根据获得的结果，针对失分的项目采取措施，逐步提高家庭的健康水平。

世界计量日

5月20日,世界计量日。

1875年5月20日,20个国家的17个全权代表在法国巴黎签订了闻名世界的《米制公约》,法国成为米制的摇篮。为了纪念这一米制计量节日,经1999年10月11～15日第21届计量大会提议,国际米制计量组织确定,从2001年起,每年5月20日为“世界计量日”,旨在提高人们对计量的认识,提醒广大消费者在日常生活中关注自己身边的计量。我国各计量部门积极参与这一活动,不断把计量管理提到新的水平。

计量是支撑社会、经济和科技发展的重要基础。现代计量包括科学计量、法制计量和工程计量。科学计量是研制和建立计量基本标准装置,提供量值传递和溯源的依据;法制计量是对关系国计民生的重要计量器具和商品计量行为依法进行监管,确保相关量值准确;工程计量是为全社会的其他测量活动进行量值溯源提供计量校准和检测服务。其法制计量中的秤、表等计量准确与否,与我们日常生活和医疗质量等息息相关,江苏省医监局近年来在“5·20世界质量日”开展健康计量进万家血压计免费测检活动,对全省居民及机关、企事业单位的卫生室或医务室提供血压计免费检测,确保计量准确。我们每一个消费者,平时对计量必须掌握以下几个要点:

1. 学会算计量账。在我们的日常生活和工作中,无处不涉及贸易量、服务量及健康、安全等方面的计量。商场购物、出门打的、开车加油和水、电、气的结算以及看病等计量结算的大小关系到钞票进出的多少。一个中等上向城市一年的社会消费品零售总额有几百亿元,如果每1 000元零售额中有1元出现计量不准确,便会出现几千万元的误差,计量的重要性可见一斑。如果农贸市场的秤不准,消费者损失点“银子”还是小事,医疗机构的检查和医疗器械出现偏差,则会影响诊治效果,甚至造成医疗事故。所以,计量标准不管从哪个方面算,都要高度重视，确保准确无误。

2. 看懂定量包装。包装好的商品和米、面、油、等食品都属于定量包装商品，它的实际净含量是否与标注净含量一致，直接涉及消费者的利益。我国 2001 年出台的《定量包装商品生产企业计量保证能力评价规定》指出，只有当企业计量保证能力达到该规范，生产的定量包装商品的净含量符合《定量包装商品计量监督规定》的要求时，才允许使用全国统一的计量保证能力合格标志“C”。凡带有“C”标志的定量包装商品，消费者可以放心购买。

3. 定期执行“强检”。《中华人民共和国计量法》规定，对用于贸易结算、安全防护、医疗卫生、环境监测等方面列入强制检定目录的计量器具，实行强制检定。生活中的水、电、气“民用三表”，是用于贸易结算的强制检定计量器具，针对其使用的特殊性，国家规定对“民用三表”实行安装前首次强制检定，限期使用，到期轮换。其中水表使用期限不得超过 6 年，电表使用期限不得超过 5 年，燃气表使用期限不得超过 6 年。依照《计量法》的规定，出租车计价器、加油机，集贸市场的秤，医疗过程中使用的血压计、X 光机、CT 机、听力计，眼镜配置过程中的眼压计、验光仪等计量器具，须实行周期检定。因此，消费者在使用时要注意这些计量器具是否经过强制检定，有没有贴上质量技术监督部门强制检定合格的标志，并在有效期之内。只有具备了上述条件的计量器具才能放心使用。

全国土地日

6月25日,全国土地日。

1986年6月25日,第六届全国人民代表大会常务委员会第十六次会议通过并颁布我国第一部专门调整土地关系的大法——《中华人民共和国土地管理法》。为纪念这一天,1991年5月24日国务院第83次常务会议决定,从1991年起,把《土地管理法》颁布的日期6月25日确定为每年的“全国土地日”。“全国土地日”是国务院确定的第一个全国纪念宣传日,也是中国在世界上第一个为保护土地而设立的专门纪念日的国家,旨在告诫全民,十分珍惜、合理利用土地和切实保护耕地是我国的基本国策。

据第二次全国土地调查及其2009年后的年度用地变更调查,截至2012年底,全国耕地数据是20.27亿亩,但调查数据反映,全国有564.9万公顷耕地位于东北、西北地区的林区、草原以及河流湖泊最高洪水位控制线范围内,还有431.4万公顷耕地位于25度以上陡坡,这将近1.5亿亩耕地中相当部分需要退耕还林、还草、还湿和休养生息。此外相当数量的耕地受到中、重度污染5 000万亩,大多不宜耕种,还有一定数量耕地因开矿塌陷造成地表土层破坏、地下水超采,已影响正常耕种,因此当前全国适宜稳定利用的耕地也就1.2亿多公顷,相当于18多亿亩。

● 土地是国民赖以生存的基本国策。

自然界形成的土地,在人类社会经济发展中起到了十分重要而独到的作用,它是人类生产与生活中不可缺少的自然资源。我国土地的基本国情和资源的特点是“一多三少”,即总量多,人均耕地少,高质量的耕地少,可开发后备资源少。虽然我国现有土地面积居世界第三位,但人均仅及世界人均1/3;耕地面积列世界第三位,而人均排在世界第67位。在这有限的耕地中,缺乏水源保证、干旱退化、水土流失、污染严重的耕地占了相当大的比例。为保护土地,规范用地行为,国家颁发了系列土地法律法规，比如，《土地管理法》《城市房地产管理法》《土地管理实施条例》《城镇国有土地使用权出让和转让暂行条例》《基本农田保护条例》《土地复垦规定》《耕地占用税暂行条例》《土地利用年度计划管理办法》《建设用地审查报批管理办法》《闲置土地管理办法》《建设项目用地预审管理办法》等，保护人们赖以生存的土地，十分珍惜和合理利用每一寸土地，切实落实土地这一基本国策。

● 严防死守 18 亿亩耕地的生命底线。

与国际比较，中国人均耕地仍呈下降趋势，从 1996 年的 1.59 亩下降到 2009 年的 1.52 亩，远远低于世界人均耕地 3.38 亩的水平，且区域间很不平衡，随着人口增加，人均耕地还要下降。调查数据还显示，建设用地增速较快，10 多年来每年投放建设用地增量约七八百万亩，利用存量约 200 万亩，支撑了工业化、城镇化和农业现代化的发展。但许多地方存在建设用地格局失衡、利用粗放、效率不高等问题，建设用地供需矛盾仍很突出，中央政治局在听取全国国土资源情况汇报后强调，必须坚持最严格的耕地保护制度和最严格的节约用地制度，必须坚守 18 亿亩的耕地红线和粮食底线，保持实有耕地数量基本稳定。为全力守住 18 亿亩耕地红线，中央建立基本农田“五不准”准则，即不准非农建设占用基本农田（法律规定的除外）；不准以退耕还林为名违反土地利用总体规划，减少基本农田面积；不准占用基本农田进行植树造林、发展林果业；不准在基本农田内挖塘养鱼和进行畜禽饲养，以及其他严重破坏耕作层的生产经营活动；不准占用基本农田进行绿色通道和绿化隔离带建设。坚持以科学发展观保护好耕地，促进社会可持续发展。

● 与时俱进地出新土地管理办法。

中央每年以一号文件出台保护“三保”政策，强化土地管理。农村土地利用，13 年来城镇用地增加较快，村庄用地不降反增，增加了 1 837 万亩。随着农村人口转移，村庄用地原本应该降下来，但对受空心村等因素影响，许多地方建设用地格局结构失衡。在土地供应上，

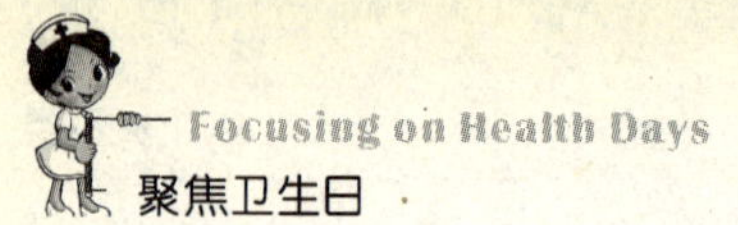

对一些区域内的建设用地和生态用地比重、工业用地和生活用地比重在结构上也都存在一些问题，为此，党和政府都采取了有力措施进行调节和治理。2014 年，在农村土地承包经营权流转中，针对部分地区靠行政命令，定指标，定任务，赶速度，甚至引进工商资本长期大面积租金等，加速土地“非粮化”、“非农化”的问题，硬性规定了“五不”：即一定要依法坚持自愿、有偿原则，不得损害农民权益，不得改变土地用途，不得破坏农业综合生产能力，不得搞大跃进，不得搞行政瞎指挥。强调坚持土地流转主体是农户，任何组织无权以任何形式决定流转农户承包地。

世界【中国】人口日

7月11日，世界人口日。

1987年7月11日，前南斯拉夫的一个婴儿降生，被联合国象征性地认定为地球上第50亿人，并宣布地球人口突破50亿大关。联合国人口活动基金会倡议将这一天定为“世界50亿人口日”。1990年，联合国根据其开发计划署理事会第36届会议的建议，决定将每年的7月11日确定为“世界人口日”，以提高人们对世界人口问题的关注和重视。

6月11日，中国人口日。

1987年7月11日，世界人口达到50亿。两年后的1989年4月14日，我国大陆人口达到11亿，中国人口自然增长率已降到1%以下，达到了世界人口发展大会提出的目标，但由于人口基数大，人均资源相对不足，在未来相当长时间里仍须坚持“控制人口增长、提高人口素质”的基本国策。为此，我国作为世界上人口最多的国家，有关部门决定把世界人口日前一个月的6月11日确定为“中国人口日”，旨在进一步唤起人们对人口问题的高度关注，经过再有近40年时间，人口可望出现零增长，人口高峰值可望控制在15亿左右。

据联合国统计报告，世界人口1804年10亿，1987年突破50亿，1999年超过60亿，2011年达70亿，预计2050年将达93亿。中国2010年第六次人口普查，含香港、台湾在内总人口超过13.8亿，我国是世界第一人口大国，人口构成、管理、控制等涵盖内容十分广泛，意义特别重大，这里阐述的主要是人口健康问题。

从世界人口日宣传主题来看，与卫生、健康、生命直接相关的主题多达10个以上，特别是对于儿童和女性健康尤为关注。联合国秘书长潘基文在2013年世界人口日的致辞中指出：“必须让女孩上学，让她们能在整个青春期接受良好的教育”，“必须提供全面的性健康和生殖健康服务，包括计划生育以及预防和治疗性传播疾病，并确保妇女获得所需的孕产妇保健服务。”那么，如何提高人口健康呢？

● 我国人口发展的特点。

经过多年艰苦努力，中国有效地控制了人口的过快增长，人口总和生育率从20世纪70年代初的5.8%下降到1.8%左右，进入到低生育水平国家行列，但这种低水平并不稳定。人口多、底子薄、人均资源少的基本国情没有根本改变，计划生育面临的主要矛盾没有根本改变，计划生育是天下第一难的工作性质没有根本改变，计划生育政策也将长期坚持。具体表现在：（1）汉族是中国的主体民族，占全部人口的91.9%。其他还有55个民族，占8.1%，少数民族增长快于汉族；（2）国家人口计生委获悉的材料显示，中国出生人口性别比已经升高到119.92，与正常值106相比有严重的偏离。不仅农业人口中出生人口性别比较高，非农业人口的出生性别比也呈升高趋势。有5个省的出生人口性别比甚至高达130以上。一些省份不但二胎、多胎的性别比升高，一胎性别比也出现偏高的态势；（3）全国流动人口数量从1993年的7 000万增加到2013年的2亿，流动人口的日益庞大，将不断加大人口和计划生育工作的压力，因此要高度重视流动人口的计划生育工作，及时有效地提供包括生殖健康在内的多种服务；（4）中国不仅是人口大国，同时还是世界老年人口最多的国家。在不到20年的时间便进入发达国家近百年才出现的人口老龄化状态，成为老龄化速度最快、老年人口最多的国家。中国60岁以上人口已占全世界的1/5。据中国老龄协会提供的数据，中国的人口老龄高峰将于2030年左右到来，并持续20余年。到21世纪中叶，60岁及以上的老年人可能超过4亿，特别引人注意的还有高龄化问题，80岁及以上的老年人将可能超过1亿，是如今的10倍左右。为了遏制出生人口性别比升高的势头，保护妇女儿童合法权益，国家采取了一系列措施，颁布了《中华人民共和国人口与计划生育法》《中华人民共和国母婴保健法》等法律法规，并于2003年启动关爱女孩行动。。

● 启动实施“单独两孩”政策。

随着全国“单独两孩”政策的放开，2014年3月28日，江苏省第十二届人大常委会第九次会议审议通过了《江苏省人民代表大会常务委员会关于修改〈江苏省人口与计划生育条例〉的决定》，决定从3月28日起在全省全面实施单独两孩政策。

单独两孩政策适用于双方均为江苏省户籍，且一方为独生子女的夫妻；一方为江苏省户籍，另一方为外省户籍，且一方为独生子女的夫妻。关于独生子女的认定，有下列情形之一的，为《江苏省人口与计划生育条例》第二十二条中所称的独生子女：（1）本人没有同父同母、同父异母或同母异父的兄弟姐妹；（2）本人申请生育时同父同母、同父异母或同母异父的兄弟姐妹均已死亡，且没有存活的子女；（3）本人由社会福利机构或收养人抚养成人，且没有同父同母、同父异母或同母异父的兄弟姐妹；（4）依法收养子女，送养人和收养人没有不符合《江苏省人口与计划生育条例》规定生育情形，本人申请生育时为送养人或收养人家庭唯一子女。

由于我省早在1985年就规定女方为农村户籍、夫妻一方为独生子女的可以生育第二个孩子，因此，此次实施单独两孩生育政策，主要涉及城镇户籍的育龄夫妻。

提高出生人口素质至关重要。计划怀孕的夫妻要对身体状况进行科学的医学评估，保证孕妇和孩子的健康。全省各地人口计生部门可以提供再生育咨询指导和技术服务。全省正在实施免费孕前优生健康检查项目，计划怀孕的夫妻在准备怀孕前的4～6个月内都可在当地接受服务。

全国公民道德日

9月20日，全国公民道德日，又称全国公民道德宣传日。

2001年，中共中央印发了《公民道德建设实施纲要》(以下简称《纲要》)，在纪念《纲要》发表两周年之际，经党中央同意，中央精神文明建设指导委员会决定，从2003年开始，将《纲要》印发的9月20日确定为“全国公民道德日”，旨在更广泛地动员社会各界关心支持和参与道德建设，使公民道德建设贴近实际、贴近生活、贴近群众，增强针对性和实效性，促进公民道德素质和社会文明程度的提高，为全面建设小康社会奠定良好的思想道德基础。

公民道德体现一个民族的素质。为提升社会风气，减少社会犯罪，稳定社会秩序，构建和谐社会，加强公民道德宣传尤为重要。

● 公民道德基本内容包括哪些？

我国是社会主义社会，公民道德基本内容主要包括：大力倡导“文明礼貌、助人为乐、爱护公物、保护环境、遵纪守法”的社会公德，大力倡导“爱岗敬业、诚实守信、办事公道、服务群众、奉献社会”的职业道德，大力倡导“尊老爱幼、男女平等、夫妻和睦、勤俭持家、邻里团结”的家庭美德。基本道德规范是“爱国守法、明礼诚信、团结友善、勤俭自强、敬业奉献”20个字。各行各业的重点是加强职业道德建设、纠正行业不正之风。

● 公民道德建设重在提高全民社会主义核心价值观。

2014年2月，中央办公厅印发《关于培育和践行社会主义核心价值观的意见》，将核心价值观分成24个字的三个层面：即富强、民主、文明、和谐的国家层面的价值目标；爱国、敬业、诚信、友善的公民个人层面的价值准则；自由、平等、公正、法治的社会主义价值取向。

社会主义核心价值观的理论内容，涵盖坚持马克思主义指导思想、坚持中国特色社会主义共同理想、坚持以爱国主义为核心的民族精神、坚持以改革创新的时代精神、坚持社会主义荣辱观五个方面，这对我们每一个公民来说，必须要遵循的。实践证明，公民道德建设，是社会主义核心价值观的一个组成部分，中央印发的《公民道德建设纲要》是其在新世纪新阶段加强公民道德建设的一个纲领性文件。两年多来，各地各部门按照中央要求，认真贯彻《纲要》，大力倡导"爱国守法、明礼诚信、团结友善、勤俭自强、敬业奉献"20字基本道德规范，广泛开展形式多样的道德实践活动，着力解决群众反映强烈的突出问题，修订完善各行各业的行为规范，大张旗鼓宣传先进典型，做了大量富有成效的工作，公民道德建设迈出了新步伐，取得了新进展。目前，全国上下爱国主义、集体主义、社会主义思想日益深入人心，崇尚先进、学习先进的风尚正在形成，追求科学健康文明生活方式逐渐成为人们的自觉行动，社会文明程度和公民道德素质不断得到提高，公民道德建设呈现出良好的发展态势。以礼仪来讲，是人类为维系社会正常生活而要求人们共同遵守的最起码的道德规范，它是人们在长期共同生活和相互交往中逐渐形成的，并且以风俗、习惯和传统等方式固定下来。对一个人来说，礼仪是一个人的思想道德水平、文化修养、交际能力的外在表现；对一个社会来说，礼仪是一个国家社会文明程度、道德风尚和生活习惯的反映，其基本的原则包括：一是敬人的原则，就是尊重、敬重别人；二是自律的原则，就是在交往过程中要克己、慎重、积极主动、自觉自愿、礼貌待人、表里如一，自我对照，自我反省，自我要求，自我检点，自我约束，不能妄自尊大，口是心非；三是适度的原则，就是适度得体，掌握分寸；四是真诚的原则，就是诚心诚意，以诚待人，不逢场作戏，言行一致。因此，这样，就能在提高公民道德中提升社会主义核心价值观，让社会主义核心价值观更加彰显灿烂的道德光辉。

全国科普日

9月第三个公休日,全国科普日。

2003年6月29日,在《中华人民共和国科学技术普及法》正式颁布实施一周年之际,为在全国掀起宣传贯彻落实《科普法》的热潮,中国科协在全国范围内开展了一系列科普活动。从2005年起,为便于广大群众、学生更好地参与活动,中国科协决定,将活动日期由原先的6月份改为每年9月第三个公休日,并确定为"全国科普日",旨在进一步集中时间宣传、推广科普工作。

科普知识是一种用通俗易懂的语言,来解释种种科学现象和理论的知识文字。科普以普及科学知识为目的,解决"科盲"、提高全民科学质量的最有效办法。因为科普知识涵盖了科学领域的各个方面,无论是物理、化学、生物各个学科,还是日常生活无不涉及的科普知识。自2004年以来,全国新建各类科技馆近200座,年访问达6.2亿人次。

● 科学技术是第一生产力。

党中央和国务院提出,全面建设小康社会,必须发挥科学技术第一生产力的重要作用,注重依靠科技进步和提高劳动者素质。随着全球一体化的时代发展,加强科学技术普及教育,提高民族科学素质,已成为持续增强国家创新能力和国际竞争力的基础性工程。因此,广泛开展社会科学技术普及活动是推进我国科普工作的重要任务,是大力实施科教兴国战略、全面推进素质教育的重要举措。要通过科普宣传,在全社会进一步营造"人人都是科普之人、处处都是科普之所"的良好氛围,激发全体公民学科学、爱科学、用科学热情,为中国科普活动的可持续发展提供不竭源泉和动力。以生态文明为例,刘云山说,党的十八大把生态文明建设纳入"五位一体"总体布局,提出建设美丽中国战略任务。习近平总书记说,既要绿水青山,也要金山银山,绿水青山就是金山银山。这强调的就是建设生态文明、建设美丽中国。生态文明重在建设、贵在全民参与,他要求各级党委、政府和科技部门要加强科普知识宣传,举办更多喜闻乐见的科普活动,把科学知识、科技成果送到农村社区、送到千家万户。希望广大科技工作者、教育工作者更好地倡导科学思想、弘扬科学精神、传播科学知识,推动形成讲科学、爱科学、学科学、用科学的良好风尚。经过多年努力,我国科普工作成效明显,全民科学素质显著提高。近10年来,各地在全国科普日期间累计举办的重点科普活动达4万多次,参与公众逾7亿人次,这充分说明科普日活动得到了人民群众的广泛认同和积极参与,科学技术也推进了生产力的发展。

世界人居日

10月第一个星期一,世界人居日,又称世界住房日。

1982年,第37届联合国大会确定1987年为“无家可归者收容安置国际年(世界人居年)”后,1985年12月17日第40届联大又一致通过决议,确定每年10月的第一个星期一为“世界人居日”,亦称“世界住房日”,旨在唤起人们对人类自身住房状况和拥有适当住房的基本权利的关注。

据联合国估计,全世界有40%至50%的城市居民居住在贫民窟中;整个人类住区(城镇和乡村)有10多亿人缺少住房或居住条件十分恶劣,至少有1亿人无家可归,有6亿人生活在各种危害健康和生命的境况中。中国的住房环境大有改善,再不是以前人们常见的城市中“家属宿舍”、家属平房居民区,以及农村的村民草房、窑洞、陋室、土炕,取而代之的是造型别致的洋楼、别墅,以及农村的庄园等。然而住房外在宏观水平的升格以及室内环境豪华装修,并不等于完美地实现了住房人对住房的舒适和健康水平的双重要求。令人瞩目的是住房环境为室内空气污染问题,随着当代人健康理念的强化,已成为国人困惑的新课题。因此,住房问题是当代一大环境问题,急需认真解决。从2005年到2020年,估计要大幅改善六亿七千万城市贫民的住房条件,每年将需投入将近三千亿美元。

● 要落实“新千年目标”。

通过对“新千年目标”的宣传,促使各国、各地区当局、各国际组织、公民和建筑师重视解决当今世界住房存在着的所带有普遍性的问题,包括:住宅奇缺、城市化导致的人口过分集中、生态平衡遭到破坏、环境污染严重、建筑特色和文化价值被忽略等这些带有普遍性的问题,以达到在2015年之前将全球目前还不能获得安全饮用水和基本卫生条件的人口减少一半,改善穷人与弱势群体的生活条件与环境。我国城镇化发展的今天,对农村和城市的住房,做到统筹规划、合理房价、健康环保、居民满意,是“新千年目标”赋予的任务,也是改善人居条件的关键之举,必须扎实抓好。

● 要把住房建筑朝向与居室健康结合起来。

根据中国阴阳学说,有人把居室分为两类:门窗向南,室内阳光充足的叫阳性环境;门窗向北,室内光线偏暗的房间叫阴性环境。据报道,有研究表明:高血压病人在阴性环境的康复率比阳性环境可高55.6%,因此,有此病症的人最适合在北区居室内。而阴虚病人,如贫血、肾炎、关节炎患者,则最适于生活在阳面房间。中性房间则适于心理状态较为平衡的老人居住,特别是对神经衰弱、体力欠佳者有利。

● 要注意解决居室污染问题。

居室内产生的氡及其子体照射是诱发肺癌的重要因素,世卫组织建议,各国政府要重视室内氡的污染,对发现的高氡房屋要采取降氡措施或补救性的改造;鼓励建筑商从工程上对新建房屋采取防氡处理,这些技术包括地板隔膜、土壤减压等。世卫组织建议各成员国关注生活在高氡暴露区的人群健康,提高公众对氡健康风险的认识,采取可行性措施降低各国氡的平均水平,把室内氡浓度的限值由原来的200贝可/立方米降低至100贝可/立方米。

世界标准日

10月14日,世界标准日。

1946年10月14日至26日,中、英、美、法、苏25个国家的64名代表集会于伦敦,正式表决通过建立国际标准化组织(ISO)。1947年2月23日,ISO国际标准化组织宣告正式成立。1969年9月ISO理事会发布的第1969/59号决议,为纪念国际标准化组织成立的这一天,决定从1970年起,把每年的10月14日确定为"世界标准日",旨在提高对国际标准化在世界经济活动中重要性的认识,促进国际标准化工作适应世界范围内的商业、工业、政府和消费者的需要。

1970年10月14日举行了第一次世界范围的庆祝"世界标准日"活动。我国自1978年重新进入ISO以后,每年的10月14日"世界标准日",全国各大、中城市都举办各种形式的报告会、座谈会和纪念会,紧密结合ISO的当年"世界标准日"的宣传主题,广泛宣传标准化活动在人类社会发展中的重要作用,提高人们的标准化意识。

● 卫生标准是国际标准化的一个组成部分。

国家卫生部为规范卫生事业发展,结合国情制定了系列卫生标准,比如:公共场所卫生监测技术规范标准,食品安全卫生规范与技术标准,卫生管理及技术法规标准,卫生专业技术资格考试合格标准,放射治疗质量保证有关法规标准,消毒技术规范及标准,卫生技术临床准入标准,卫生信息标准,慢性病社区服务技术规范和标准,医疗收费标准等。近年来,国家卫生部又对涉及卫生的若干标准进行了复审,当废止的废止,当修订的修订,当颁布的颁布,截至2012年3月,发布的现行有效卫生标准已达1 008项,其中强制性标准449项。另外,还发布了食品安全国家标准179项,覆盖了公共卫生和医疗服务领域。为了推动卫生标准在各地的实施,卫生部发布了《地方卫生标准工作管理规范》,使卫生工作逐步走上法制管理轨道。为强化卫生标准化的领导,完善卫生标准体系，2014 年 1 月，第七届国家卫生标准委员会成立，下设信息、传染病、寄生虫病、地方病、营养、病媒生物控制、职业卫生、放射卫生、环境卫生、学校卫生、医疗机构管理、医疗服务、医院感染控制、护理、临床检验、血液、消毒共 17 个标准专业委员会。其中，各标准专业委员会主要工作范围为：信息标准专业委员会负责卫生计生领域有关数据、技术、安全、管理及数字设备等信息标准；传染病标准专业委员会负责传染病诊断、治疗、预防、控制、监测预警及传染病防治监督执法、传染病病原微生物实验室检测与生物安全等卫生标准；寄生虫病标准专业委员会负责寄生虫病诊断、治疗、预防、控制、检测与评价、病原检测技术及生物实验安全等卫生标准。

世界粮食日

10月16日,世界粮食日。

1945年10月16日,是联合国粮农组织成立的纪念日。1973年和1974年,粮农组织根据1972年以来的全球粮食危机状况,连续召开了两次世界性的粮食会议。1979年11月,第20届联合国粮食及农业组织大会考虑到民以食为天,决定设世界粮食日。1980年12月5日,联合国大会通过35/70号决议,根据粮食是人类生存和健康的必需品,也是人类的一项基本需要,赞同纪念世界粮食日,确定从1981年起,每年10月16日为"世界粮食日",旨在激励各国重视发展粮食生产。1990年我国粮食部确定"世界粮食日"所在的那一周为"全国爱粮节粮宣传周",旨在进一步深入宣传艰苦奋斗,勤俭节约,爱粮节粮,弘扬中华民族传统美德,推进节约型社会建设。

据世界粮食安全峰会透露,当今世界有10亿人口吃不饱饭,每天有17 000多名儿童死于饥饿,每5秒钟就有一名儿童因饥饿而丧生。2009年,世界饥饿人口达到了创纪录的10.2亿,目前饥饿人口最多的是亚太地区,共有6.24亿,其次是撒哈拉以南非洲,饥饿人口达到2.65亿。从而唤起世界,特别是第三世界注意粮食及农业生产问题。目前,全世界已有150个国家举办了大规模的"世界粮食日"活动,60多个国家发行了120多种以"世界粮食日"为主题的纪念邮票,还有33个国家铸造了60多种纪念币,数量达2亿枚,显示世界人民对粮食和农业问题的关心。

● 粮食生产"十连增"是中国站在了新的起点上。

我国是一个人口众多的农业大国,全国人均粮食占有量仅达到温饱水平,2004年总产量9 380亿斤,消费量9 978亿斤,粮食问题仍然是国民经济发展中的突出问题。经过近十年的努力,到2013年,国家统计局发布公告显示,我国粮食总产量60 194万吨,又比上年增长

2.1%，实现新中国成立以来首次“十连增”，为稳增长、调结构、促改革、惠民生奠定了坚实的物质基础，成为经济社会发展的一个突出亮点。粮食连年增产，得益于中央政策的支撑。近年来，中央着眼于经济社会发展全局，出台了一系列强农惠民政策，促进粮食生产恢复发展和农村经济全面发展。统计显示，农业“四补贴”从2002年的1亿元到2012年的1 653亿元，10年累计安排资金7631亿元。2013年，农业“四补贴”资金更是达到了1 700亿元，标准进一步提高、范围进一步扩大。粮食连年增产，得益于科技支撑，良种良法助力稳产增产，从过去种地收多收少看天气，到如今充分依靠科技，利用多种技术手段挖掘增产潜力，科技因素已经贯穿我国粮食生产的全过程。如黑龙江省双城市东跃现代农业农机专业合作社的5万亩玉米地推广了大垄双行新型种植技术，让每垧地的种植面积增加了20%，株数有了很大提高，增产效果明显。粮食连年增产，得益于抗灾夺丰收，2013年农业雨、虫、风、雪、低温等灾害频发，面对灾情，各级农业部门强化灾情预测预判预警，及时查土壤墒情、作物苗青和病虫情，因地制宜提出科学防灾减灾措施，为实现“十连增”作出了关键性贡献。粮食连年增，得益于单产提高，伴随着良种良法的配套、农机农艺的融合，我国已经在高产品种、栽培技术、农机化水平方面形成了有效的技术示范和推广体系。10年来，我国玉米杂交种经历了两次更新换代，品种更新在玉米单产增加因素中占40%至50%的比重，据估算，十年的单产提高贡献超过65%。

● 国家把粮食安全作为经济工作的首要任务。

粮稳天下稳，粮足百姓安。粮食连续十年增产，总产记录一再被刷新，令人振奋。从产量下滑到产量连续稳定在一万亿斤以上，我国粮食生产增加的不仅是产量，更是稳粮增产的能力和信心。2014年，中央经济工作会议把“切实保障国家粮食安全”作为经济工作的首要任务，提出“必须实施以粮为主、立足国内、确保产能、适度进口、科技支撑的国家粮食安全战略”，对粮食安全提出了新的更高的要求。专家指出，尽管我国粮食连续十年增产，但供求仍是“总量基本平衡、结构型紧缺”。随着城镇化推进、城镇人口增加，我国粮食的消耗量将逐年增长。据预测，到2020年我国粮食需求量将超过1.44万亿斤，主要农产品的供求缺口仍然在逐年扩大。在这种形势下，我们更要坚持“以粮为主”，集中国内资源保重点，做到谷物基本自给、口粮绝对安全。“中国人的饭碗要牢牢端在自己手中，而且自己的饭碗主要装自己生产的粮食，这是我们的一个基本方针。”农业部部长韩长赋表示，“今后要坚守 18 亿亩耕地红线，不断巩固和强化农业的政策扶持和科技投入，发展适度规模经营。未来，我们有信心继续保持粮食生产的稳定。”中科院研究院郭晓山指出：“确保国家粮食安全，要坚持数量质量并重，推进农业发展方式转变，加强农业基础设施建设，加快农业科技进步，从根本上增强粮食安全保障能力。”

● 始终不渝地抓好爱粮节粮和用粮安全工作。

我国这样一个农业和人口大国的粮食生产有了长足发展，用世界上 7% 的耕地，养活了世界上 22% 的人口，创造了在人多地少的国情下实现粮食基本自给的奇迹。“手中心存粮，心中不慌。”但要以粮稳政权，必须开展爱粮节粮、反对浪费宣传教育活动，这是事关国计民生、社会稳定的大事。艰苦奋斗、勤俭节约，是中华民族的传统美德，为推动建设节约型社会，每一个公民要树立“节约粮食光荣，浪费粮食可耻”的观念，自觉从现在做起，从自身做起，节约每一粒粮食，抵制和反对浪费粮食的行为，养成勤俭节约的良好风尚。据专家预测，随着全球气候变暖，高温、严寒、暴雨、干旱和厄尔尼诺等极端天气事件日趋增多，会不可避免地增加我国实现未来粮食生产目标的困难。专家特别强调：从目前形势看，全国人口增长的趋势不会变，耕地面积逐年减少的趋势不会变，人均粮食占有量不多的情况不会变，确保粮食安全、节约粮食意识仍需时刻牢记，真正做到“丰收不忘灾年，增产不忘节约。”同时，我们也应明白，粮食是供给人体营养、保障人的生命的基础，但米、面、豆类等霉变粮食会产生黄曲霉素，极易致癌，千万不可食用。同时，大米等粮食在加工中不得添加香精香料。

全国法制宣传日

12月4日,全国法制宣传日。

《中央宣传部、司法部关于在公民中开展法制宣传教育的第四个五年规划》提出:“将我国现行宪法实施日即12月4日,作为每年一次的全国法制宣传日。”2001年,中共中央、国务院正式决定将我国现行宪法实施日12月4日确定为“全国法制宣传日”,旨在加强普法宣传教育,提高全民法制意识,坚持依法办事,按法行事。

宪法是国家的根本大法,它规定了国家的根本制度和根本任务,是国家统一、民族团结、社会稳定的基础,是公民权利的根本法律保障,是实现我国社会主义法治统一的基础,是依法治国的基本依据,是治国安邦的总章程。在全体公民中开展法制宣传教育,首要的任务,就是要进行宪法知识的宣传教育,使广大公民了解宪法、掌握宪法,增强宪法观念,树立宪法权威。将现行宪法的实施日作为全国法制宣传日,充分体现了宪法在我国政治、经济、社会生活的重要地位,体现了法制宣传教育工作的基本任务。因此,将宪法实施日定为法制宣传日,无疑具有重要的意义。

● 加强普法阵地建设。

目前,“六五”普法教育和“12·4全国法制宣传日”,正逐步成为我国公民熟悉法律、认识法律、维护权益的有效载体,成为展示我国法治建设成就、树立良好法治形象的重要窗口。各级政府、部门和单位要通过举办座谈会、报告会、学习交流会、书画展、网上论坛、印发宣传资料,在报刊、广播、电视、网络等媒体制作专栏、专版、专题等多种形式,开展丰富多彩的法制宣传教育活动,传播法律知识,弘扬法治精神,促进社会和谐。

全国各级卫生部门和单位要紧密结合行业特点,有效开展国家卫生法律法规宣传,为贯彻依法治院方针、提高医务人员法制意识、帮助广大医务工作者学习和运用卫生法律法规，加强自律、依法执业、维护患者和医院的正当权益，发挥积极的作用。

● 强化普法工作领导与具体指导。

1. 加强制度建设，研究制定普法重点对象、法治创建等方面工作的指导意见，促进法制宣传教育各项工作的制度化、规范化。

2. 加强督促检查和工作指导，结合普法规划启动，积极邀请党委、人大、政府、政协等方面领导参加普法规划启动和专项调研工作，加强对普法依法治理工作的检查督促。加大信息沟通力度，开展工作交流，相互借鉴经验，推进工作发展。

3. 加强典型培育，注重发现和培育新的先进典型，及时总结推广典型经验。全国普法办公室确定普法全国联系点，各地、各部门要结合自身实际确定联系点，发挥联系点的示范作用。

4. 加强法制宣传教育理论研究，认真总结普法工作经验，研究探讨工作规律，为法制宣传教育深入开展提供理论支持。

附 录

卫生节日一览表

月份	日期	节日名称
1月	最后一个星期日	世界【中国】防治麻风病日（国际麻风节）
2月	2日	世界湿地日
	4日	世界抗癌日
	6日	切割女性生殖器零容忍国际日（反对切割女性生殖器国际日）
	16日	国际儿童癌病日
	最后一天	国际罕见病日
3月	1日	世界艾滋病零歧视日
	3日	全国爱耳日
	5日	中国青年志愿者服务日
	12日	世界青光眼日
	9日～16日	世界青光眼周
	12日	全国植树节
	第二个星期四	世界肾脏日
	15日	国际消费者权益日
	17日	中国国医节
	18日	全国爱肝日
	20日	全国“12320”卫生热线主题宣传日
	20日	国际幸福日
	21日	世界唐氏综合征日
	21日	世界林业节（世界森林日）
	21日与第三个星期五	世界睡眠日
	22日	世界水日
	22日～28日	中国水周
	23日	国际气象日（世界气象日）
	24日	世界【中国】防治结核病日

续表

月份	日期	节日名称
4月	全月	全国爱国卫生月（全国爱国卫生运动月）
	2日	世界自闭症日（国际孤独症日）
	7日	世界卫生日
	7日～13日	世界过敏周
	11日	世界帕金森病日
	第二个星期六	世界爱鼻日（世界性的鼻科疾病宣传日）
	15日～21日	全国肿瘤防治宣传周
	17日	世界血友病日
	22日	世界地球日
	25日	世界疟疾日
	25日	全国儿童预防接种宣传日
	25日～30日	全国预防接种宣传周
	26日	全国疟疾日
	28日	世界安全生产与健康日
	最后一个星期	全国职业病防治宣传周（全国职业病防治法宣传周）
	最后一周	世界免疫周

续表

月份	日期	节日名称
5月	2日	华夏中药节
	5日	国际助产士日
	第一个星期二	世界哮喘日（世界防治哮喘日）
	8日	世界红十字日
	8日	国际地中海贫血日
	8日	世界微笑日
	11日	世界防治肥胖日
	12日	国际护士节
	12日	全国防灾减灾日
	15日	全国碘缺乏病防治日（全国碘缺乏病日）
	15日所在的那一周	全国城市节水宣传周
	15日	国际家庭日
	17日	世界高血压日
	18日	全国血管健康日
	20日	全国学生营养日
	20日	世界计量日
	20日	全国母乳喂养宣传日
	25日	全国护肤日
	22日	国际生物多样性日
	第三个星期日	全国助残日
	26日	世界人体条件挑战日
	最后一个星期三	世界多发性硬化日
	第四周	国际甲状腺知识宣传周
	29日	世界肠道健康日
	31日	世界无烟日

续表

月份	日期	节日名称
6月	全月	全国安全生产月
	1日	世界牛奶日
	第一周	中国环境与健康宣传周
	5日	世界【中国】环境日
	6日	全国爱眼日
	11日	中国人口日
	14日	世界献血者日（世界献血日）
	第三周	全国食品安全宣传周
	16日	全国泌尿健康日
	21日	全球运动神经元病日
	23日	国际运动日（国际奥林匹克日）
	24日	世界卒中日
	25日	全国土地日
	最后一周	世界尿失禁周
	26日	禁止药物滥用与非法贩运国际日（国际禁毒日）
	26日	中国医师节
	26日	世界 HIV 筛检日
	26日	支持酷刑受害者国际日
	28日	国际癫痫关爱日
7月	8日	世界过敏性疾病日（世界变态反应性疾病日）
	11日	世界人口日
	28日	世界肝炎日

续表

月份	日期	节日名称
8月	第一个星期	世界母乳喂养周
	首个完整周	全国胃肠间质瘤患者关怀周
	8日	全民健身日
	11日	全国肢残人活动日
	13日	国际左撇子日
9月	全月	全国安全用药月
	1日	中国全民健康生活方式日
	10日	世界预防自杀日
	12日	中国预防出生缺陷日
	预防出生缺陷日所在周	全国预防出生缺陷宣传周
	第二个周六	世界急救日
	15日	世界淋巴瘤日（世界淋巴瘤宣传日）
	16日	中国脑健康日
	16日	国际保护臭氧层日（世界保护臭氧层日）
	20日	中法医学日
	20日	全国爱牙日
	20日	全国公民道德日（全国公民道德宣传日）
	21日	国际失智日（世界老年痴呆日）
	22日	国际慢粒日
	第三个公休日	全国科普日
	第三个周末	世界清洁地球日（世界清洁日）
	26日	世界避孕日
	28日	世界狂犬病日
	最后一个星期日	国际聋人节（国际聋人日）
	最后一个星期日	世界心脏日
	29日至10月15日	世界行走日

续表

月份	日期	节日名称
10月	全月	国际乳腺癌关注月
	全月	全国敬老月
	1日	国际老年人日（国际老人节）
	第一个星期一	世界人居日（世界住房日）
	第一个星期六	世界临终关怀与舒缓治疗日
	第一个周末	世界造口日
	8日	全国高血压日
	10日	全国自救互救活动日
	10日	世界精神卫生日(世界心理健康日）
	10日	世界居室卫生日
	11日	世界镇痛日（世界疼痛日）
	12日	世界关节炎日
	13日	世界保健日
	13日	世界血栓日
	14日	世界标准日
	14日	世界肺功能日
	第二个星期三	国际减灾日
	第二个星期四	世界视觉日（世界视力日）
	15日	国际盲人节
	15日	全球洗手日（国际洗手日）
	16日	世界粮食日
	17日	世界消除贫困日（世界灭贫日）
	17日	全国扶贫日
	18日	世界更年期关怀日
	20日	世界骨质疏松日
	22日	世界传统医药日
	22日	国际口吃日
	第三周	中国镇痛周
	28日	世界【中国】男性健康日
	29日	世界银屑病日

续表

月份	日期	节日名称
11月	全月	国际肺癌关注月
	7日	世界美发美容日（世界美容日、世界美发日）
	第一个星期	全国食品卫生宣传周（全国《食品卫生法》宣传周）
	9日	全国消防宣传日
	12日	世界肺炎日
	14日	联合国糖尿病日（世界糖尿病日）
	19日	世界厕所日
	20日	中国卒中教育日
	第三个星期三	世界慢阻肺日
	25日	全国心血管养护日
	25日	国际素食日（国际素食节）
	25日	国际消除家庭暴力日（国际消除针对妇女暴力日）
12月	1日	世界艾滋病日（世界艾滋病防治宣传运动）
	3日	国际残疾人日（世界残疾人日）
	4日	全国法制宣传日
	5日	世界弱能人士日
	5日	国际志愿者日（国际志愿人员日）
	15日	世界强化免疫日
特例	每月11日	全国大众步行日
	每年农历九九重阳日	全国老年节
	待定	全国公众营养日